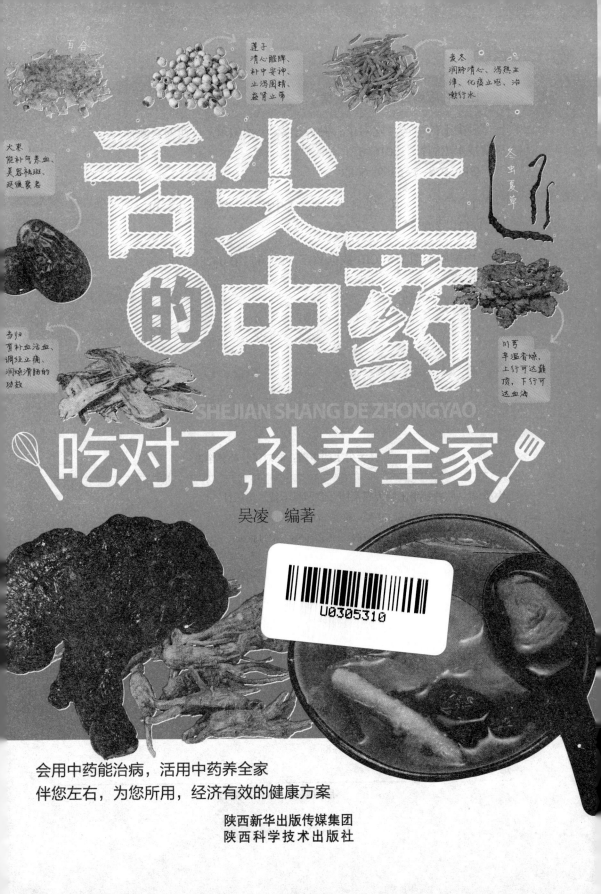

舌尖上的中药

SHEJIAN SHANG DE ZHONGYAO

吃对了，补养全家

百合

莲子
清心醒脾、
补中安神、
止泻固精、
益胃止带

麦冬
润肺清心、泻热生
津、化痰止呕、治
嗽行水

大枣
能补气养血、
美容祛斑、
延缓衰老

冬虫夏草

当归
有补血活血、
调经止痛、
润燥滑肠的
功效

川芎
辛温香燥，
上行可达颠
顶，下行可
达血海

吴凌 编著

U0305310

会用中药能治病，活用中药养全家
伴您左右，为您所用，经济有效的健康方案

陕西新华出版传媒集团
陕西科学技术出版社

图书在版编目（CIP）数据

舌尖上的中药：吃对了，补养全家/吴凌编著. —西安：陕西
科学技术出版社，2016.6

ISBN 978-7-5369-6688-8

Ⅰ. ①舌… Ⅱ. ①吴… Ⅲ. ①中医学—保健—基本知识
Ⅳ. ①R212②R243

中国版本图书馆 CIP 数据核字（2016）第 062815 号

舌尖上的中药：吃对了，补养全家

出 版 者	陕西新华出版传媒集团　陕西科学技术出版社
	西安北大街 131 号　邮编　710003
	电话（029）87211894　传真（029）87218236
	http://www.snstp.com
发 行 者	陕西新华出版传媒集团　陕西科学技术出版社
	电话（029）87212206　87260001
印　　刷	北京建泰印刷有限公司
规　　格	710mm×1000mm　16 开本
印　　张	22.5
字　　数	350 千字
版　　次	2016 年 8 月第 1 版
	2020 年 8 月第 2 次印刷
书　　号	ISBN 978-7-5369-6688-8
定　　价	29.80 元

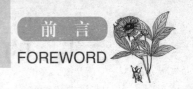

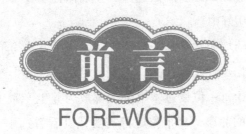

前 言
FOREWORD

在传统观念里，"以养为主"的中药文化对我们的生活有着根深蒂固的影响。中药不像西药那样"来势汹汹"，虽然疗效慢，但药性却很温和，效果也不见得比西药差。现在提倡中西结合，越来越多的人信赖西药的药到病除，但大多数家庭仍然会常备一些中药，因为中药不仅能作为药材治病，而且还可以作为"膳食配角"来食用。药膳，是旧时王公贵族才能享受的待遇，而现在普通百姓人家就可以制作这些具有保健功效的膳食。比如气血虚弱的人可选择阿胶蜜枣食用，口感酸甜又能补脾和胃；经常熬夜的人，可以用淮山粉和杏仁、百合泡水喝，既能补充营养又能去火。此外，杏仁、白果、山楂、茯苓，菊花、玫瑰花都是生活中随处可见的中药，既可以用于治病，又可以当作日常小零食食用。

中药多取材于植物，根据"药食同源"的原理，正确吃中药对人的身体能起到补养和保健作用。比如，炖汤放一些黄芪，可以补气；喝茶最好加些枸杞、玫瑰，可以美容；用鹿茸泡酒，可以壮阳补肾……日常生活中越来越多的人试图通过中药给自己和家人的健康加分，炒菜煲汤、泡茶泡酒总少不了中药的身影。然而，"是药三分毒"。如何正确使用中药？什么体质适合用什么中药进补？不同的药材安全用量是多少……很多人不了解药材的性味归经和用量，仅仅依靠对中药的一知半解而食用，反而会给健康带来隐患。

这本《舌尖上的中药——吃对了，补养全家》就是以"正确使用中药"为目的而编写的，旨在帮助大家了解中药派系的划分，药材的四性五味、升降沉浮，不同的炮制方法对药材的影响等。在这个前提下，本书分别列举了解表类、清热类、祛湿利尿类、补益类、活血散瘀类、止咳平喘类、平肝息风类和美容养颜等八大类的中药，帮你认识每一种中药的保健特点，了解每

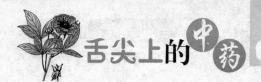

一种中药的功效、性味归经、用法用量、鉴别保存以及禁忌，让你根据自己的需求用药，用对用好中药。

本书列举的中药均为常见药，取药方便，使用方法简单。让每一位看过本书的读者都能根据药性正确用药，告别盲目滋补，将中药放到餐桌上，融入到家常便饭中；让每一位读过本书的人都成为养生专家。为了正确、有效地用中药补养全家的健康，每个家庭都需要认真看看这本《舌尖上的中药：吃对了，补养全家》，给自己和家人百分百的安全用药保证！

编　者

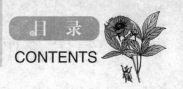

目 录
CONTENTS

第1章 舌尖上的中药
——小身材有大内涵

第2章 舌尖上的中药
——制用法决定疗效

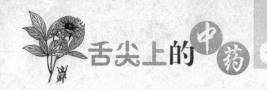

舌尖上的**中药** ——吃对了，补养全家

第3章 舌尖上的中药
——解表类

第4章 舌尖上的中药
——清热类

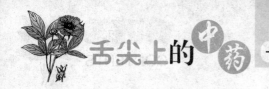

舌尖上的中药 ——吃对了，补养全家

第5章　舌尖上的中药
——祛湿利尿类

第6章　舌尖上的中药
——补益类

第7章　舌尖上的中药
——活血散瘀类

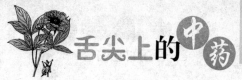

第8章　舌尖上的中药

——止咳平喘类

第9章　舌尖上的中药
——平肝息风类

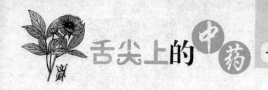
第10章 舌尖上的中药
——美容养颜类

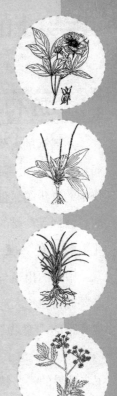

第1章

舌尖上的中药

——小身材有大内涵

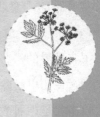

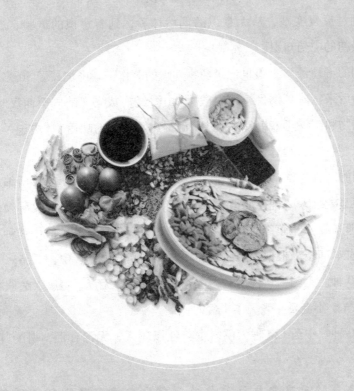

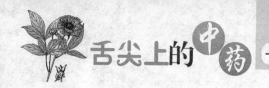

道不同不相为谋：中药"派系"的划分

从遥远的古代开始，人们在生产、生活中逐渐发现、认识了一些具有治病功能的植物。随着人类文明的发展，如饮食方式的改进，火的应用，烹饪技术的进步等，催生了早期药物加工、应用技术，紧接着，炮炙、配伍和汤剂、酒剂等药材的制用法也变得丰富起来。这便是中药的萌芽。

□ 中药的产生

中药的出现与寻找食物有重要的关系。古代社会生产力低下，人类生活需要的物质绝大部分依靠自然界的供给维持。在寻找食物的过程中，难免误食有害的"食物"而导致产生呕吐、腹泻等中毒反应，也因偶然吃了某些"食物"而治愈了头痛、腹痛等病痛。通过长期的经验的积累，人们逐渐掌握了自然界的一些特殊植物的效果，并在采用时有意识地辨别、选择，以避免中毒或用以解除某些病症，药物就因此而产生。关于中药的产生，最形象的故事就是"神农尝百草"了，神农的形象生动地反映了人们是怎样一步步认识药材的。经过反复实践，从无意识的偶然体验，到有意识的试验、观察，逐步形成了最初的中药知识。

春秋时期的《诗经》是最早记录药物知识的著作，其中记载了50多种植物的名称，为后来《本草纲目》所收载。《山海经》成书于战国至西汉时期，载有动物、植物和矿物药120余种，并明确提出了它们的功用。《史记·补三皇本纪》有："神农氏以赭鞭鞭草木，始尝百草，始有医药。"

东汉末期的《神农本草经》，记载中药365种，之后明代李时珍所编著的《本草纲目》已增至1892种，而清乾隆三十年，浙江医学家赵学敏所编著的《本草纲目拾遗》在《本草纲目》的基础上，增加新药716种，故中药种类非常丰富。《神农本草经》根据中药性能和功效，将其分为上、中、下品。

上品：120种。上药120种为君，主养性以应天，无毒，多服、久服不伤人，欲轻身益气、不老延年者，本上经。

中品：120种。中药120种为臣，主养性以应人，无毒有毒，斟酌其宜，欲遏病补虚羸者，本中经。

下品：125 种。下药 125 种为佐使，主治病以应地，多毒，不可久服，欲除寒热邪气、破积聚愈疾者，本下经。

□ **中药的分类**

中药学将能够补益人体正气、改善脏腑功能、提高机体抗病能力、增强体质、治疗虚证的药物称为补虚药或补益药，即通常所说的滋补中药，并将其分为补气药、补血药、补阴药及补阳药四大类。

补气药：可增强人体的功能活动能力，尤其对脾、肺两脏的生理功能具有显著的滋补强壮功效，因此多用于治疗脾气虚弱或肺气虚弱等证。对于脾、肺虚弱者，可选用人参、西洋参、党参、太子参、黄芪、白术、灵芝、甘草、大枣、山药、白扁豆、蜂蜜等进行滋补。

补血药：可滋补阴血，促进心、肝、脾、肾诸脏功能以滋生血液。

中医认为，心主血脉，肝藏血，脾统血，肾藏精，精血同源，因此，心、肝、脾、肾诸脏的功能均与血液能否正常生成有关。

补阴药：阴虚者多表现为虚火妄动、手足心热、口燥咽干、阴液不足、大便干燥等，可选用补阴药进行滋养，如沙参、天冬、麦冬、百合、枸杞子、玉竹、石斛、黄精、桑葚、女贞子、墨旱莲、龟板、鳖甲、黑芝麻等。

补阳药：能扶助人体阳气，促进机体气化功能，尤其对肾阳不足有显著的增强效果。肾阳是人体阳气的根本，全身各脏腑器官的阳气均有赖于肾阳的温煦和鼓舞。肾阳虚，则会出现畏寒怕冷、四肢不温及性功能减退等，可选用补阳药进行滋补，如鹿茸、冬虫夏草、巴戟天、淫羊藿、紫河车、肉苁蓉、锁阳、黄狗肾、仙茅、杜仲、续断、狗脊、骨碎补、沙苑子、菟丝子、韭菜子、补骨脂、益智仁、葫芦巴、阳起石、蛤蚧、核桃仁等。

四性五味，中药味道知多少

俗话说"是药三分毒"，日常保健用药时，我们要熟悉中药的性能，不能盲目用药。所谓"中药的性能"，也就是指药物的性味和功能，包括药物的四

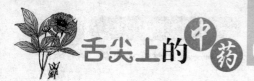

气五味、归经、毒性等内容。在养生保健时我们要对证下药才能吃出健康的身体。

□ 什么是四气

"气"就是药物的性质。四气，就是寒、热、温、凉四种药性。其中寒和凉药性是相近的，温和热药性是相接近的。所以综合来看，四种药性可以分为寒凉性质和温热性质两个相对的部分。

温热性药物，一般具有散寒、温里、助阳等作用；寒凉性的药物，一般具有清热、泻火、解毒等作用。药物的寒凉性或温热性，是与所治病症的性质相对而言的。寒性的病症，应用温热性的药物来治疗；热性的病症，应该用寒凉性的药物治疗。

除了寒、热、温、凉这四种药性之外，还有一部分性质平和的中药，即"平性"药物。由于平性药物的功效比较缓和，没有寒凉药或温热药来得显著，所以虽然实际上有寒、热、温、凉、平五气，但是平常出于习惯仍称为四气。平性的药物因较为温和，一般说来，不论是寒性的或热性的病症都可配合应用。

□ 什么是五味

"五味"指酸、苦、甘、辛、咸。另外，有淡和涩两种味道，古人认为"淡味从甘，涩味从酸"，所以没有单独列出来，统一用"五味"称呼。药材的味道不同，其作用也有一定的区别。

辛味口尝有麻辣或清凉感，有的具香气，能发散解表、行气活血、温肾壮阳，适用于外感表证、气滞血瘀、风寒痹证、肾阳虚等。如荆芥、紫苏、陈皮、木香、当归、郁金、韭菜子、蛇床子、菟丝子等都是辛味药物。

甘味口尝味甜，能调和脾胃、补益气血、缓急止痛，适用于机体虚弱、功能不足之证以及某些拘急挛痛，并能调和药性，如甘草、党参、熟地、饴糖、黄精、枸杞子等。

酸（涩）味具收敛、固涩作用，适用于自汗、盗汗、久泻脱肛、尿频失禁、遗精带下、崩漏下血等症。如龙骨、牡蛎、山茱萸、禹余粮、罂粟壳、桑螵蛸、覆盆子、金樱子、陈棕炭、仙鹤草等都属于酸味药物。

苦味能清热解毒、燥湿、泻火、降气、通便，适用于热证，湿热、痈肿疮疡、喘咳、呕恶等症，如山栀、大黄、黄连、苦参、杏仁、厚朴等。

　　咸味能软坚散结、泻下通便、平肝潜阳，适用于大便秘结、瘰疬痰核、瘿瘤、肝阳头痛眩晕，如海藻、昆布、芒硝、肉苁蓉、羚羊角、石决明等。

　　总而言之，我们要根据人体阴阳偏盛、偏衰的情况，有针对性地进补，以调整脏腑功能的平衡。比如热性体质、热性病者适当多食寒凉性药物；而寒性体质、寒性病者就要适当多食温热性药物。只有这样的进补才能相宜，才能达到预期的效果。

□ 什么是归经

　　归经是指某种药物对某些脏腑经络的病变能起主要治疗作用。如麻黄发汗平喘，能治咳嗽气喘的肺经病，故归入肺经；芒硝泻下软坚，能治燥结便秘的大肠经病，故归入大肠经；天麻祛风止痉，可治手足抽搐的肝经病，故归入肝经。

□ 什么是毒性

　　古代常将"毒药"作为一切药物的总称，而把药物的毒性看做是药物的偏性。中药的毒性值得引起注意，虽然中药大都直接来源于大自然，但切不可错误地认为其毒性小，安全系数大。我们在生活中时常耳闻因大毒、剧毒而致死者；但小毒、微毒甚至无毒的药物，同样也可能中毒，例如人参、艾叶、知母等药材也会产生中毒反应，这与剂量过大或服用时间过长等有一定关系。

寒凉温热，搭配适当效更好

　　药物可以起到防治疾病、强身健体的作用，也可能出现不良反应，对人体产生不利，尤其是在一些药物的配伍过程中，会发生药效降低或失效，甚至药物配伍后产生毒性反应的现象。因此，我们最好不要把那些药性不合的药材放在一起使用。在前人留下的大量临床实践经验中，他们把各种药物的配伍关系概括为相须、相使、相畏、相杀、相恶、相反。因此，我们在使用中药时，要熟知配伍禁忌，懂得搭配才能更好地发挥中药的药效。

中药的相互作用是通过药物配伍实现的。中药的配伍，就是有选择地将2种或2种以上的药物配合应用。药物的配伍应用是中医用药的主要形式，方剂则是药物配伍应用的较高形式。中药配伍有"相宜""禁忌"的区分。除了单行（指单用一味药，亦即一种药独自发挥治疗作用，例如参汤只用人参一味）之外，中药的相互作用包括相须、相使、相畏、相杀、相恶、相反等6种情况。

相须：即性能功效相类似的药物配合使用，互相协同，能明显提高原有疗效。如人参配黄芪，增加补气作用；麻黄配桂枝，增加发汗解表功效；金银花配连翘，明显增强清热解毒的治疗效果等。

相使：即在性能功效方面有某种共性的药物配合应用，而以一味药为主，另一味药为辅，辅药能提高主药的疗效。如清热燥湿药黄芩与攻下药大黄，都能清热泻火止血，两药配合治疗肺热衄血时，以黄芩为主，大黄则提高黄芩清肺止血的治疗效应；补气药黄芪与利水渗湿药茯苓，都能益气健脾利水，两药配合治疗气虚水肿时，以黄芪为主，茯苓则提高黄芪补气利水的治疗效应。

相畏：相畏指药物之间的互相抑制作用，药物毒性或副作用能被另一种药物消减。例如，半夏畏生姜。

相杀：即一种药物能减轻或消除另一种药物的毒性或副作用。如生姜能减轻或消除生半夏和生南星的毒性或副作用，所以说，生姜杀生半夏和生南星的毒。相畏与相杀是同一配伍关系从不同角度的两种提法。

相恶：即两种药物合用，一种药物与另一药物相作用而致原有功效降低，甚至丧失药效。例如，人参恶莱菔子，因莱菔子能削弱人参的补气作用。

相反：即两种药物合用，能产生或增强毒性反应或副作用的配伍关系。例如，乌头反半夏。

公认的中药配伍禁忌是"十八反"和"十九畏"。古人将两者范围内的主要药物编成歌诀（即十八反歌、十九畏歌），以便初学者熟记。

十八反歌：本草明言十八反，半蒌贝蔹及攻乌，藻戟遂芫俱战草，诸参辛芍叛藜芦。

意思是：半夏、瓜蒌、贝母、白蔹、白及反乌头；海藻、大戟、甘遂、芫花反甘草；人参、沙参、丹参、玄参、细辛、芍药反藜芦。

十九畏歌：硫黄原是火中精，朴硝一见便相争。水银莫与砒霜见，狼毒最怕密陀僧。巴豆性烈最为上，偏与牵牛不顺情。丁香莫与郁金见，牙硝难合京三棱。川乌草乌不顺犀，人参最怕五灵脂。官桂善能调冷气，若逢石脂便相欺。大凡修合看顺逆，炮爁炙煿莫相依。

意思是：硫黄畏朴硝，水银畏砒霜，狼毒畏密陀僧，巴豆畏牵牛，丁香畏郁金，牙硝畏三棱，川乌、草乌畏犀角，人参畏五灵脂，官桂畏赤石脂。

以上内容，古今有不同看法，其中有些问题有待深入研究，但目前临床用药仍遵循以上原则。

升降浮沉，药效发挥的关键

升降浮沉是指药物在体内发生作用的趋向，基本可概括为"升浮"和"沉降"两个方面。其中的规律是，升浮药的作用趋向为向上、向外，具发表、散寒、升阳、催吐等功效，能治疗病位在表（如外感发热）、在上（如呕吐），病势下陷（如脱肛、内脏下垂）的病症；沉降药的作用趋向为向下、向里，具有潜阳、平逆、收敛、渗利、泻下等功效。能治疗病位在里（如热结便秘）、病势上逆（如肝阳上亢的眩晕）的病症。

掌握中药升降浮沉的性能

"升降浮沉"反映了药物作用的趋向性，是说明药物作用性质的概念之一。"升"是上升，"降"是下降，"浮"表示发散，"沉"表示收敛、固藏和泻利二便（包含着向内和向下两种作用趋向）。

气机升降出入是人体生命活动的基础。气机升降出入发生障碍，机体便处于疾病状态，产生不同的病势趋向。病势趋向常表现为向上（如呕吐、喘咳）、向下（如泻痢、脱肛）、向外（如自汗、盗汗）、向内（如表证不解）。

针对这些病情，能起到改善或消除病症的药物，相对说来也就分别具有向下、向上、向内、向外的作用趋向。

升降浮沉之中，升浮属阳，沉降属阴。一般具有升阳发表、祛风散寒、涌吐、开窍等功效的药物，都能上行向外，药性都是升浮的；具有泻下、清热、利水渗湿、重镇安神、潜阳息风、消导积滞、降逆止呕、收敛固涩、止咳平喘等功效的药物，则能下行向内，药性都是沉降的。有的药物升降浮沉的特性不明显，如南瓜子的杀虫功效。有的药物则存在二向性，如麻黄既能发汗解表，又能利水消肿。

掌握药物升降浮沉性能，可以更好地在保养身体时正确地用药、吃对中药，帮助纠正机体功能的失调，使之恢复正常；或因势利导，有助于祛邪外出，让我们的身体更健康。一般说来，治病应根据"顺其病位，逆其病势"的原则，如病变在上、在表，则宜用升浮而不宜用沉降，如外感风寒，用麻黄、桂枝发表；在下、在里宜用沉降，而不宜升浮，如里实便秘之证，用大黄、芒硝攻下。病势逆上者，宜降不宜升，如肝阳上亢之头痛，当用牡蛎、石决明潜降；病势陷下者，宜升而不宜降，如久泻、脱肛，当用人参、黄芪、升麻、柴胡等益气升阳。

药物升降浮沉的性能，还常受到加工炮制的影响。在复方中，一种药的作用趋向还可能受到其他药物的制约，我们在用药时应加以注意。例如，酒炒则升，姜汁炒则散，醋炒则收敛，盐水炒则下行。而在复方配伍中，性属升浮的药物在同较多沉降药配伍时，其升浮之性可受到一定的制约。反之，性属沉降的药物同较多的升浮药同用，其沉降之性亦能受到一定程度的制约。可见各种药物所具的升降沉浮的性质，在一定的条件下是可以通过人为控制而发生变化的。

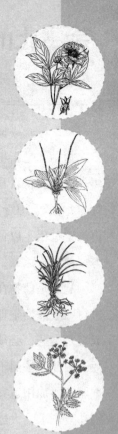

第 2 章

舌尖上的中药

——制用法决定疗效

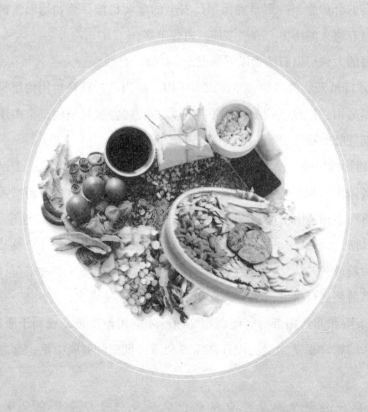

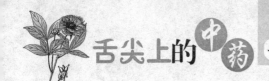
烘炮漂煮，制法改变药效

炮制，是指将中药按中医药理论，根据医疗、调制、制剂、贮藏等不同要求以及药材自身的性质，加工成饮片时所采取的一系列传统制药技术。古称"炮炙"。从字面上可以理解为，通过人工手法对药材实施一种改变药性的再加工过程，以便减少药材本身所具有的毒性，或使其能更好地发挥药效，方便使用、贮藏，确保药物安全。

炮制是药物在应用前或制成各种剂型前必要的加工过程，包括对原药材进行一般修治整理和部分药材的特殊处理，后者也称为"炮炙"。由于中药材大多是生药，必须经过特定的炮炙处理，才能符合治疗的需要，充分发挥药效。因此，按照不同的药性和治疗要求可以分为多种炮制方法。有些药材的炮制还要加用适宜的辅料，并且注意操作技术和火候，正如前人所说："不及则功效难求，太过则性味反失。"炮制是否得当，直接关系到药效，而少数毒性药和烈性药的合理炮制，更是确保用药安全的重要措施。药物炮制法的应用与发展，已有悠久的历史，方法多样，内容丰富。

炮制的目的大致可以归纳为以下几点：

1️⃣ 消除或降低药物的毒性、烈性或副作用。如川乌、草乌生用内服易于中毒，需炮制后用；巴豆、续随子泻下作用剧烈，宜去油取霜用；常山用酒炒，可减轻其催吐的副作用等。

2️⃣ 改变药物的性能，使之更能适合病情需要。如地黄生用凉血，若制成熟地黄则性转微温而以补血见长；生姜偎熟，则能减缓其发散力，而增强温中之效；何首乌生用能泻下通便，制熟后则失去泻下作用而专补肝肾等等。

3️⃣ 便于制剂和贮藏。如一般饮片的切片；矿物、动物甲壳、贝壳及某些种子类药物的粉碎处理，能使有效成分易于溶出，并便于制成各种剂型；有些药物在贮藏前要进行烘焙、炒干等干燥处理，使其不易霉变、腐烂等。

4️⃣ 除去杂质和非药用部分，使药物纯净，才能用量准确，或利于服用。如一般植物药的根和根茎当洗去泥沙，拣去杂质；枇杷叶要刷去毛；远志去心；蝉蜕去头足；而海藻、肉苁蓉当漂去咸味、腥味，以利于服用等。

炮制常用的技术方法可归纳为以下几种：

1 炙：是将药材与液体辅料拌炒，使辅料逐渐渗入药材内部的炮制方法。通常使用的液体辅料有蜜、酒、醋、姜汁、盐水等。如蜜炙黄芪、蜜炙甘草、酒炙川芎、醋炙香附、盐水炙杜仲等。炙可以改变药性，增强疗效或减少副作用。

2 煅：将药材用猛火直接或间接煅烧，使质地松脆，易于粉碎，充分发挥疗效。其中直接放炉火上或容器内而不密闭加热者，称为明煅，此法多用于矿物药或动物甲壳类药，如煅牡蛎、煅石膏等。将药材置于密闭容器内加热煅烧者，称为密闭或焖煅，本法适用于质地轻松、可炭化的药材，如煅血余炭、煅棕榈炭等。

3 煨：将药材包裹于湿面粉、湿纸中，放入热火灰中加热，或用草纸与饮片隔层分放加热的方法，称为煨法。其中以面糊包裹者，称为面裹煨；以湿草纸包裹者，称纸裹煨，以草纸分层隔开者，称隔纸煨；将药材直接埋入火灰中，使其高热发泡者，称为直接煨。

4 烘焙：将药材用微火加热，使之干燥的方法叫烘焙。

不同种类药材如何保存

中药的贮存会影响药材的质量。贮存不当很容易导致药材起酶解、霉变、虫蛀、变色、挥发油散失或走油等，影响或失去疗效。家庭贮存药材时，要根据具体药材的实际情况确定贮藏的时间，有些药材是越存越好用，如陈皮、吴茱萸等；而有的药材必须尽快使用，如含挥发油的薄荷、荆芥等。药材的存放处最好保持清洁、通风、干燥、避光。温度、湿度应符合贮存要求并做好防鼠、虫、禽畜的措施。

存放中药应注意事项归纳来说，有以下几个方面：

1 尽早丢掉变质药物。变质中药应尽早丢弃，因为变质药物是不能服用的。

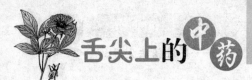

2 分类存放。常用药物与不常用药物要分开贮存。易受潮、生虫、变质的药物应单独贮存：如核桃肉、松仁肉等容易出油的种子类药物；阿胶、白术、熟地等容易受潮变质的药物；当归、人参、冬虫夏草、山药、黄芪等容易生虫的药物等。

3 贮存环境。贮存环境对中药的保存很重要。通常药物应避免与光、湿接触，放在阴凉、干燥处，并且用塑料袋或者防潮纸将药物密封保存。尤其是参类（如西洋参、人参等）药材，包好后还应放到装有生石灰的密闭容器中，且在容器口喷洒一些高浓度的白酒，这样才有利于保持其干燥、清香。切忌放入冰箱保存，因为冰箱的水汽会使其出现变软、发霉、生虫、泛糖（白参）等变质现象。另外，在贮存动物类药物时，应在容器下面放一些石灰，以确保其干燥。

几种家庭常用药材的保存方法：

1 人参。将糯米适量炒熟（以微焦黄为度），同人参共置于能密封的玻璃瓶内，炒糯米须全部覆盖住人参。选用可密封的玻璃、搪瓷或陶瓷容器，将新鲜无结块的白砂糖铺于容器底部约 2~3 厘米厚，上面平列人参一层，用白砂糖覆盖超过参面 1~2 厘米，加盖密封，置阴凉处，使用时可按需要量取用，然后仍加盖密封即可。

2 鹿茸。用细布包好，置瓷瓶内密封贮藏，加入少许花椒防蛀。

3 牛黄。用深棕色玻璃瓶贮存，或放在用塑料袋包装的铁盒内。不宜冷存，以免变黑失效，一旦发霉，可用酒擦洗。

4 冬虫夏草。用细布包好，置放在小方盒、皮箱或炭木盒中密闭封存，布包封存前应拌少许花椒防蛀，可放些碎丹皮在木盒内。

5 枸杞子。在塑料袋中放入装有生石灰的小麻袋，然后将去除杂质的枸杞子放入塑料袋中，烤封塑料袋口，抽出袋内空气，置阴凉处贮存，或者置于冰箱或其他冷藏设备中保存。温度保持在 0~4℃ 之间。

6 沉香。用小木盒装好，放置于阴凉处保存。

7 藏红花。放入密封的小瓷缸内，置于阴凉处保存，注意经常保持油润。

8 三七。用干燥的灰木盒贮藏。

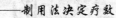

⑨ 珍珠粉。用紧口小瓶盛装，密封置阴凉干燥处保存，防止发散"走效"。

⑩ 燕窝。密封，置阴凉干燥处保存，也可放入石灰箱里贮存。

中药煎制和服用的正确方法

中药的煎煮是有一定要求的，并不是把药材放在锅里加点水煮开就可以了。首先是煎药器具的选择。中药或药膳煎煮最好用砂锅或陶瓷锅，现今常用的不锈钢容器也是不错的选择，但是切忌使用铁、铝、锡或其他金属器具，因为金属容易和中药产生化学反应而影响疗效。

其次是煎药的用水量。将一剂中药饮片材料放入煲内，加入清水，观察加水能否浸满药面，不足时可稍加水。一般浸泡半小时使中药饮片的有效成分易于煎出，浸泡药材的水不用倒掉，直接和药材一起煮。

接着，要掌握煎药的火候。先用猛火煎至充分沸腾 1 ~ 3 分钟。然后收至小火，煎 20 ~ 30 分钟使之成一碗，用消毒纱布或咖啡格滤渣倒入杯内，温热服用。一次将药物煎好后，可以将首剂和再煎的药物混匀，以便药效均衡。

也可以选择电饭锅炖煮，将装有药材与食材的器具放入锅中，外锅放上水即可炖煮，可以不用担心火候的问题。

还要把握煎药的时间。如果使用煤气煎药，可以先用大火将药材与食材煮沸，再转小火煎 30 分钟；如果使用电饭锅煎药，只要将药材、食材一起放入锅中烹煮 30 ~ 50 分钟即可，但具体时间应视药材与食材而定。药茶的煎煮时间一般为 15 ~ 20 分钟。

最后，要清楚中药煎煮的次数。一般一剂中药煎 2 次，补益药可煎 3 次。煎煮 1 次后应将药液滤出，重新加水煎煮，有效成分才能继续溶出。

☐ 特殊药物的煎煮方法

先煎。如磁石、牡蛎等矿物，贝壳类药物，因其有效成分不易煎出，应先入煎 30 分钟左右再纳入其他药同煎；川乌、附子等药因其毒烈性经久煎可以降低，也宜先煎。制川乌、制附片也应先煎半小时再入其他药同煎，以确保用药安全。

后下。如薄荷、白豆蔻、大黄、番泻叶等药因其有效成分煎煮时易挥发或破坏而不耐煎煮，入药宜后下，待他药煎煮将成时投入，煎沸几分钟即可。大黄、番泻叶等药甚至可以直接用开水泡服。

包煎。如蒲黄、海金沙等药材质地过轻，煎煮时易漂浮在药液面上，或成糊状，不便于煎煮及服用；车前子、葶苈子等药材极细，又含淀粉、黏液质较多的药，煎煮时容易粘锅、糊化、焦化；辛夷、旋覆花等药材有毛，对咽喉有刺激性，这几类药入药时宜用纱布包裹入煎。

另煎。如人参等贵重药物宜另煎，以免煎出的有效成分被其他药渣吸附，造成浪费。

烊化。如阿胶等胶类药，容易黏附于其他药渣及锅底，即浪费药材，又不容易熬煎，宜另行烊化，再与其他药汁对服。

冲服。如芒硝等入水即化的药及竹沥等汁液性药材，宜用煎好的其他药液或开水冲服。

□ 服药时间与剂量

服药时间的不同，药物在体内产生的药效也有所差别，因此在服药时掌握好用药的时间是很重要的。

清晨空腹时服：因胃及十二指肠内均无食物，所服药物可避免与食物混合，能迅速入肠中，充分发挥药效。驱虫药、攻下药空腹时服药，不仅有利于药物迅速入肠发挥作用，且可避免晚间频频起床影响睡眠。

饭前服：胃中亦空虚。滋补药及治疗胃肠道疾病的药物宜饭前服用，有利于药物的消化吸收。

饭后服：胃中存有较多食物，药物与食物混合，可减轻其对胃肠的刺激，故对胃肠道有刺激的药宜饭后服。消食药要饭后及时服用，以利充分发挥药效。一般药物，无论饭前或饭后服，服药与进食都应间隔1小时左右，以免影响药物与食物的消化吸收与药效的发挥。

特定时间服：为了使药物能充分发挥作用，有的药还应在特定的时间服用：如安神药用于治疗失眠，宜在睡前 30 分钟至 1 小时服药；缓下剂也应该睡前服用，以便翌日清晨排便；涩精止遗药也应晚间服；截疟药应在疟疾发作前 2 小时服药，急性病药物则不拘时服。

一般疾病服药，多采用每日 1 剂，每剂分 2 服或 3 服。病情急重者，可每隔 4 小时左右服药 1 次，昼夜不停，使药力持续，利于顿挫病势。

服药剂量：服药的多少常常依病情或体质而定，一般疾病，多采用 1 日 1 剂，每剂分 2 服或 3 服。病情急重而体不虚者，可以每 4 小时服药 1 次，昼夜不停；病缓而体弱者可每日 1 服或 2 服；若使用发汗、泻下等祛邪力强的药物。一般以得汗、得下为度，不必尽剂，以免伤正。

顿服：一次性给予较大药量的服药法。取其药量大、药力猛，适用于危、重病症。

分服：将 1 日的药物总量分为几次的服药法。以每日 3 服最为普遍，适用于一般病症。

频服：指多次少量给予药物的服药法。每次服药的药量小、药力缓，适用于咽喉疾病、某些消化道疾病（如呕吐等）、小儿不耐药味或虽为重病却不能用药过猛者。

服药时间：中药一般须早、晚或者早、中、晚分别服用。中老年人用于滋补身体的补益中药，最好是在饭前服用。早晨空腹服用，有利于吸收滋补的营养成分。

服用中药有十忌

一般来说，我们会认为中药比西药温和、不伤身体，因此常有超剂量服用，或与其他药方同服，最后反而影响身体健康的事项发生。其实，中药还是有一些必须注意的禁忌。如果对于相关禁忌不了解，譬如单一味中药与其他中药之间搭配的关系错了，不但可能降低、破坏药效，甚至可能使病情加剧。服用中药的禁忌比较多，一起来了解一下具体有哪些。

1️⃣ 服药时，宜少食豆类、肉类、生冷及不易消化的食物，以免增加病人的肠胃负担，影响病人恢复健康，尤其脾胃虚的患者，更应少食。

2️⃣ 热性疾病，应禁用或少食酒类、辣味、鱼类、肉类等食物，因这些食物有腻滞、生热、生痰作用，食后会助长病邪，使病情加重。

3️⃣ 服解表、透疹药，宜少食生冷及酸味食物，因冷物、酸味均有收敛作用，会影响药物解表、透疹功效。

4️⃣ 服温补药时应少饮茶、少食萝卜，萝卜性凉下气，会降低药物温补脾胃的功效。

5️⃣ 不要用茶水服药。茶叶里含有鞣酸，浓茶里含鞣酸更多，如果用茶水服药，鞣酸就会和药物中的蛋白质、生物碱或重金属等起化学作用而发生沉淀，影响药物疗效，甚至失效。

6️⃣ 服用人参时，不宜吃萝卜。萝卜有消食、化痰、通气的作用，而人参是滋补药物，这样一补一消，作用就抵消了。但这也不是绝对的，如萝卜有通气、消食的作用，有的病人乱服人参导致胸闷、气促、坐立不安、胃口大减时，就需要用萝卜来消导。

7️⃣ 服清热凉血及滋阴药物时，不宜吃辣味，因辣的食物性热。中医辨证为热证的病人（如有便秘、尿少、口干、唇燥等症状），服辣的食物会增加热现象而抵消清热凉血药（如石膏、银花、生地等）及滋阴药（如麦冬、知母、玄参等）的作用。

8️⃣ 切记特定药与食物配伍的禁忌：如薄荷忌鳖肉、茯苓忌醋、蜜忌生葱等。

9️⃣ 妇女怀孕期间应禁忌的中药范围，从药物的性味方面来看，主要是忌活血破气（如红花）、滑利攻下（如薏仁）、芳香渗透（如丁香）、大辛大热（如肉桂）及有毒之品（如巴豆）。

🔟 服中药时切记与西药间隔 2 小时以上。

服药期间需要忌口

服药期间忌生、冷、油腻的食物。生、冷类食物刺激肠胃，会影响药物的吸收；油腻食物不宜消化，会降低药物的疗效。

服药期间慎吃发物。服用中药时，最好不要吃发物，因为这些食物很容易诱发疾患。如韭菜、羊肉、狗肉、虾、蟹、糯米、梨、辣椒、土豆等。

不同体质的人忌口不同。如果是阳虚体质，要忌食凉性食物，如西瓜、雪梨、香蕉等；如果是热性体质，要忌食热性食物，如姜、胡椒、白酒、大蒜等。

不同疾病忌口不同。如果患有荨麻疹，各种皮炎、湿疹，要忌食刺激性的食物；如果患哮喘，蛋、牛奶、鱼虾等高蛋白食物要忌食。

孕妇应避免接触以下这些中药及中成药：

禁用中药：大毒药水银、轻粉、斑蝥、蟾蜍；破血逐瘀药水蛭、虻虫、莪术、三棱；峻下逐水药巴豆、牵牛、芫花、商陆、大戟、甘遂；辛香通窍药麝香。

中成药：牛黄解毒丸、云南白药、牛黄清胃丸、大活络丹、小活络丹、六神丸、三七片、十滴水、七厘散、苏合香丸、益母膏、复方当归注射液、麝香壮骨膏、百降丹、至宝丹、小金丹、藿香正气水、防风通圣丸、安宫牛黄丸、附子理中丸、牛黄上清丸、大山楂丸、麻仁润肠丸、香砂养胃丸、木香顺气丸、胆石通、蛇胆陈皮末、气滞胃痛冲剂。

活血祛瘀药：桃仁、红花、蒲黄、五灵脂、乳香、没药、牛膝、川芎、刘寄奴、泽兰、苏木、皂角刺、延胡索、穿山甲。

攻下利水药：大黄、芒硝、冬葵子、木通。

破滞行气药：枳实、枳壳。

辛热温里药：附子、肉桂、干姜。

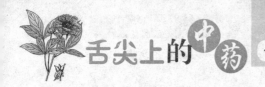

中药起名的趣闻

中药里有很多有趣的药材命名，比如王不留行、紫河车、地龙等等，很多药材的名字跟长相完全没有相似之处。中药并非我国独有，但很多药名却富有地道的中国特色，这其中也有很多有趣的起名故事。

☐ **根据药物的治疗作用起名**

就像身怀绝技的武林高手的绰号一样，某些中药独特的治疗作用就成了它们的名称。比如，益母草，是治疗妇科疾病的良药，故名"益母"；泽泻，因生长于水泽地旁，又有利水泄热之功，故名"泽泻"；淫羊藿，西川北部之羊食藿草后一日内交配百次，因此便被命名为"淫羊藿"；防风，具有防风祛风之功；续断，主接骨，续断骨；石决明，能明目；远志，功在益智强志；王不留行，虽有王命而不能留其行，故可通乳汁，逐瘀闭；大黄又名"将军"，因其可穿肠破肚，荡涤污秽，冲墙倒壁，泻下积滞，风风火火如将军，故名之。

☐ **根据药物的性味起名**

不同种类的中药有不同的味道，特殊的味道自然成为命名中药的另一种方法。例如，麝香是动物麝的香囊，在雄麝脐下部皮内有一个腺囊，其分泌物香气浓烈，又来源于麝，所以叫麝香；鱼腥草，其新鲜茎叶搓碎后有浓烈的鱼腥味，故而得名；还有，诸如细辛之辛，甘草之甘甜，酸枣仁之酸，苦参之苦，淡竹叶之淡，五味子具有五种不同的味道等。

☐ **根据药物之颜色起名**

比如因色黄而定名的有黄芩、黄连、黄柏、大黄；因色白而定名的有白芷、白鲜皮、白芍；其他如红花、红藤、紫草、紫荆皮也是如此。又有以双色花而取名者，如金银花初开者，蕊瓣皆为白色，经23天则色变黄，新旧相参，黄白相映，所以金银花又称双花；红蓝花是红花的古名，因其花红叶深蓝而命名之。

☐ **根据药物的形态起名**

山栀为茜草科常绿灌木植物栀子的果实，形状很像古代的酒器，而古代酒器称为"卮"，所以将此药称之为"山栀"；白芷，"芷"为初生的根干，此药形态如初生的根干，且色白气香，故称"白芷"；海马多为淡褐色，头与躯干成直角，形似马头，故而得名；牛膝，其茎节膨大似牛之膝关节；乌头，形似乌鸦之头故而得名。

☐ **根据药物生长环境命名**

这类中药命名前多冠以山、水、陵、田之类的词。如山楂以生长在山上者为佳；水仙以水为本，得水而生，有水则茂；沙参宜种于沙壤之地；车前子则必生长于道边、车辙之间；怀牛膝产于河南；川牛膝产于四川；藏红花产于西藏；款冬花因在冬天开花而得名；夏枯草因其果穗在夏天枯萎，故名"夏枯草"。另外，还有一些根据药物的生长方位而命名，如东防风、东贝母、西大黄、西河柳、北沙参、南沙参、南桔梗、北五味、北细辛、北豆根、中麻黄等。

☐ **根据入药部位起名**

桂枝取自桂树的嫩枝；桑叶取自桑树的树叶。还有玉米须、蒲公英、苇茎、芦根、竹叶、菊花、杏仁、苏子、虎骨、犀角等，都是根据入药部分而命名的。

☐ **根据动物名字命名**

龙胆草、蛇床子、牛蒡子、牛尾蕨、马兜铃、马蹄莲、羊肝菜、羊蹄草、猪苓、狗脊、猴枣、菟丝子、兔耳风、鸡内金、鸡冠花、鸡血藤、鸭跖草、鹅不食草、猫爪草、鼠妇虫、虎杖、虎耳草等，均以动物名字来命名植物的中药名。

☐ **根据数字命名**

一点红、一支黄花、一支蒿、三七、三棱、四季青、四块瓦、五味子、五谷虫、五倍子、六月雪、七里麻、七叶莲、七叶一枝花、八角茴香、九节菖蒲、九香虫、九里明、十大功劳、百草霜、千金子、万年青等。

☐ **根据加工后形成的性质命名**

炙甘草、炮姜、焦白术、熟大黄、建曲、六神丸、阿胶、黄明胶、鹿角

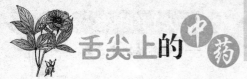

胶等。

□ **根据外来药物及译音命名**

国外或少数民族地区输入的药材，常加"番""胡"，如番泻叶、胡黄连、胡椒等。还有译名如诃黎勒、曼陀罗、阿芙蓉、荜澄茄等。

□ **根据传说或故事而命名**

使君子，相传潘州有一个姓郭名使君的医生，善用该药治疗小儿疳积，因而出了名；何首乌，相传古时有一姓何名田的老者，身体虚弱，头发皆白，不曾有子。他在夜间看见一种藤本植物自行缠绕，非常好奇，于是挖根煮食，久而久之，身体好转，头发乌黑，寿长而百余岁，故有何首乌之名；徐长卿，相传古时有一个姓徐名长卿的人专以此药治疗邪病；杜仲，李时珍在《本草纲目》中写道："昔有杜仲服此得道，因以名之"；刘寄奴，为宋武帝刘裕所发明，以他乳名寄奴而命名。

□ **因为避讳而命名**

在封建时代，为了避帝王的名讳，药物也常改换名称。如延胡索，原名玄胡草，简称玄胡，后因避宋真宗讳，改名为延，称延胡索、延胡，至清代避康熙（玄烨）讳，又改玄为元，故又称元胡索、元胡。

□ **根据其他方式命名**

还有以大、小命名的药材，如大枣、大蓟、大戟、大茴香、小茴香、小蓟等；有因贮久而命名的，如陈皮、陈仓米等；有因药材珍贵难得而命名的，如马宝、狗宝，这类药材常加一个"宝"字；有因药材高效而命名的，如千年健、威灵仙等；还有以矿物类名称命名的药材，如石膏、滑石、磁石等。

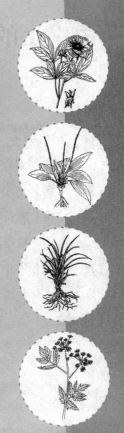

第3章

舌尖上的中药

——解表类

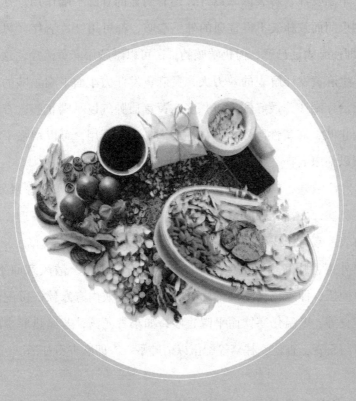

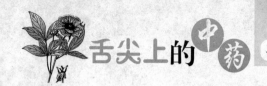

麻 黄——辛温解表的首选

【别　　名】龙沙、狗骨、卑相、卑盐。

【属　　性】麻黄科植物草麻黄、中麻黄或木贼麻黄的草质茎。

【产　　地】华北及吉林、辽宁、陕西、新疆、河南西北部。

【性味归经】辛、微苦，温。归肺、膀胱经。

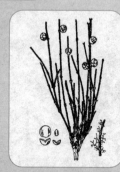

中药小知识

　　麻黄除了辛温发汗、解表散寒以外，还有明显的宣肺平喘作用。凡是风寒外侵、毛窍束闭而致肺气不得宣通的外感喘咳，都可用麻黄治疗（风寒表实无汗证）。即使是表证已解，但仍喘咳的，还可以继续用麻黄治疗，这时可改用炙麻黄。生麻黄发汗解表的效力大，炙麻黄发汗力小而平喘止咳的效果较好。用麻黄治疗喘咳，最好配上杏仁。麻黄宣通肺气以平喘止咳，杏仁降气化痰以平喘止咳，麻黄性刚烈，杏仁性柔润，二药合用，可以增强平喘止咳的效果，所以临床上有"麻黄以杏仁为臂助"的说法。

　　【功效】发汗散寒，宣肺平喘，利水消肿。用于外感风寒，恶寒发热，头、身疼痛，鼻塞，无汗，脉浮紧等表实证。该品能宣肺气，开腠理，散风寒，以发汗解表。常与桂枝相须为用，增强发汗解表力量，如麻黄汤。

　　用于风寒外束，肺气壅遏所致的喘咳证。能开宣肺气，散风寒而平喘。与杏仁、甘草配伍，即三拗汤，可增强平喘功效；若兼内有寒饮，可配伍细辛、干姜、半夏等，以温化寒饮而平喘止咳，如小青龙汤；若属热邪壅肺而致喘咳者，可与石膏、杏仁、甘草等配伍以清肺平喘，即麻杏石甘汤。

【用法】2～9克。宜后下。解表生用，平喘炙用，捣绒缓和发汗；小儿、年老体弱者宜用麻黄绒或炙用。

【宜忌】该品发汗力较强，故表虚自汗及阴虚盗汗，喘咳由于肾不纳气的虚喘者均应慎用。本品能兴奋中枢神经，多汗、失眠患者慎用。

小偏方总结

治头痛发热，身疼腰痛，恶风，无汗而喘：麻黄150克（去节），桂枝100克（去皮），甘草50克（炙），杏仁70个（去皮、尖）。上4味，以水9升，先煮麻黄，减2升，去上沫，纳诸药，煮取2.5升，去滓，温服8合，覆取微似汗，不须喂粥。

治病发汗后，无大热者：麻黄4两（去节），杏仁50个（去皮、尖），甘草2两（炙），石膏半斤（碎，绵裹）。上4味，以水7升，先煮麻黄，减2升，去上沫，纳诸药，煮取2升，去滓，温服1升。

治伤寒热出表：麻黄150克，以淳酒5升，煮取1.5升，尽服之，温服汗出即愈。冬月寒时用清酒，春月宜用水。

治感冒风邪，鼻塞声重，语音不出，咳嗽多痰：麻黄（不去节）、杏仁（不去皮、尖）、甘草（生用）各等份。为粗末，每服25克，水1.5盏，姜5片，同煎至1盏，去滓。通口服，以衣被盖覆睡，取微汗为度。

养生药膳

 陈皮麻黄炖猪肺

配方 猪肺1个，麻黄、陈皮各适量，精盐少许。

做法 将猪肺灌洗净，备用。将麻黄、陈皮、猪肺放入锅内。加适量清水，炖至肺熟即可。可加适量精盐调味。

功效 用于外感风寒表实证。

 麻黄酒

配方 麻黄、苍术、乌药、杜仲、

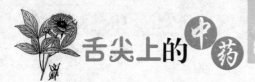
牛膝、陈皮、厚朴、当归、枳壳、独活、槟榔、木瓜、川芎、桔梗、白芷、茯苓、半夏、肉桂、防己、甘草、白芍各等份，白酒适量。

做法 将以上各味中药研为粗末后装入布袋，扎紧袋口置容器中，然后倒入白酒密封。将置酒容器上锅隔水加热约2小时，取出置冷再埋入地下3天，取出并过滤去渣即成。

功效 用于感受风寒、肺气不宣的咳嗽气喘。

生姜——清热散寒不慌张

【别　　名】姜、姜根、百辣云、勾装指、因地辛、炎凉小子、鲜生姜、蜜炙姜、生姜汁。

【属　　性】姜属植物的块根茎。

【产　　地】我国大部分地区有栽培。主产于四川、湖北、广东、广西、福建、贵州等地。

【性味归经】辛，温。入肺、胃、脾经。

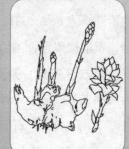

中药小知识

生姜特有的"姜辣素"能刺激胃肠黏膜，使胃肠道充血，消化能力增强，能有效治疗吃寒凉食物过多而引起的腹胀、腹痛、腹泻、呕吐等。吃过生姜后，人会有身体发热的感觉，这是因为它能使血管扩张，血液循环加快，促使身上的毛孔张开，这样不但能把多余的热带走，同时还把体内的病菌、寒气一同带出。生姜作为止呕药单独应用，治疗胃寒呕吐。也可治胃热呕吐，配合半夏、竹茹、黄连等同用。生姜能解鱼蟹毒，单用或配紫苏同用。此外，生姜又能解生半夏、生南星之毒，煎汤饮服，可用于中半夏、南星毒引起的喉哑舌肿麻木等症。因此在炮制半夏、南星的时候，常用生姜同制，以减除它们的毒性。

　　【功效】解表散寒，温中止呕，化痰止咳。用于风寒感冒，胃寒呕吐，寒痰咳嗽。有温暖、兴奋、发汗、止呕、解毒等作用，特别对于鱼蟹毒、半夏、天南星等药物中毒有解毒作用。

　　适用于外感风寒、头痛、痰饮、咳嗽、胃寒呕吐；在遭受冰雪、水湿、寒冷侵袭后，急以姜汤饮之，可增进血行，驱散寒邪。

　　【用法】煎汤，绞汁服，或作调味品；子姜多作菜食。

　　【宜忌】凡属阴虚火旺、目赤内热者，或患有痈肿疮疖、肺炎、肺脓肿、肺结核、胃溃疡、胆囊炎、肾盂肾炎、糖尿病、痔疮者，都不宜长期食用生姜。

　　腐烂的生姜会产生一种毒性很强的物质，它可使肝细胞变性、坏死，从而诱发肝癌、食道癌等。"烂姜不烂味"的说法是错误的。

小偏方总结

生姜汁：将生姜洗净后打烂，绞取其汁入药。味辛、微温。有化痰、止呕的功效，主要用于恶心呕吐及咳嗽痰多等症。一般用量为 3~10 滴，冲服。

生姜皮：即生姜的外皮。性味辛凉。有利尿消肿之功效，适用于小便不利、水肿等症，可配合冬瓜皮、桑白皮等同用。一般用量为五分至一钱五分，煎服。

感冒风寒：生姜 5 片，紫苏叶 1 两。水煎服。

呕吐，百药不瘥：生姜 1 两，切如绿豆大，以醋浆七合，于银器煎取四合，空腹和滓旋呷之。

病人胸中似喘不喘：半夏 0.5 升，生姜汁 1 升。上 2 味以水 3 升，煮半夏取 2 升，纳生姜汁，煮取 1.5 升，小冷。分 4 服，日 3 夜 1 服。

冷痰嗽：生姜 100 克，饧糖 50 克。水 3 碗，煎至半碗，温和徐徐饮。

煨姜：将原只鲜生姜洗净，用草纸包裹，放在清水中浸湿，直接放在火中煨，待草纸焦黑、姜熟为度；或直接放火中烤熟。性味辛温，具有和中止呕的功用，适用于脾胃不和、恶心呕吐等症。一般用量为两三片，煎服。

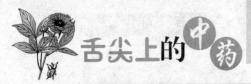

养生药膳

 ### 生姜羊肉粥

配方 生姜20克，羊肉、粳米各100克，料酒10克，盐3克。

做法 将生姜洗净切片；羊肉洗净，沸水余血水，切2厘米见方块；粳米淘洗干净。将粳米、生姜、料酒、羊肉同放铝锅内，加水适量，置武火上烧沸，再用文火煮成粥，加入盐搅匀即成。

功效 暖脾胃，散风寒，增加食欲。对胃酸过少、脾胃虚寒、食欲不振者尤佳。

 ### 生姜葱白粥

配方 生姜5克，葱白10克，大米60克。

做法 生姜洗净，切成细丝；葱白（也可用黄豆芽20克替代）洗净，切成葱花；大米淘洗干净。大米、生姜、葱白放入锅内，加清水800毫升，置武火上烧沸，再用文火炖煮35分钟即成。

功效 温胃，减肥。

 ### 生姜粳米粥

配方 生姜30克，粳米100克，白胡椒5粒。

做法 生姜洗净切片；粳米洗净备用；白胡椒研末备用。粳米放锅中，加水适量煮粥，待米烂加生姜片、白胡椒末同煮，至汤黏粥稠，加少许食盐、花生油即可。作早餐或晚餐服食，每日1~2次。

功效 发汗解表，祛风散寒。

 ### 生姜萝卜饼

配方 生姜10克，白萝卜250克，面粉300克，猪瘦肉100克，葱10克，盐3克，植物油50克。

做法 将白萝卜洗净，切成细丝，用植物油煸炒至五成熟，待用；将肉剁成泥，加生姜末、白萝卜丝、葱花、盐调成白萝卜馅。将面粉加清水适量，和成面团，软硬程度与饺子皮一样，分成若干小团。将面团擀成薄片，将白萝卜馅填入，制成夹心小饼，放入油锅内，烙熟即成。

功效 开胃健脾，消滞行气。

香薷——夏天贪凉常用药

【别　　名】香茹、香草、水荆芥、臭荆芥、野苏麻、半边花。

【属　　性】唇形科植物石香薷的干燥地上部分。

【产　　地】辽宁、河北、山东、河南、安徽、江苏。

【性味归经】味辛，性微温。归肺、胃、脾经。

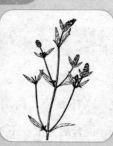

中药小知识

香薷常生于路旁、山坡、荒地、林内、河岸，可在海拔3400米处生长。对土壤要求不严格，一般土地都可以栽培，黏土生长较差，碱土不宜栽培，怕旱，不宜重茬。除新疆、青海外中国各地均有产；俄罗斯西伯利亚，蒙古，朝鲜，日本，印度，中南半岛也有分布，欧洲及北美也有引入。

香薷有发汗解热作用，并可刺激消化腺分泌及胃肠蠕动，对肾血管能产生刺激而使肾小管充血，滤过压增大，呈现利尿作用。因此，夏日常用香薷煮粥服食或泡茶饮用，既可预防中暑，又可增进食欲。

【功效】发汗解表，化湿和中，利水消肿。可治疗头痛发热，恶寒无汗，胸痞腹痛，呕吐腹泻，水肿，脚气。香薷多用于夏季贪凉，感冒风寒所引起的发热、恶寒、头痛、无汗等症，往往与藿香、佩兰等配合应用。香薷有祛除暑湿的作用，故适用于暑季恣食生冷、湿阻脾胃所引起的呕吐、泄泻，可配合扁豆、黄连、厚朴等同用。香薷利小便、消水肿，可单独应用，也可配白术同用以健脾利水。

香薷既能发汗解表，又能祛暑化湿，故用于暑天因乘凉冷饮所引起的怕冷、发热、无汗及呕吐、腹泻等症，是一味常用的药品。该品虽能祛暑，但

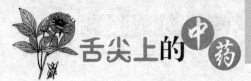

性温辛散，多适用于阴暑病症。

【用法】烹饪调料，可用作烹制肉类、肉汤和泡水饮用。亦可作增香调味品。内服宜凉饮。

【宜忌】表虚自汗、阴虚有热者禁服。与山白桃相克。

小偏方总结

治急性胃肠炎：黄连 3 克，香薷 8 克，厚朴 6 克，白扁豆 15 克。水煎 2 次，混合后分上、下午服，每日 1 剂。

巧治感冒：香薷、佩兰、川朴各 10 克，炙枇杷叶 12 克，鸭跖草 20 克。水煎服用。每日 1 剂。

治心烦胁痛：用香薷捣取汁一二升服。

治鼻血不止：将香薷研磨，水冲服 5 克。

养生药膳

 香薷二豆饮

配方 白扁豆 30 克，香薷 15 克，扁豆花 5 朵。

做法 将 3 者水煎取汁频饮，每日 1 剂。

功效 化湿消暑。治疗中暑发热、暑湿吐泻等。

 香薷粥

配方 香薷 10 克，大米 100 克，白糖适量。

做法 将香薷择净，放入锅中，加清水适量，水煎取汁，加大米煮粥，待熟时调入白糖，再煮一两沸即成，每日 1~2 剂，连续 3~5 日。

功效 发汗解表，祛暑化湿，利水消肿。

 香薷薄荷茶

配方 香薷、薄荷、淡竹叶各 5 克，车前草 10 克。

做法 水煎代茶饮。

功效 清热除烦，利尿清心。适用于心烦尿赤，口干口苦。

香薷饮

配方 香薷10克，白扁豆、厚朴各5克。

做法 水煎服，每日1剂。

功效 解表散寒，化湿和中。适用于外感于寒，内伤于湿所致的恶寒发热，头重头痛。《红楼梦》中林黛玉喝的便是这种。

桑 叶——清肝养肝的神仙草

【别　　名】绿萝、家桑、荆桑、桑葚树、黄桑叶、桑枣树。

【属　　性】桑科植物桑的干燥叶。

【产　　地】我国南北各地种植广泛，长江中下游地区为多。

【性味归经】味苦、甘，性寒。归肺、肝经。

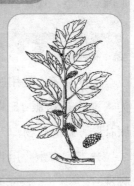

中药小知识

中国汉代的《神农本草经》中称桑叶为"神仙草"，具有补血、疏风、散热、益肝通气、降压利尿的功效，可见，古代医学家已认识到桑叶是除热止汗的良药。元代朱丹溪在《丹溪心法》中曾记载："经霜桑叶研末，米饮服，止盗汗。"明末清初的名医傅青主尤擅用桑叶止汗，他先后拟定"止汗神丹""遏汗丸""止汗定神丹"等数方，均用桑叶为主药，誉桑叶为"收汗之妙品"。

现代医学证明，桑叶是上好的功能食品，它能降压、降脂、抗衰老、增

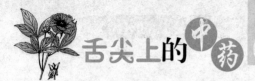
加耐力、降低胆固醇、抑制脂肪积累、抑制血栓生成、抑制肠内有害细菌繁殖、抑制有害的氧化物生成，最突出的功能是防止糖尿病。

【功效】清肝养肝、疏散风热；清肺；明目。

可治疗风热感冒；风温初起，发热头痛，汗出恶风，咳嗽胸痛；或肺燥干咳无痰；咽干口渴；风热及肝阳上扰；目赤肿痛。

【用法】内服：煎汤，4.5～9克；或入丸、散。外用：适量，煎水洗或捣敷。除药用外，日本还推出了风靡市场的桑叶面、桑叶小甜饼、桑叶乔麦面等系列食品。

【宜忌】过量服用容易导致中毒，出现恶心、呕吐、腹痛、腹泻、腹胀、大便呈果酱样，皮疹、风团、喉咽肿胀，胸闷不适等现象，伴有烦躁不安、精神倦怠、面色青灰、口唇干燥、四肢发凉，严重时因出血性肠炎导致血压下降、脱水、休克甚至死亡。

小偏方总结

治吐血不止：用晚桑叶焙干，研为末，凉茶送服15克，血止后，宜服补肝、肺的药物。

治手脚麻木：用霜降后桑叶煎汤频洗。

治风眼多泪：取冬季不落的桑叶，每日煎汤温洗。或加芒硝亦可。

治眼红涩痛：用桑叶研末，卷入纸中烧烟熏鼻，有效。

治头发不长：用桑叶、麻叶煮淘米水洗头。7次后，发即速长。

治肺毒风疮：桑叶洗净。蒸熟一宿，晒干，研为末，水调服10克。

治痛口不收：用经霜黄桑叶，研末敷涂。

养生药膳

凉拌桑叶

【配方】幼嫩桑叶100克，精盐、味精、蒜泥、香油各适量。

【做法】桑叶（去掉叶柄）洗净，切丝，放入开水锅内焯一下，用凉开水过凉，沥干水分，加入精盐等调料拌匀即可食用。

功效 有凉血止血的效果。

桑叶面点

配方 桑叶粉适量。

做法 作为直接食品添加剂，以5%左右的比例添加到面粉中，可烤制面包及各种糕点，同时还可以制作桑叶馒头、桑叶面条、桑叶饺子等。

功效 颜色独特，有清热明目的功效。

桑叶猪骨汤

配方 鲜桑叶 300 克，猪骨 500 克，蜜枣 3 枚，桂圆、枸杞各适量，精盐、鸡精各少许。

做法 桑叶洗净沥干水份，猪骨洗净备用。瓦煲注入清水，放猪骨与蜜枣用大火同煲至滚，然后放入桑叶、桂圆、枸杞煲 1 小时左右，见汤浓即加入调味料即可。

功效 补气安神，明目补肾。

桑叶茶

配方 桑叶（干）适量。

做法 泡水代茶饮用，或粉碎后包装做成袋泡茶。

功效 疏散风热。

荆 芥——解表散风止头痛

【别　　名】荆芥、线荠、四棱杆蒿、假苏、姜芥。

【属　　性】为唇形科植物荆芥的干燥地上部分。

【产　　地】分布于黑龙江、辽宁、河北、河南、山西、甘肃、陕西、四川、青海、贵州等地。

【性味归经】辛，微温。归肺、肝经。

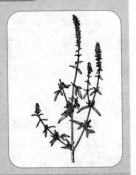

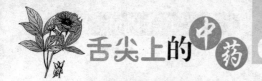

中药小知识

荆芥是一种唇形科植物，果实棕黑色，有芳香气味。荆芥生用有解表去风的功效，炒炭能止血。荆芥可以搭配多种药材使用。治风寒感冒，与防风和羌活搭配，也可与金银花或者连翘同用。治风热头痛，可以和生石膏一起用。

荆芥是河南人的最爱，夏天吃凉拌面时有三样调料少不了，即黄瓜丝、蒜汁和荆芥。河南人不但爱吃荆芥，也喜欢用荆芥打比喻。比如说某人有过辉煌的人生经历，就会说这人"吃过大盘荆芥"；如果某人办事不力，经常碰壁，这人也会自嘲："唉，真是不吃荆芥尽荆芥。"

【功效】祛风解表，透疹止痒，炒炭则止血。治感冒发热，头痛，咽喉肿痛，中风口噤，吐血，衄血，便血；崩漏，产后血晕；痈肿，疮疥，瘰疬。

【用法】煎服，不宜久煎。发表透疹消疮宜生用；止血宜炒用。荆芥穗更长于祛风。

【宜忌】表虚自汗、阴虚火旺者禁服。

小偏方总结

风气头痛，目赤，咽喉肿痛：荆芥穗 100 克。研成细粉，每次服 10 克。

感冒头痛：芦根、金银花、连翘、牛蒡子、淡豆豉各 9 克，荆芥穗、薄荷、淡竹叶、桔梗、甘草各 6 克。水煎服。

痔疮肿痛：荆芥煮水，洗患处。

大便下血：荆芥、槐花各 30 克。炒为末，清茶送服，每次服用 3 克。

皮肤瘙痒：荆芥、苦参各 15 ~ 20 克。煎水，洗患处。

麻疹：升麻、葛根、桔梗、枳壳、荆芥、防风、木通各 3 克，淡竹叶、生甘草各 2 克，前胡、牛蒡子、连翘各 5 克，苦杏仁 6 克。水煎服。

养生药膳

荆芥生姜粥

配方 鲜荆芥8克（干品5克），淡豆豉6克，薄荷3克，生姜10克，粳米70克，白糖适量。

做法 粳米洗净，鲜荆芥（或干荆芥）、淡豆豉、薄荷、生姜洗净。将粳米入锅，大火熬至八成熟，改小火继续熬。再取1个砂锅，放鲜荆芥（或干荆芥）、淡豆豉、薄荷、生姜大火煮6分钟，去渣取汁。将取出的汁倒入粥锅中熬9分钟，加入适量白糖即可食用。

功效 此药膳可以祛风、解表、退热、治鼻塞。适用于风寒感冒。

荆芥馄饨

配方 荆芥6克，瘦猪肉150克，面粉200克，姜、葱、精盐、味精、植物油、鸡汤、胡椒粉各适量。

做法 把荆芥炒研成粉末，和面粉加水揉成面团；将猪肉剁为茸，加入姜、葱、盐、味精、植物油调馅；将面团擀成馄饨皮，加馅包成馄饨；

入鸡汤煮熟；另用碗放进胡椒粉、味精，冲入原汤、馄饨。

功效 发表，祛风。

凉拌荆芥

配方 鲜荆芥100克，姜丝5克，蒜粒、葱末各3克，香油、醋、酱油、鸡精各适量。

做法 把荆芥切段；荆芥入盘，放进姜丝、蒜粒、葱末、香油、醋、酱油、鸡精，搅拌均匀即可。

功效 理血，止痛。

石神汤

配方 荆芥、苏叶、生姜各10克，茶叶6克，红糖30克。

做法 将荆芥、苏叶洗净，与茶叶、生姜一同放入盅内，备用。把红糖放入另一盅内，水煮至红糖完全溶化为止。将备用的药物盅放在火上煮沸，取下加红糖水服用。

功效 发汗解表。适用于风寒感冒出现的畏寒、身痛、无汗等症。

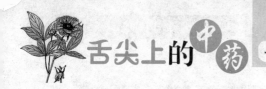

葛 根——治发热头痛还能美容

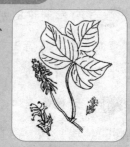

【别　　名】干葛、甘葛、粉葛、葛麻菇、黄葛藤根、葛子根、葛条根。

【属　　性】豆科植物野葛的块根。

【产　　地】主产于浙江、四川、湖南、河南等地。

【性味归经】性甘，辛、平，无毒。归脾、胃经。

中药小知识

葛根是多年生藤本豆科植物，葛根特别肥大，含粉率在25%～30%。因含葛粉多而得名粉葛，又因葛根甘甜，又将粉葛称为甘葛。野生粉葛，主要野生于低山沟谷中，未经人工栽培驯化，含淀粉率在17%～20%。也可用来作人工栽培品种。葛根可治外感发热头痛、高血压颈项强痛、口渴、消渴、麻疹不透、热痢、泄泻等多种疾病。一般的粉葛质韧，纤维性强。葛根还能促进皮肤白皙、光润、细腻，使女性焕发青春光彩。葛根含有微量异黄酮，可滋养肌肤。经研究发现葛根中的异黄酮含量远高于大豆。

【功效】解表退热，生津，透疹，升阳止泻。用于外感发热头痛、高血压颈项强痛、口渴、消渴、麻疹不透、热痢、泄泻。

葛根配伍柴胡、石膏：用于治疗外感风寒、邪郁化热之发热重、恶寒轻、头痛鼻干之症。

葛根配伍黄连、黄芩：共奏清热解表、燥湿止泻之功效，用于治疗湿热泻痢。

葛根配伍麻黄、桂枝：共奏散寒解表、缓急止痛之功效，多用于治疗风寒表证而见恶寒无汗、项背强痛者。

【用法】内服，煎汤；或捣汁外用。

【宜忌】老少皆宜，特别适用于高血压、高血脂、高血糖及偏头痛等心脑血管病患者和更年期妇女、易上火人群、长期饮酒者。

葛根无明显的毒副作用及不良反应。但脾胃虚寒者慎用。

葛根不可和杏仁搭配食用。

小偏方总结

小儿风热呕吐：葛根 30 克，加水 1500 毫升，煎取汁，去渣，下粳米 100 克，煮粥食之。

烦躁热渴：水浸粟米，1 夜后取水 100 毫升，拌入葛根粉 120 克，煮熟，加米汤同服。

心热吐血：生葛根捣汁 100 毫升，1 次服完。

热毒下血：生葛根 480 克，捣汁 200 毫升，加入藕汁 200 毫升，调匀服用。

中心性视网膜炎：葛根、毛冬青各 30 克，枸杞子 20 克，菊花 15 克。水煎，分 2 次服。每日 1 剂。

糖尿病：葛根、黄芪、山药各 30 克，天花粉 60 克，茯苓 20 克，玄参 15 克，白术 9 克，苍术 6 克。水煎服。

养生药膳

葛根饮

配方 葛根、麦冬各 9 克，牛奶 5 克。

做法 把葛根、麦冬洗净，用 100 毫升水煎煮 25 分钟，滗出汁液，再加入 50 毫升水煎煮 25 分钟，除去葛根和麦冬。把药液与牛奶搅匀，上中火烧沸即成。

功效 滋阴补肾，生津止渴。

葛根山楂炖牛肉

配方 葛根、料酒各 10 克，山楂、精盐、姜各 5 克，牛肉 100 克，白萝卜 200 克。

做法 葛根洗净，切片；山楂切片；牛肉、白萝卜洗净，切 3 厘米见方的块；姜拍松。把葛根、山楂、牛肉、姜、料酒、白萝卜、精盐放入炖锅内，加水 800 毫升，用大火烧沸，再用小火炖 1 小时即成。

功效 养脾胃，清肺热。

葛根桂枝酒

配方 葛根、炒白芍各 50 克，桂枝、丹参各 30 克，甘草 10 克，白酒 500 毫升。

做法 将前 5 味药材粗碎，置容器中，加入白酒，密封。浸泡 5 ~ 7 日后，过滤去渣即成。

功效 祛风通络，舒筋缓急。适用于风湿性关节疼痛。

防 风——性温味甘的解表良药

【别　　名】铜芸、回云、回草、百枝、百种。

【属　　性】为伞形科多年生草本植物防风的干燥根。

【产　　地】主产于河北、黑龙江、四川、湖南、内蒙古等地。野生于丘陵地带山坡草丛中，或田边、路旁，高山中、下部。

【性味归经】味辛、甘，性微温。归膀胱、肝、脾经。

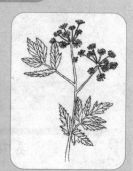

中药小知识

多年生草本，高 30 ~ 80 厘米。根粗壮，细长圆柱形或圆锥形，直径 5 ~ 20 毫米，表面淡黄棕色，根头处有纤维状叶残基和明显密集的环纹。茎单生，无毛，自基部分枝较多，有扁长的叶柄，基部有宽叶鞘。叶互生，长 1.5 ~ 3 厘米，宽 2 ~ 7 毫米，边缘全缘，两面均无毛；茎生叶与基生叶相似，8 ~ 9 月开花，9 ~ 10 月结果。防风是一种既能让人发汗又能迅速止汗的神奇草药，它以根入药、性温味甘，是不可多得的解表中药材之一。

【功效】有祛风解表、胜湿止痛、止痉的功效。主治感冒头痛、风湿痹痛、风疹瘙痒、破伤风。治风寒表证，头痛身痛、恶风寒者，常配伍荆芥、羌活、独活等；治外感风湿，头痛如裹、身重肢痛者，与羌活、藁本等同用；治风疹瘙痒，多配伍苦参、荆芥、当归等。

【用法】内服：煎汤，5~10克；或入丸、散。外用：适量，煎水熏洗。一般生用，止泻炒用，止血炒炭用。

【宜忌】血虚发痉及阴虚火旺者慎用。

小偏方总结

风寒感冒：荆芥、防风、白芷各9克，羌活、甘草各3克，生姜3片，葱白1段。水煎服。

眩晕：以苍术、白术、伏苓、白芍各10克，防风6克，组成升阳除湿防风汤，临证加减。

破伤风：防风、荆芥穗（炒，制成粗末）各30克，鱼鳔（炒，为粗末）、蜜蜡各12克，黄酒1升。放入坛中，重汤炖4个小时，每次饮酒100毫升，每日1~3次。服后取汗。

破伤风，苦笑面容，牙关紧：防风、天南星各5克，麝香0.1克。一起制成末，黄酒送服。

跌打损伤，风湿性关节痛，周身神经痛症：防风12克，当归15克，白芷、天南星、红花各9克。以上5味药材，酒洗焙干，研磨成细末。成人每次服3克，热黄酒送下，早、晚各服1次，病情严重的，每次服7克。

养生药膳

松叶防风酒

配方 防风、麻黄、独活、生地各30克，松叶（10月初采）160克，制附子15克，肉桂、秦艽各20克，牛膝36克，醇酒1.5升。

做法 上药捣碎细，和匀，纱布包盛，酒浸净器中封口，春秋7日，冬14日，夏5日，时间够了开取，去渣备用。每次温饮1杯（约10毫升），每日3次。

功效 祛风散寒，温经通络。适用于因风湿侵袭的关节疼痛，步履艰难，四肢麻木。

 防风粳米粥

配方 防风 10 ~ 15 克，葱白 12 根，粳米 100 克。

做法 防风、葱白煎煮取汁，去渣；粳米按常法煮粥，待粥将熟时加入药汁，煮稀粥食。

功效 散寒止痛，祛风解表。适用于发热、畏冷、自汗、恶风、身痛、头痛、外感风寒等症。

菊 花——常饮可平肝明目

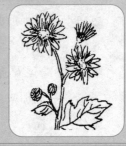

【别　　名】怀菊花、滁菊、木元菊、白菊花、贡菊。

【属　　性】菊科植物菊的头状花序。

【产　　地】主要分布于安徽、浙江、河南、河北、湖南、湖北、江西、贵州等地。

【性味归经】味甘、苦，无毒。入肺、脾、肝、肾经。

中药小知识

　　菊花，多年生菊科草本植物，是经长期人工选择培育出的名贵观赏花卉，也称艺菊，品种已达千余种。菊花是中国"十大名花"之一，在中国已有3000多年的栽培历史，中国菊花传入欧洲，约在明末清初开始。

　　产于湖北大别山麻城福田河的福白菊、浙江桐乡的杭白菊和黄山脚下的黄山贡菊（徽州贡菊）比较有名。产于安徽亳州的亳菊、滁州的滁菊、四川中江的川菊、浙江德清的德菊、河南济源的怀菊花（四大怀药之一）都有很高的药效。特别是黄山贡菊，它生长在高山云雾之中，采黄山之灵气，汲皖南山水之精华，它的无污染性对现代人来说，具有更高的饮用价值。

【功效】可疏散风热，清热生津，养肝明目。菊花茶既属寒性，对中医所指的"阳虚体质"就不太合适。菊花茶不能长期大量饮用，用棉花沾上菊花茶的茶汁可以很快消除眼部浮肿现象。

用于感冒风热，发热头昏；肝经有热；目赤多泪，或肝肾阴虚，眼目昏花；肝阳上亢，眩晕头痛；疮疡肿痛。现代又用于冠心病、高血压病。

【用法】泡茶，煎汤，浸酒，或入丸、散。

【宜忌】气虚胃寒、食少泄泻者慎服。

小偏方总结

菊花山楂茶：菊花 10 克，加山楂、金银花各 10 克，代茶饮用，能消脂降压、减肥轻身，适用于肥胖症、高脂血症和高血压患者。

三花茶：菊花、金银花、茉莉花均少许，泡水作茶饮，可清热解毒，适用于防治风热感冒、咽喉肿痛、痈疮等，常服更可降火，有宁神静思的效用。

急性结膜炎：野菊花、金银花、桑叶、决明子各 15 克。水煎服。

口腔溃疡：野菊花、蒲公英各 48 克，紫花地丁、连翘、石斛各 30 克。水煎，每日分数次服。

疗疮肿痛，毒虫咬伤：鲜野菊花或叶 30 克，捣汁冲服，或捣烂外敷；或野菊花、紫花地丁、银花、连翘各 15 克，水煎服。

流行性腮腺炎：野菊花 15 克，大青叶 20 克。水煎去渣，加少许白糖调匀，当茶饮。

急性化脓性炎症：鲜野菊花及叶 60 克，水浓煎，频服。同时，取野菊花及叶 100 克，水煎，熏洗患处。

醉酒：野菊花、山楂、葛根各 30 克，甘草 10 克。水煎去渣，分 3 次服。

养生药膳

 菊花炒鸡片

 配方 菊花瓣 30 克，鸡肉 500 克，精盐、料酒、鸡蛋清、淀粉、糖、味精、麻油、胡椒粉、葱、姜各适量。

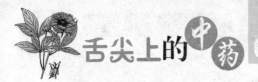

做法 鸡肉洗净、去皮、切小块，与鸡蛋清、精盐、味精、糖、料酒、胡椒粉、淀粉拌匀，炒熟后，捞出备用。葱、姜炒香，再倒入鸡肉煸炒。淋上麻油，最后放入菊花瓣，翻炒几下即成。

功效 健脾益气，补肝明目。

菊花老鸭汤

配方 菊花10克，枸杞子12克，冬虫夏草5克，西洋参5片，老鸭1只。

做法 将菊花、枸杞子用水浸泡；把去皮的老鸭、冬虫夏草、西洋参放在砂锅里炖；小火炖到六七分熟时，倒入泡发的菊花和枸杞子；继续用小火炖熟。

功效 补气，补力，除燥，解毒。

菊花粥

配方 糯米150克，决明子15克，鲜菊花30克，精盐或白糖适量。

做法 将锅烧红后加入决明子稍炒后加水500毫升，煮沸30分钟后去渣，再加水和米一起煮粥，待熟时加入菊花再煮片刻，加精盐或冰糖调味即可食用。

功效 疏风散热，防治感冒。

薄荷——散风热，可提神

【别　　名】蕃荷菜、升阳菜、薄苛。

【属　　性】唇形科植物薄荷的干燥地上部分。

【产　　地】分布于华北、华东、华中、华南及西南各地，以江苏、安徽两省产量最大。常生于水旁潮湿地。

【性味归经】性凉，味辛。归肺、肝经。

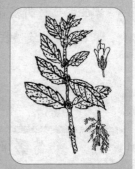

中药小知识

　　世界薄荷属植物约有 30 种；薄荷包含了 25 个种，除了少数为一年生植物外，大部分均为具有香味的多年生植物。目前的主产地是美国（如美国薄荷、劲清薄荷），最好的薄荷产自英国（如苏格兰薄荷）。中国现有 12 种，野生的有辣椒荷、欧薄荷、留兰香圆叶薄荷及唇萼薄荷等。我国是薄荷脑和薄荷素油的出口大国，产品在国际市场享有盛名，远销几十个国家和地区。薄荷根系在生长期间向土壤中分泌的物质有抑菌作用，对棉花的几种主要病虫害，如棉花枯萎病、立枯病以及棉蓟马和棉蚜等，具有明显抑制作用，尤以对棉花枯萎病防效显著，可在棉花重病区实行薄荷棉花轮作。

　　【功效】治流行性感冒、头疼、目赤、身热及咽喉、牙床肿痛等症。外用可治神经痛、皮肤瘙痒、皮疹和湿疹等。以薄荷代茶，能清心明目。

　　有疏散风热、清利头目、利咽、透疹、疏肝解郁之功效。现代医学常将其用于治疗风热感冒、头痛、咽喉痛、口舌生疮、风疹、麻疹、胸腹胀闷和抗早孕等。薄荷还具有消炎止痛作用。

　　薄荷具有医用和食用双重功能，主要食用部位为茎和叶，也可榨汁服。在食用上，薄荷既可作为调味剂，又可作香料，还可配酒、冲茶等。

　　用薄荷泡澡可以平缓紧张愤怒的情绪，能提振精神，使身心欢愉，帮助入眠。

　　【用法】内服：煎汤，宜后下；或入丸、散。外用：适量，煎水洗或捣汁涂敷。

　　【宜忌】阴虚发热、血虚眩晕者慎服；表虚自汗者禁服。不宜多服久服。

小偏方总结

　　急性结膜炎：鲜薄荷叶、鲜野菊花、鲜蒲公英、白矾各 15 克。将上药洗净捣泥敷眼部。睡前敷，次晨取下。

　　外感风热，头痛：连翘 12 克，薄荷、黑栀子、桔梗各 10 克，甘草 6 克。水煎服。此方名为连翘薄荷汤。

　　夏日感冒、发热、头昏：薄荷、甘草各 3 克，滑石 15 克。水煎服。

　　流感：薄荷 60 克，生石膏 250 克。共为细末。每次取用 30 克开水冲泡去渣服，早、晚各 1 次。

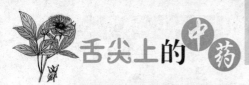
养生药膳

薄荷银花茶

配方 薄荷 10 克，金银花 15 克。

做法 沸水浸泡，代茶饮。

功效 薄荷疏散风热、利咽喉，金银花清热解毒。用于感冒风热，发热恶风，头昏，咽喉痛。

薄荷菊花茶

配方 薄荷 6 克，菊花 10 克，茶叶 3 克。

做法 沸水浸泡，代茶饮。

功效 本方以薄荷、菊花疏散风热、清利头目。用于感冒风热，头目不清，头昏。

薄荷绿豆汤

配方 绿豆 300 克，薄荷 5 克，白砂糖 100 克。

做法 将薄荷用水冲洗干净，加水约 1 大碗，浸泡半小时，然后用大火煮沸冷却，过滤，将绿豆加水煮绿豆汤，并晾凉。将薄荷汁与冷却的绿豆汤混合搅匀，加入白砂糖即成。

功效 清热祛火，解暑醒神。在汤中加芡实、薏苡仁、莲子、蜜枣等有健脾益气、利湿解毒的功效。

薄荷莲子羹

配方 薄荷 25 克，莲子 100 克，白砂糖 2 克。

做法 将薄荷洗净，放入锅内，加入半锅清水，用旺火烧开后，改用小火慢煮 15 ~ 30 分钟，弃渣，取汁，待用。把莲子放入锅中，倒入开水，加盖焖约 10 分钟，取出，剥去外衣，除去苦心，温水洗净，再放入锅内，加入薄荷汁，用武火煮沸后改用文火焖至莲子酥而不烂时，加入白砂糖，待白砂糖完全溶化，莲子呈玉色时，即成。

功效 补肾健脾，养心安神。

牛蒡子——利咽散结降血糖

【别　　名】大力子、鼠粘子、恶实等。

【属　　性】菊科二年生草本植物牛蒡的干燥成熟果实。

【产　　地】广泛分布于东北、西北、中南、西南。多生于山野路旁、沟边、荒地、山坡向阳草地、林边和村镇附近。

【性味归经】味辛、苦，性寒。归肺、胃经。

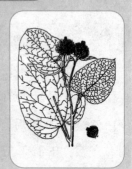

中药小知识

现代医学专家经研究发现，牛蒡具有降低血脂和胆固醇的作用，对血糖也有一定的控制效果。它含有大量粗纤维、低聚糖（有调节肠道菌群的作用），对于预防便秘和肠癌颇有好处。此外，牛蒡提取液的抗氧化作用也很强。经常食用牛蒡可预防糖尿病和高血压，可防止人体过早衰老。

牛蒡含有丰富的蛋白质、脂肪、碳水化合物、膳食纤维以及钙、磷、铁等营养素，还含有低聚果糖、类黄酮物质和牛蒡苷等活性成分，具有较高的药用价值和营养价值，除作为蔬菜食用外，牛蒡的果实（牛蒡子）和根均可入药。

【功效】有疏散风热、宣肺透疹、利咽散结、解毒消肿的功效。属于解表药中发散风热药。现代研究，牛蒡子还可用于防治糖尿病肾病；牛蒡果实含牛蒡苷，经水解生成的牛蒡苷元具有抗癌活性。

用于治疗风热咳嗽、咽喉肿痛、斑疹不透、风疹作痒、痈肿疮毒等症，为散风除热解毒之要药。市场上有以同科植物大鳍蓟的果实冒充正品牛蒡子，使用时注意鉴别。

【用法】煎汤，入煎剂宜打碎，炒后寒性减；或入散剂。

【宜忌】该品能滑肠，气虚便溏者忌用。《本草经疏》：痘疮家惟宜于血热便秘之证，若气虚色白大便自利或泄泻者，慎勿服之。瘰疬不忌泄泻，故用之无妨。痈疽已溃，非便秘不宜服。

小偏方总结

顽固性头痛：牛蒡子 30 克，煎汁代茶，分为 2 次口服。或取牛蒡子用白酒浸泡 1 周后，贴敷耳穴的神门、交感、皮质下等穴，橡皮膏固定。每日按压 3 ~ 4 次。每次 3 ~ 5 分钟。

偏头痛：牛蒡子炒研末，每次用开水冲服 15 克，白酒为引，日服 1 次，服后盖被取汗。

疖肿：牛蒡子叶 150 克，洗净捣烂，芒硝 50 克。研极细末，以上 2 味药混合，调匀成糊状。洗净擦于患处，将药敷疮面 0.5 厘米厚，以纱布固定，每日换 2 ~ 3 次。

习惯性便秘：生牛蒡子（捣碎）15 克。开水 500 毫升冲泡 20 分钟，代茶饮服，每日 3 次。10 日为 1 个疗程。

咽喉肿痛：牛蒡子 15 克，板蓝根、桔梗、薄荷各 10 克，甘草 6 克。水煎服。

鼻炎，鼻窦炎：取牛蒡子 20 克，水煎频服，每日 1 剂。或取牛蒡子 20 克，黄连 10 克，加水 300 毫升，煎取 100 毫升，滴鼻 5 ~ 10 滴，余 1 次口服，每日 1 剂。

感冒：牛蒡子研细粉，每次取用 5 克，每日服 3 ~ 4 次，开水送服。

养生药膳

牛蒡炒豆腐干

配方 牛蒡 300 克，豆腐干、胡萝卜各 100 克，植物油 10 克，葱、盐、味精各适量。

做法 将牛蒡、胡萝卜、豆腐干、葱切丝备用。锅内放油烧热后，放入葱花煸出香味，放入牛蒡丝翻炒 2 分钟，再加入胡萝卜丝翻炒 2 分钟，最后放入豆腐干丝翻炒，再加入盐、味精翻炒片刻出锅即可。

功效 可治风热咳嗽。

牛蒡鸡翅汤

配方 牛蒡 200 克，竹荪 20 克，枸杞 30 克，整鸡翅 4 个，姜、葱、盐、味精各适量。

做法 姜切片，葱切段备用，将

枸杞泡发洗净，将竹荪择取头部和根部备用。将鸡翅放入砂锅中，加入足量的水，放入姜片和葱段，烧开后撇去浮沫。将牛蒡去皮切块，放入煮开的鸡翅中，用文火煲 1 小时。

1 小时后放入竹荪和枸杞煲半小时，加入盐、味精即可食用。

功效 除热解毒。

紫苏子——恶寒发热不用愁

【别　名】苏子、铁苏子、黑苏子、香苏子。
【属　性】为唇形科植物紫苏的干燥成熟果实。
【产　地】原产中国，主要分布于印度、缅甸、日本、朝鲜、韩国、印度尼西亚和俄罗斯等国家。
【性味归经】辛，微温，无毒。归脾、肺经。

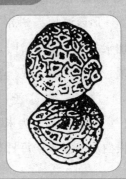

中药小知识

野生紫苏叶的面积较小，其外貌呈卵形，叶的两面被疏柔毛。果实较小，土黄色，直径为 1 ~ 1.5 毫米。野生紫苏是紫苏的一变种，它与原变种的不同之处在于果萼小，长 4 ~ 5.5 毫米，下部被疏柔毛，具腺点，茎被短疏柔毛。

吃鱼、虾、蟹后出现中毒反应时，常常以单味紫苏或紫苏子煎服，或者配合生姜同用，这样可以解鱼、虾、蟹毒引起的吐泻腹痛的症状。若食用不

045

新鲜的海鲜食物产生过敏症状时，可以生吃几片紫苏叶，可以快速减轻瘙痒症状。

另外，烹饪水产时放一点儿紫苏，不仅可取其醋烈辛香、去腥提鲜的效用，还有助健康。

【功效】散表寒，发汗力较强，用于风寒表证，见恶寒、发热、无汗等症，常配生姜同用；如表证兼有气滞，可与香附、陈皮等同用。常配伍杏仁、前胡等，如杏苏散。若兼有气滞胸闷者，多配伍香附、陈皮等，如苏散。可治脾胃气滞、胸闷、呕吐之症。偏寒者，每与藿香同用；偏热者，可与黄连同用；偏气滞痰结者，常与半夏、厚朴同用。温病及气弱表虚者忌食紫苏叶；气虚、阴虚久咳、脾虚便溏者忌食紫苏子。

【用法】秋季果实成熟时采收，晒干。生用或微炒，用时捣碎。

【宜忌】肺虚、脾虚者应慎服。宜与冰糖同食，有助于化痰润肺。

小偏方总结

风寒湿痹：紫苏子 60 克，杵碎，加水适量，研取汁，以汁煮粳米做粥，和葱、豉、椒、姜食之。

消渴：紫苏子（炒）、莱菔子（炒）各 90 克。为末，每服 6 克，桑根白皮煎汤服，每日 2 次。服此令水从小便出，以治疗消渴变水。

支气管哮喘：紫苏子、白芥子、莱菔子、葶苈子、细辛、麻黄、天竺黄、胆南星、陈皮、丹参、甘草等配伍应用，水煎服。

养生药膳

四时甘和茶

配方 防风、陈皮、稻芽、藿香、山楂、厚朴、紫苏叶、柴胡、乌药、薄荷叶、荆芥穗各 3 克，茶叶 35 克。

做法 将上述药材以沸水冲泡或者煎煮。每次取用 6～12 克，每日 1～2 次，代茶饮。

功效 散寒，消食。主治食滞饱胀，感冒，泄泻，呕吐，醉酒。

紫苏生姜汤

【功效】解表散寒。适用于风寒外感的轻证。加服红糖，效果更佳。

❀【配方】紫苏叶30克，生姜9克。

❀【做法】加水适量，煎汤服。

升麻——升阳气，解百毒

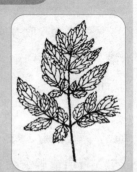

【别　　名】周升麻、鸡骨升麻、北升麻、炒升麻。

【属　　性】该品为毛茛科植物大三叶升麻或升麻的干燥根茎。

【产　　地】主产于辽宁、吉林、黑龙江，河北、山西、陕西、四川、青海等省亦产。

【性味归经】辛、微甘，微寒。归肺、脾、胃、大肠经。

中药小知识

升麻含升麻碱、水杨酸、咖啡酸、阿魏酸、鞣质等；兴安升麻含升麻苦味素、升麻醇、升麻醇木糖苷、北升麻醇、异阿魏酸、齿阿米素、齿阿米醇、升麻素、皂苷等。对结核杆菌、金黄色葡萄球菌和卡他球菌有中度抗菌作用。北升麻提取物具有解热、抗炎、镇痛、抗惊厥、升高白细胞、抑制血小板聚集及释放等作用。升麻对氯化乙酰胆碱、组织胺和氯化钡所致的肠管痉挛均有一定的抑制作用，还具有抑制心脏、减慢心率、降低血压、抑制肠管和妊娠子宫痉挛等作用。其生药与炭药均能缩短凝血时间。

【功效】升清提阳，清热解毒。用于治疗斑疹痘疮，疮疡丹毒，咽痛口疮，久泻脱肛，妇人崩漏。

升麻是一种药用价值很高的毛茛科植物，不但可以治疗疮疡，还能治疗口舌生疮、咽喉肿痛等症状。有升举透发、清热解毒等功效。它的升举透发的功用与柴胡、葛根相近而力较强，配柴胡则用于升提，配葛根则用于透疹。

【用法】内服：用于升阳，宜蜜炙、酒炒；用于清热解毒，可用至15克，宜生用；或入丸、散。外用：研末调敷或煎汤含漱；或淋洗。

【宜忌】阴虚阳浮、喘满气逆及麻疹已透者忌服。服用过量可产生头晕、震颤、四肢拘挛等症状。

小偏方总结

咽喉疼痛：取升麻8克，水煎后含漱，每日3~4次。一般用药1~2剂后可痊愈。

胃下垂：以100%胃升液（升麻、黄芪）穴位注射，每穴3毫升，以足三里、胃俞或脾俞为主，交替选穴，每日1次，6次后休息1天，1个月为1个疗程，不超过3个疗程。

牙周病：取升麻、骨碎补、生石膏各等量，研为细末后和匀，水煎液口中含漱，每天上午、中午、下午各1次，每次15分钟。3日为1个疗程，连续用药至症状消失。

子宫脱垂：升麻4克研末，鸡蛋1个。将鸡蛋顶端钻一黄豆粒大的圆孔，把药末放入蛋内搅匀，取白纸一小块蘸水将蛋孔盖严，蒸熟，去壳内服，每日1次，10日为1个疗程。休息2日，再服第2个疗程。

养生药膳

升麻黄芪炖鸡肉

配方 升麻10克，黄芪16克，鸡1只。

做法 将鸡去内脏洗净后，腹内纳入黄芪、升麻，加水1碗半，上笼旺火蒸熟，食肉喝汤。每日2次。

功效 补益气血，升提阳气。对于面白乏力、子宫脱垂等症有疗效。

升麻芝麻炖猪大肠

配方 升麻 16 克，黑芝麻 150 克，猪大肠 1 段（28 厘米长），姜、葱、黄酒、精盐各适量。

做法 黑芝麻、升麻装入洗净的猪大肠内，两头扎紧，放入砂锅内，加清水和调料，文火炖 3 个小时，至猪大肠熟透。每日服 2 次。

功效 补虚润肠，升提中气。对于子宫脱垂、脱肛、便秘等症有疗效。

白芷——散风寒，治头风痛

【别　名】 芳香、泽芬、香白芷。

【属　性】 伞形科植物杭白芷或祁白芷的根。

【产　地】 杭白芷栽培于江苏、安徽、浙江、湖南、湖南、四川等地；祁白芷为多年生高大草本，河北、河南等地有栽培。

【性味归经】 辛，温。归肺、胃经。

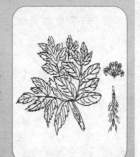

中药小知识

据说北宋初年，南方有一富商的女儿，每逢行经腹痛剧烈，致形体日衰。富商带她欲往京都寻求名医，到汴梁时女儿经期适至，腹痛难忍。正遇一采药老人，仔细询问病情后，老人从药篓中取出白芷一束相赠，嘱咐洗净水煎饮服。富商谢过，按法煎制，一煎服了痛缓，二煎服了痛止，再服几剂，来月行经安然无恙。从此，妇女行经不舒，煎服白芷，在民间广为使用。

【功效】 解表，祛风燥湿，消肿排脓，通窍止痛。用于感冒头痛，有散风寒、止疼痛之效。常与苍耳子、辛夷等配伍；用于头风痛、偏头痛、眉棱骨痛、鼻渊头痛、齿疼等，能祛风止痛。

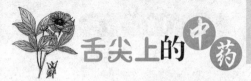
【用法】内服：煎汤；或入丸、散。

【宜忌】阴虚血热者忌服。

《本草经疏》：呕吐因于火者禁用。漏下赤白阴虚火炽血热所致者勿用。痈疽已溃，宜渐减去。

小偏方总结

感冒，头风，头痛：白芷100克。研细粉，制成水丸，每次服6克。

下肢溃疡：白芷、白及、硫黄、枯矾、炉甘石各15克，月石（硼砂）10克。共研细粉，桐油调匀涂患处，涂药前用干葛煎水洗。

颜面神经麻痹：白芷、白僵蚕、白附子、荆芥穗各10克，川芎、全蝎各6克。水煎服。

半边头痛：白芷、细辛、石膏、乳香、没药（去油）。上味各等份，为细末，吹入鼻中，左痛右吹，右痛左吹，可缓头痛。

手足脱皮症：白芷、金钱草、苍耳子、苦参、五倍子、当归各14克，狗脊30克。加水煎，熏洗患处，每日2~3次。

养生药膳

 白芷茯苓薏苡仁粥

配方 白芷、陈皮各10克，茯苓30克，薏苡仁50克，精盐3克。

做法 将白芷、茯苓、陈皮洗净；薏苡仁洗净，清水浸半小时。把白芷、茯苓、陈皮放入锅内，加清水适量，武火煮半小时，去渣，放入薏苡仁，文火煮至粥成，加精盐调味或淡食，随量食用。

功效 祛风化痰，降浊止痛。

 川芎白芷炖鱼头

配方 鲢鱼头250克，大枣（干）80克，川芎、白芷各12克，生姜、精盐各3克。

做法 将川芎、白芷、大枣和生姜洗净；大枣去核；生姜去皮，切片；鲢鱼头冲水洗净，斩块。将川芎、白芷、大枣、生姜、鲢鱼头放入炖盅，加适量水，盖上盖，放入锅内，隔水炖约4个小时。加入精盐调味，即可食用。

功效 此汤可行气活血、祛风止痛。身体虚弱的妇女洗头之后头痛、头晕，妇女产后头痛，都可以用此汤佐膳作食疗。

细辛——止痛通窍独一味

【别　　名】小辛、细草、独叶草、金盆草、山人参。

【属　　性】为马兜铃科植物辽细辛或细辛的带根全草。

【产　　地】东北三省主产，陕西、甘肃等地也有分布。

【性味归经】辛、温，有小毒。归心、肺、肾经。

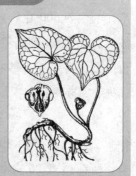

中药小知识

细辛来源于马兜铃科细辛属植物，是中医临床常用的解表药，有祛风散寒、止痛通窍、止咳平喘和通利血脉等功效；始载于《神农本草经》，已有2000多年的应用历史，在张仲景的《伤寒论》中就有乌梅丸、小青龙汤、当归四逆汤和麻黄附子细辛汤等含有细辛的常用方剂；临床上可用于风寒表证、各种疼痛证、诸窍不通证和肺寒咳喘证。

细辛是一味良药，因其根细、气香强烈而味辛得名。细辛那辛窜的感觉一次便会留下终身难忘的印象。细辛既能外散风寒，又能内祛阴寒，同时止痛、镇咳功效较佳。虽有较好的散寒作用，但发汗作用力较弱，一般解表方剂中不作主药。

【功效】发汗化痰，祛风止痛，温通血脉。用于感冒头痛，鼻塞多涕，牙痛，风湿痹痛，痰饮咳逆，寒凝痰阻，血脉瘀滞。

【用法】夏季或初秋采挖全草。除去泥沙，阴干备用。

【宜忌】气虚多汗、血虚头痛、阴虚咳嗽者忌服。《得配本草》：风热阴虚禁用。

细辛与藜芦、狼毒、山茱萸、黄芪相克，不宜与硝石、滑石同用。

小偏方总结

肩周炎：细辛80克，研为极细末，与生姜300克杵成泥茸，铁锅内炒热，加入60度高粱酒100克调匀，再微炒，将药铺于纱布上，热敷肩周痛处，每晚敷用1次。

燥咳，喑哑：细辛、黄柏、薄荷各5克。先煮黄柏30分钟，后下细辛、薄荷再煮20分钟，取汁200毫升，分2次温服。忌食辛辣、腥膻之品。用上药治疗燥咳及喑哑，一般服药3~5剂症状即可消失。

复发性阿弗他口腔炎：细辛粉末9~15克，和水，加少量白糖或蜂蜜，调匀成糊剂，摊于纱布上，贴于脐部，用胶布密封，至少贴3天，对顽固性病例可连续贴敷2次。

口疮糜烂：取细辛4.5克，研为细末，分作5包。每用1包以米醋调和成糊状，敷于脐眼，外贴膏药。每日1换，连用4~5日。用细辛外用治疗口疮糜烂，效果满意。

痰饮，胸满：茯苓120克，甘草、干姜、细辛各90克，五味子750克。加清水1600毫升煮至600毫升，去渣，温服，每次服用100毫升，每日3次。

养生药膳

菟丝细辛粥

配方 菟丝子15克，细辛5克，粳米100克，白糖适量。

做法 先将粳米浸泡1个小时。将菟丝子洗净、捣碎，与细辛水煎，去渣取汁。汁中入粳米煮粥，粥熟时加白糖即可。

【功效】适用于肾虚引起的过敏性鼻炎、鼻流清涕、喷嚏频频、鼻痒不适等症。

 细辛独活酒

【配方】独活、细辛、芒草、附子、防风各18克，米酒800毫升。

【做法】以上药物均研为粗末，放入锅中与米酒同煮，煎至500毫升左右。过滤去渣，装瓶备用。以药酒漱口，热漱冷吐。

【功效】本酒能祛风、通络、止痛。适用于牙痛者服用。

蝉 蜕——疏风热，退瘕痒

【别　　名】蝉衣、蝉壳、蝉退、蝉退壳、知了皮。
【属　　性】为蝉科昆虫黑蚱的幼虫羽化的时候脱落的皮壳。
【产　　地】辽宁以南的我国大部分地区多有分布。
【性味归经】咸、甘，寒。归肝、肺经。

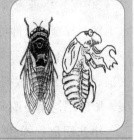

中药小知识

　　蝉蜕是昆虫知了蜕皮的外衣，是一味中药。对风寒感冒、风湿咽痛都有很好的疗效，药理上蝉蜕还有镇静解热的作用。秋季气温下降容易风寒感冒，不妨用蝉蜕作为食疗吃，可以平缓地治疗感冒。蝉蜕为蝉科昆虫黑蚱羽化后的蜕壳。黑蚱虫体较大，栖于杨、柳、榆、槐、枫杨等树上。经过1个世代往往要12至13年，蝉蜕是蝉出土后的最后一次蜕皮。蝉蜕形似蝉而中空，稍弯曲，长3至4厘米，宽约2厘米，表面黄棕色，半透明，有光泽。头部有触角1对，多断落；复眼突出；颈部先端突出，口吻发达，下唇伸长成管状。胸部背面呈十字形裂片，裂口内卷，脊背两侧具小翅2对；腹面有足3对，被细毛。腹部钝圆，共9节。体轻，中空，易碎。无臭，味淡。

【功效】能散风除热，利咽，透疹，退翳，解痉。用于风热感冒，咽痛，音哑，麻疹不透，风疹瘙痒，目赤翳障，惊风抽搐，破伤风。

用于外感风热、发热恶寒、咳嗽，以及风疹、皮肤瘙痒等症。蝉蜕有疏散风热作用，用于风热表证常配合薄荷等同用；对风疹瘙痒有祛风止痒的功能。

【用法】每年6～9月间，由树上或者地面上收集来，除去泥沙，晒干。内服：5～10克，煎汤或入丸、散。外用可煎水洗或研末调敷。

【宜忌】孕妇慎服。《本草经疏》：痘疹虚寒证不得服。

小偏方总结

胃热吐食：蝉蜕50个（去泥），滑石30克。共研为末，每次服6克，水1碗，加蜜调服即可。

小儿百日咳，夜啼：蝉蜕49个，去前截，将后半截研为末，分4次服，服时用钩藤汤调下。

小儿阴肿：蝉蜕15克，水煎洗之；并口服五苓散，即可肿消痛止。

疔疮毒肿：蝉蜕、白僵蚕各等份，研末加醋调和，涂在疮的四周，留疮口，等其根稍长出，拔掉根，再用药涂疮。

皮肤风痒：蝉蜕、薄荷叶等份，研为末。每日以酒调服3克，1日3次。

养生药膳

七星茶

配方 蝉蜕200克，灯芯草1千克，淡竹叶4.5千克，钩藤2千克，防风1.8千克，僵蚕210克，六曲2.1千克，麦芽（炒）3.9千克，竺黄（姜汁制）220克。

做法 将上药碎段片，混合，淡竹叶、蝉蜕、麦芽等散在为宜。分成小包，每包3克，水煎，每天2次，代茶频饮。

功效 解表散邪。适用于小儿伤风咳嗽，积食，夜睡不宁。

蝉桔枇杷茶

配方 蝉蜕、桔梗各 6 克，枇杷叶 15 克。

做法 煎汤，代茶饮。

功效 适用于咽喉炎。前 2 味药材单煎亦可代茶频饮。

马勃——清肺利咽还止血

【别　　名】马屁勃、马疕苗、灰菇、马屁包、牛屎菇、灰包菌、药苞、人头菌、牛屎菌、大气菌、灰菌、鸡肾菌、地烟。

【属　　性】为马勃科植物脱皮马勃、大颓马勃、紫颓马勃的干燥子实体。

【产　　地】全国大部分地区有产。

【性味归经】辛，平，无毒。归肺经。

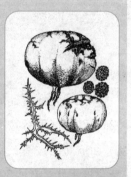

中药小知识

马勃属于马勃科植物大颓马勃、紫颓马勃与脱皮马勃的干燥子实体。马勃在我国各地都有生长，夏秋季节下过雨之后，多半生长在旷野草地和农家的庭院里。它的长势很快，最大的直径有 30 厘米左右。每年在 7～9 月，当子实体刚成熟时采收，拔起后去净泥沙，晒干，除去硬皮，切成方块或研成粉用。用马勃治疗疾病，在我国已有很久的历史。早在公元 502 年，陶弘景著作《名医别录》就记载，马勃主治恶疮、马疥。寇宗奭《本草衍义》也有记载，说马勃去掉包皮，用蜂蜜搅拌，再少加一些水调匀，可以治疗咽喉疾病。到了明代，在李时珍的《本草纲目》中记载，马勃粉有清肺、散血热、解毒及止咳等作用。

【功效】有清肺利咽、解毒止血的功效。用于风热肺咽痛、咳嗽、音哑；

外治鼻衄、创伤出血。

马勃配伍薄荷、牛蒡子、板蓝根，马勃能散肺经风热而利咽止痛；薄荷、牛蒡子能疏散风热利咽；板蓝根长于解毒利咽，诸药伍用，有疏散风热、利咽消肿止痛之功效，用于治疗肺经风热所致的咽喉肿痛。

【用法】外用适量，敷患处。

【宜忌】风寒劳咳失音者忌用马勃。

马勃用药过程中，偶有身热、头昏、倦怠、呕吐、腹痛或失眠、尿频及皮肤过敏等，一般在 1~2 周内可消失，严重者停药后即可愈。

小偏方总结

痈疽疮疖：取马勃孢子粉，用蜂蜜调和涂敷患处。

冻疮：先将患处用温水浸洗，使局部发红，拭干后按患部大小敷贴马勃。如疮面已破溃，则先涂以紫草油（紫草根 9 克，麻油 30 克。浸 10 天即得），再敷马勃，包扎之。

咽喉肿痛：用马勃一分、蛇蜕一条，研为末，棉裹 0.5 克，含咽。

失音：用马勃、马牙硝，等份为末，加蜂蜜制成丸子，如芡子大。噙口内。

久咳：用马勃研为末，加蜜做成丸子，如梧子大。每服二十丸，白汤送下。

养生药膳

马勃炒苦瓜

配方 马勃 200 克，苦瓜 100 克，花椒 3 克，干辣椒 8 克，马耳葱 15 克，糖 15 克，醋 12 克，盐、味精、色拉油各适量。

做法 净鲜马勃幼嫩子实体改刀成短片；苦瓜洗净，去核，切片；干辣椒改刀成短节。炒锅内放色拉油烧至五成热，下花椒粒、干辣椒节、马耳葱、盐炸一下，速放苦瓜片、马勃片、糖、醋，炒至熟，下味精推匀，起锅即成。

功效 清热明目利喉，解毒消肿，清心肺。

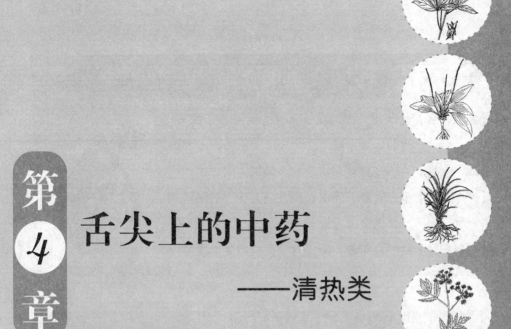

第 **4** 章

舌尖上的中药

——清热类

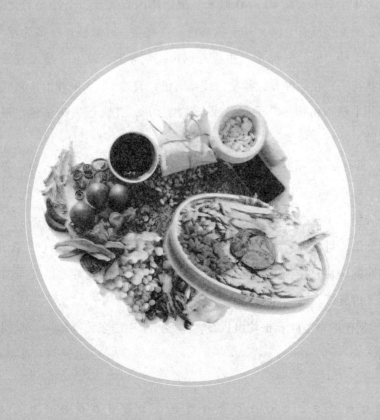

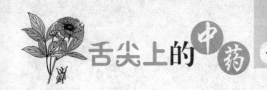
桔 梗——利咽宣肺，是药也是菜

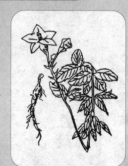

【别　　名】包袱花、铃当花、苦梗、苦桔梗、大药、
　　　　　　卢茹、荠世纪。

【属　　性】为桔梗科植物桔梗的干燥根。

【产　　地】主产安徽、河南、湖北、辽宁、吉林、河
　　　　　　北、内蒙古等地。

【性味归经】性平；味苦、辛，有小毒；归肺、胃经。

中药小知识

　　桔梗是多年生草本，高40~90厘米。植物体内有乳汁，全株光滑无毛。根粗大肉质，圆锥形或有分叉，外皮黄褐色。茎直立，有分枝；叶多为互生，少数对生，近无柄，叶片长卵形，边缘有锯齿；花大形，单生于茎顶或数朵成疏生的总状花序；花冠钟形，蓝紫色或蓝白色，裂片5。蒴果卵形，熟时顶端开裂，多年生草本植物。叶子卵形或卵状披针形，花暗蓝或暗紫色。根可入药，有宣肺、祛痰、排脓等功用。

　　【功效】具有祛痰、利咽、宣肺、排脓、利五脏、补气血、补五劳、养气等功效。主治咽喉肿痛、肺痈吐脓、咳嗽痰多、痢疾腹痛、胀满胁痛、口舌生疮、赤目肿痛、小便癃闭等病症。

　　与甘草配伍，可治肺痈、咳而胸满、咽干不渴等病症；桔梗与巴豆配伍，可治寒实结胸的病症；桔梗与枳壳配伍，可治伤寒痞气的病症；桔梗与茴香配伍，可治牙疳臭烂。

　　【用法】桔梗的嫩茎叶和根均可供蔬食。盛产于中国东北部地区，是朝鲜族的特色菜。

【宜忌】凡气机上逆、呕吐、呛咳、眩晕、阴虚火旺、咯血等不宜用；胃及十二指肠溃疡者慎服。用量过大易致恶心呕吐。

适宜咳痰不爽、咽喉肿痛、肺痈等患者。

小偏方总结

伤寒腹胀：桔梗、半夏、陈皮各9克，生姜5片，水3升。煎至水剩一半，趁温服下。

咽喉肿痛：桔梗适量。水1升，煎成半升，温服。

牙龈肿痛：桔梗研细后，与枣肉调成皂角子大小的丸状。然后裹在棉花内，用上下牙咬住即可，每日做3次。

眼睛痛，眼发黑：桔梗1斤，黑牵牛头3两。共研细，加蜂蜜制成梧子大小的丸。每次服40丸，早、晚2次。温水送下。

鼻血不止：桔梗研细，加水调匀。每次服1茶匙，1日服4次。

打伤瘀血：桔梗研成细末，每服少许，米汤送下。

养生药膳

桔梗冬瓜汤

配方 冬瓜150克，杏仁10克，桔梗9克，甘草6克，食盐、大蒜、葱、酱油、味精各适量。

做法 冬瓜洗净切成小块。锅中加入食油，油烧热后放入冬瓜块爆炒，杏仁、桔梗、甘草一并水煎。煎至冬瓜熟后，以食盐、大蒜等调味，食冬瓜饮汤。

功效 疏风清热，宣肺止咳。适用于风邪犯肺型急性支气管炎患者。

桔梗地骨炖猪肺

配方 桔梗18克，地骨皮半块，花旗参、紫菀各12克，杏仁适量，猪肺1个，姜2片。

做法 将猪肺洗净，备用。锅中加适量水，放入所有材料炖约3～4小时即成。

功效 具有补气虚、治久咳、化痰兼润肺的功效。

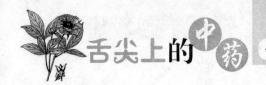
板蓝根——凉血利咽治流感

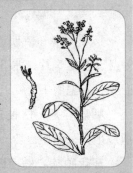

【别　　名】靛青根、蓝靛根、大青、大青根、菘蓝根、北板蓝根。

【属　　性】为十字花科植物菘蓝的干燥根。

【产　　地】主要产于河北、北京、黑龙江、河南、江苏、甘肃等地。

【性味归经】性苦，寒。归心、胃经。

中药小知识

　　板蓝根是人们熟知的一种中药材。又名靛青根、蓝靛根、大青根，在中国各地均产。板蓝根是抗病毒中药的典型代表，在中国有 2000 多年的应用历史，临床效果良好，而体外抗病毒筛选也基本证实其确切疗效。

　　板蓝根性寒凉，最常用于预防流感和治疗咽喉肿痛。但是，对于风寒感冒所引起的如恶寒重，发热轻，无汗，鼻塞流清涕，口不渴，咳吐稀白痰等症状，用板蓝根恰恰会适得其反。本来就是寒证，再用苦寒药反而会加重病情。另外，苦寒败胃，有碍消化功能，所以肠胃不好的朋友最好少用或不用板蓝根。

　　【功效】清热，解毒，凉血。治流感，流脑，乙脑，肺炎，丹毒，热毒发斑，神昏吐衄，咽肿，痄腮，火眼，疮疹，舌绛紫暗，喉痹，烂喉丹痧，大头瘟疫，痈肿；可防治流行性乙型脑炎、急慢性肝炎、流行性腮腺炎、骨髓炎。

　　本品苦寒，入心、胃经，善于清解实热火毒，有类似于大青叶的清热解毒之功，而更以解毒利咽散结见长。用治外感风热或温病初起，发热头痛、咽痛，可单味使用，或与金银花、荆芥等疏散风热药同用；若风热上攻，咽喉肿痛，常与玄参、马勃、牛蒡子等同用。

【用法】少年儿童应该避免大剂量、长期服用板蓝根。在临床中使用板蓝根冲剂造成小儿过敏反应、消化系统和造血系统损害的病例屡见不鲜。

感冒大多由病毒感染所致，中药板蓝根虽有抗病毒的作用，但中医学把感冒分为风寒型感冒和风热型感冒两大类，由于季节的不同，感受外邪（致病因子）的不同，又有夹湿、夹暑、夹燥的不同，如果患感冒不分寒热、虚实和夹杂，一味用板蓝根治疗，是不科学的。

【宜忌】体质虚寒者，平素怕冷、脾胃不和且易腹泻者，更不宜用板蓝根冲剂预防感冒，否则会导致畏寒、胃痛、食欲不振等症状的发生。

小偏方总结

急性传染性肝炎：板蓝根30克，茵陈50克，栀子9克。水煎服。

感冒：板蓝根15克。水煎服。

流脑：用板蓝根水煎剂或用其注射液静脉滴注。

流行性腮腺炎：板蓝根12克，黄芩、连翘、柴胡、牛蒡子、玄参各9克，黄连、桔梗、陈皮、僵蚕各6克，升麻、甘草各3克，马勃、薄荷（后下）各4~5克。水煎服。

流行性感冒：板蓝根50克，羌活25克。煎汤，1日2次，分服，连服2~3日。

失眠：板蓝根、大青叶各20克，绿茶10克。洗净，共研粗末，放入杯中，沸水冲泡，代茶饮。

养生药膳

 夏枯草板蓝根糖饮

配方　夏枯草15克，板蓝根20克，生甘草2克，冰糖粉适量。

做法　先将夏枯草、板蓝根、生甘草分别拣杂、洗净；再将板蓝根、生甘草切成片，与切碎的夏枯草同放入砂锅，加水浸泡片刻，煎煮30分钟，用洁净纱布过滤；将取出的药汁放入容器内，趁热调入研细的冰糖粉，溶化后拌匀即成。

功效　清热解毒。适用于肝火型中老年带状疱疹患者饮用。

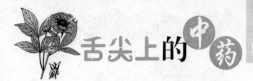
 板蓝根银花茶

配方 板蓝根 30 克，银花 10 克，薄荷 5 克。

做法 共为粗末，煎水，取汁。

功效 对于腮腺炎发热、疼痛者有疗效。

连翘——清热解毒效果好

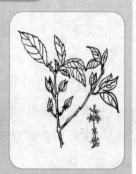

【别　　名】黄花条、连壳、青翘、落翘、黄奇丹、一串金、旱连子、黄链条花、黄绶带、黄寿丹。

【属　　性】为木犀科灌木连翘的干燥果实。

【产　　地】河北、山西、陕西、河南、山东、安徽、湖北、四川等省均有出产。

【性味归经】味苦，性微寒。归心、胆经。

中药小知识

　　连翘的萌生能力强，茎、叶、果实、根均可入药。连翘有抗菌、强心、利尿、镇吐等药理作用，常用连翘治疗急性风热感冒、痈肿疮毒、淋巴结核、尿路感染等症，为双黄连口服液、双黄连粉针剂、清热解毒口服液、连草解热口服液、银翘解毒冲剂等中药制剂的主要原料。过去用药习惯将连翘分连翘壳与连翘心两种，连翘壳为果实，连翘心为种子。中医认为，连翘心具有较好的清心功效。现有些地区已经将连翘壳和连翘心视为一种药材，不再把二者分开。

　　【功效】清热解毒，消肿散结，疏散风热。治疗热病初起，风热感冒，发热心烦，咽喉肿痛，斑疹瘰疬，丹毒热淋，痈疮肿毒，小便淋闭，急性肾炎。

　　【用法】日服 6~9 克，水煎服，或入丸、散剂。

【宜忌】脾胃虚弱、气虚发热、痈疽已溃、脓稀色淡者忌服。

小偏方总结

风疹：牛蒡子、连翘各9克，荆芥6克（用纱布包）。水煎，加入白糖适量，代茶饮，每日1剂。

小儿麻疹：连翘、牛蒡子各6克，绿茶1克。研末，用沸水冲泡，每日1剂，代茶饮。

疔肿：蒲公英、紫花地丁、草河车、金银花各15克，连翘10克，黄芩8克，赤芍12克，马齿苋30克，防风6克。水煎服。

慢性下肢溃烂：荆芥、黄柏各20克，柴胡6克，连翘、黄芩、黄连、栀子、生地黄、当归、白芍、桔梗各15克，防风、薄荷、白芷、川芎、枳壳各12克，黄芪25克，甘草3克。水煎，待温，将患部置入药液中浸泡30分钟，然后用无菌敷料覆盖创面。若患部浸泡不便者，用消毒敷料蘸洗、湿敷均可。

急性肾炎：连翘18克。水煎150毫升，分3次于饭前服，小儿酌减。

养生药膳

 连翘酒

配方 连翘、莲子心各10克，低度白酒500毫升。

做法 将药物放入玻璃瓶中，注入白酒，密封浸泡15日即可。每日早、晚各饮用1杯（约10毫升）。

功效 散寒祛热，安眠。对于目眩头晕有疗效。

 连翘黄瓜炒虾仁

配方 连翘粉10克，黄瓜、虾仁各100克，葱花、姜末各6克，酱油、料酒各5毫升，精盐、味精各2克。

做法 炒制。佐餐食用。

功效 清热解毒。对于风热型感冒有疗效。

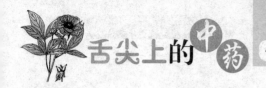

黄 连——苦口良药的典范

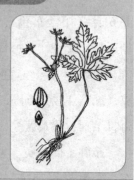

【别　　名】川连、姜连、川黄连、姜黄连、姜川连。

【属　　性】为毛茛科植物黄连的干燥根茎。

【产　　地】湖北、陕西、湖南、四川、贵州等地多有分布。

【性味归经】性寒，味苦。归心、脾、胃、胆、肝、大肠经。

中药小知识

　　黄连最早在《神农本草经》中便有记载，因其根茎呈连珠状而色黄，所以称之为"黄连"。其味入口极苦，有俗语云"哑巴吃黄连，有苦说不出"，即道出了其中滋味。黄连是 40 种大宗中药材之一，而且也是 30 种名贵中药材之一。一般分布在 1200～1800 米的高山区，需要温度低、空气湿度大的自然环境。怕高温和干旱。不能经受强烈的阳光，喜弱光，因此需要遮荫。

　　《新修本草》载："蜀道者粗大节平，味极浓苦，疗渴为最；江东者节如连珠，疗痢大善。今澧州（今湖南澧县）者更胜。"

　　【功效】清热燥湿，泻火解毒。用于湿热痞满，呕吐吞酸，泻痢，黄疸，高热神昏，心火亢盛，心烦不寐，血热吐衄，目赤，牙痛，消渴，痈肿疔疮；外治湿疹，湿疮，耳道流脓。酒黄连善清上焦火热，用于目赤，口疮。姜黄连清胃和胃止呕，用于寒热互结，湿热中阻，痞满呕吐。萸黄连舒肝和胃止呕，用于肝胃不和，呕吐吞酸。

　　用于温病高热、口渴烦躁、血热妄行以及热毒疮疡等。治温病高热、心火亢盛，配伍栀子、连翘等；对于血热妄行，可配伍黄芩、大黄等同用；对热毒疮疡，可配伍赤芍、牡丹皮等药同用。此外，黄连还可用于胃火炽盛的中消证，可配合天花粉、知母、生地等同用；涂口，可治口舌生疮。

【用法】黄连属大苦大寒之品，泻火力强，易伤阳气。过量服用黄连可出现恶心、呕吐、气短、发痉。常规剂量则较安全。临床上有因腹泻静滴黄连素诱发急性心源性脑缺氧综合征者。应尽量避免使用黄连素针剂。

【宜忌】胃虚呕恶，脾虚泄泻，五更肾泻者，均慎服。

黄连恶菊花、芫花、玄参、白鲜、白僵蚕；畏款冬；忌猪肉。

小偏方总结

消化性溃疡：每次服黄连素0.4克，每日4次，4～6周为1个疗程。

发热，痢疾，呕吐：黄连10克，将其放入药锅中，水煎30分钟，取汁，1日内分2～3次温服。

阴虚火旺，失眠心烦：黄连12克，黄芩、芍药各6克，阿胶9克，鸡子黄10克。先将前3味药放入砂锅中，水煎30分钟，取汁，然后调入阿胶、鸡子黄搅拌均匀即可。每日1剂，分2次温服。

实热火毒：黄连9克，黄芩、黄柏各6克，栀子9克。将4味药材一同放入砂锅中，水煎30分钟，取汁即可。每日1剂，分2次温服。

养生药膳

 黄连鸡子黄汤

配方 黄连10克，白芍20克，鸡蛋2个，阿胶50克。

做法 先将黄连、白芍加水煮沸，滤取约150毫升药汁，去渣备用；鸡蛋取蛋黄备用；将阿胶以50毫升清水隔水蒸至融化。再把药汁倒入阿胶中，用小火煎成膏，最后放入蛋黄拌匀。每次适量，每晚睡前服1次。

功效 养阴清火，交通心肾。

 黄连炒冬瓜

配方 黄连10克，冬瓜250克，

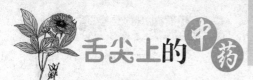
精盐、味精各 2 克，酱油、料酒各 5 毫升，葱花、姜末各 6 克。

做法 炒制。佐餐食用。

功效 清热利水。用于水肿、风热等症。

金银花——清热解毒气芳香

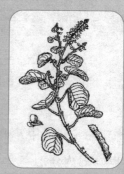

【别　　名】忍冬、金银藤、银藤、二色花藤、二宝藤、右转藤。

【属　　性】为忍冬科忍冬属植物忍冬及同属植物的干燥花蕾或带初开的花。

【产　　地】除海拔太高的西藏外，全国各地均有分布。

【性味归经】甘，微苦，清香，辛，寒。归肺、胃、心、大肠经。

中药小知识

据古代文献记载，金银花历史悠久，已经有 2000 多年的历史记录。而古代医书《本草纲目》中记载道："金银花，善于化毒……"由此我们可以得出，金银花最显著的功效就是清热解毒。金银花为藤本类植物，花朵刚开始为白色，过一段时间之后就会变成黄色，名字也由此而来。现代医学研究发现，金银花的药用价值十分出色。尤其是炎炎夏日的来临，人们喝上一杯金银花茶，不但可以消暑去热火，而且还能预防各类疾病的发生。

生活中，我们的身体每天都要跟数以万计的细菌打交道，如果身体抵抗力强，这些细菌就会被免疫系统给杀死，如果是细菌占了上风，那么人们就会患上疾病。而金银花可以帮助人们消灭不同的细菌，比如大肠杆菌、感冒病菌等。

【功效】金银花自古被誉为清热解毒的良药。它性甘寒气芳香，甘寒清热而不伤胃，芳香透达又可祛邪。金银花既能宣散风热，还善清解血毒，用于各种热性病，如身热、发疹、发斑、热毒疮痈、咽喉肿痛等症，均效果显著。

【用法】金银花常用于泡茶、蒸煮或生食。

【宜忌】脾胃虚寒及疮疡属阴证者慎服。

小偏方总结

清热解毒，治疗头痛口渴、咽喉肿痛：金银花 10 克，菊花 10 克，茉莉花 3 克。加入沸水泡茶饮用。

痱子：将金银花、薄荷用沸水冲泡，加盖闷 15 分钟，加入蜂蜜即可。

开胃，消食：金银花、山楂热水冲泡，代茶饮。

清热，解暑：金银花的花、叶加水，先用猛火后用小火蒸 30 分钟，滤出汤汁加冰糖后饮用。

提高免疫力：煮粥时加入少量金银花蕾。

痢疾：桃花 15 朵，金银花 10 克。水煎服。

皮肤炎症：白菊花 7 克，金银花 5 克，花茶 3 克。煎汤洗患处。

咽喉炎，口腔溃疡：金银花 15 克，生甘草 3 克。煎水，随时含漱。

养生药膳

三鲜粥

配方 鲜金银花，鲜扁豆花，鲜丝瓜花各 10 朵，粳米 50 克，白糖适量。

做法 将上述 3 味药的鲜花淘洗干净，加水适量，煎煮 10 分钟，过滤取汁，以汁煮米为粥，放白糖调味，食用。

功效 祛火，祛暑。适用于暑伤气阴者。

金银粥

配方 金银花干品 30 克，甘草 20 克，粳米 100 克。

做法 金银花、甘草洗净，去杂

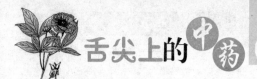

质，加水适量煮 1 小时，过滤取汁，以汁水煮粳米为粥，食用。

【功效】消炎，败毒。治疗热毒等病症。

芦根——治热病，解心烦

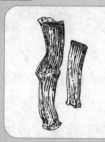

【别　　名】芦芽根、苇根、芦菇根、芦柴根、芦通、苇子根、芦芽根、甜梗子。

【属　　性】为禾本科植物芦苇的新鲜或干燥根茎。

【产　　地】中国各地均有分布。

【性味归经】甘，寒。归肺、胃经。

中药小知识

芦根含维生素 B_1、维生素 B_2、维生素 C 以及蛋白质 5%，脂肪 1%，碳水化合物 51%，天冬酰胺 0.1%，又含氨基酸、脂肪酸、甾醇、生育酚、多元酚类、咖啡酸和龙胆酸。既能清肺热而祛痰排脓，又能清胃热而生津止呕。它虽属性寒，但味甘淡而力，用清肺胃，只能作为辅助的药品。不过，它有一优点，即性不滋腻，生津而不恋邪，凡温病热恋卫、气，或热病后如有伤津口渴的证候，都可应用。

【功效】清热生津，除烦，止呕，利尿。用于热病烦渴，胃热呕哕，肺热咳嗽，肺痈吐脓，热淋涩痛。

芦根可以用来清胃热，同时还可以止呕逆。在食用的时候，可以选取它的鲜品来和青竹茹以及生姜等材料一起进行煎服。

芦根清泻肺热，兼能利尿，可导热毒从小便出，故可治肺热咳嗽痰稠及肺痈咳吐脓血。治前者，常配桑白皮、黄芩、贝母等药，以清热化痰止咳；治后者，常配桔梗、鱼腥草、生苡仁、金银花等药，以清肺排脓，解毒疗痈。

【用法】内服：15～30克（鲜品60～120克）；或鲜品捣汁。外用：煎汤洗。

【宜忌】脾胃虚寒者忌服。

小偏方总结

百日咳，咯血：（芦根）30克，卷柏、木蝴蝶各6克，牛皮冻7.5克。水煎服。

牙龈出血：（芦根）水煎，代茶饮。

胃气痛吐酸水：芦根15克，香樟根9克。煨水服，1日2次。

治肺痈吐血：鲜芦根1千克，炖猪心肺服。

咽喉肿痛：鲜芦苇根，捣绞汁，调蜜服。

治麻疹不透：芦根30克，柽柳9克。水煎服。

治咽喉肿痛：鲜芦苇根，捣绞汁，调蜜服。

养生药膳

鲜芦根粥

配方 新鲜芦根100克，青皮5克，粳米100克，生姜2片。

做法 鲜芦根洗净，切细段，与青皮同放入锅内，加适量冷水，浸泡30分钟后，武火煮沸，改文火煎20分钟。捞出药渣，加入洗净的粳米，煮至粳米开花，粥汤黏稠。端锅前5分钟，放入生姜，1日分2次温服。

功效 芦根清热养阴，青皮行气止疼，生姜和胃止呕，粳米养胃益脾。

芦根竹叶粥

配方 石膏30克，鲜竹叶30片，绿豆30克，粳米、鲜芦根各100克，糖适量。

做法 鲜竹叶、鲜芦根洗净，与石膏煎汁去渣。再与绿豆、粳米煮稀粥，入糖调味即成。

功效 解热清毒，消炎止痛。

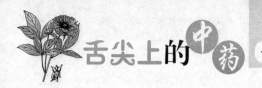

栀 子——泄热利湿的"吊筋药"

【别　　名】黄栀子、黄果树、山栀子、红枝子、木
丹、鲜支、卮子、支子、越桃、枝子、小
卮子、黄鸡子、

【属　　性】为茜草科植物山栀的果实。

【产　　地】分布于中南、西南及江苏、安徽、浙江、
江西、福建、台湾等地。生于丘陵山地或
山坡灌林中。

【性味归经】味苦，性寒。归心、肝、肺、胃、三焦经。

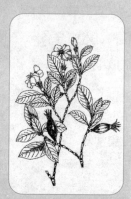

中药小知识

栀子为常绿灌木，高可达 2 米。茎多分枝。叶对生或三叶轮生，披针形，草质，光亮。夏季开花，花单生于叶腋或枝端，花冠开放后呈高脚碟状，白色，肉质，芳香。蒴果椭圆形，黄色或橘红色，顶端有绿色的宿存花萼。于 10 月中、下旬，当果皮由绿色转为黄绿色时采收，除去果柄杂物，置蒸笼内微蒸或放入明矾水中微煮，取出晒干或烘干。亦可直接将果实晒干或烘干。

【功效】具有护肝、利胆、降压、镇静、止血、消肿等作用。在中医临床常用于治疗黄疸型肝炎、扭挫伤、高血压、糖尿病等症。

栀子能泻火泄热，除烦。在外感热病的气分证初期，见有发热、胸闷、心烦等症，可用栀子配合豆豉，以透邪泄热、除烦解郁。如属一切实热火证而见高热烦躁、神昏谵语等症，可用本品配黄连等泻火而清邪热。

用于热毒、实火引起的吐血、鼻衄、尿血、目赤肿痛和疮疡肿毒等症。山栀又有凉血止血、清热解毒的作用，用治血热妄行，常与生地、侧柏叶、丹皮等配伍；治目赤肿痛，可与菊花、石决明等配伍；治疮疡肿毒，可与黄连、银花、连翘等同用。

本品又能泄热利湿，可用于湿热郁结所致的黄疸、面目皮肤发黄、疲倦、饮食减少等症，常与黄柏、茵陈蒿等同用。又用生栀子研末，与面粉、黄酒调服，有消肿活络的作用，可用于跌仆损伤、扭挫伤、皮肤青肿疼痛等症，为民间常用的"吊筋药"，尤其适用于四肢关节附近的肌肉、肌腱损伤。

【用法】内服：煎汤，5～10 克；或入丸、散。外用适量，研末掺或调敷。

【宜忌】该品苦寒伤胃，脾虚便溏者不宜用。

小偏方总结

湿热黄疸：栀子 12 克，大黄 6 克，茵陈 18 克。水煎服。

病毒性肝炎，胆囊炎：栀子 9 克，甘草 3 克，黄柏 6 克。水煎服。

血滞，痰结，湿聚，热郁：栀子、香附、川芎、苍术、六神曲各 6～10 克。水煎服或为水丸服。

黄疸尿赤，血淋涩痛：车前子、瞿麦、萹蓄、滑石、栀子、甘草、木通、大黄各 9 克。水煎服。

肠痈：连翘 15 克，黄芩、栀子各 12 克，金银花 18 克。水煎服。

湿热，霍乱：焦栀子、淡豆豉各 9 克，黄连、石菖蒲、制半夏各 3 克，制厚朴 6 克。水煎服。

热病水肿：栀子 15 克，木香 7.5 克，白术 12.5 克。切细，水煎服。

急性胆囊炎：栀子、淡豆豉各 12 克。水煎服。

热病，邪入气分证：栀子 6～9 克，香豉 9～12 克。水煎服。

鼻出血：栀子 10 克，菊花 15 克，鲜茅根 50 克。将上述药材煎水取汁服用。每日 1 次。

养生药膳

 栀子莲心甘草茶

配方 栀子 9 克，莲子心 3 克，甘草 6 克。

做法 莲子心、栀子洗净，备用。

莲子心、栀子、甘草同放在锅中，加

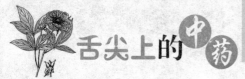
入适量水，大火煮沸，然后转小火继续熬煮30分钟即可。滤渣取汁，分次饮用。

功效 清心泻火，疏肝解郁。

 栀子粳米粥

配方 栀子10克，粳米80克。

做法 加水，共煮成粥。

功效 有镇静、利胆、降压、抑制真菌作用。对于目赤肿痛、蚕豆黄、乳腺炎、急性黄疸型肝炎、肾炎水肿、腮腺炎等具有一定疗效。

天花粉——解热生津消口渴

【别　　名】栝楼根、白药、天瓜粉、花粉、栝楼粉、蒌粉。

【属　　性】为葫芦科植物栝楼的干燥根。

【产　　地】全国大部分地区有产。主产于河南、广西、山东、江苏、贵州、安徽等地。以河南产量大、质量优，习称安阳花粉。

【性味归经】甘、微苦，微寒。归肺、胃经。

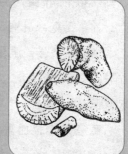

中药小知识

本品为葫芦科植物栝楼或中华栝楼的根。全国大部分地区有分布。秋冬季采挖，洗净泥土，刮去粗皮，切成段，粗者再纵切开，晒干。用时以水浸润，切片或敲成小块，晒干。

栝楼根呈不规则圆柱状，纺锤形或瓣块状，长8～30厘米，直径1.5～5厘米，表面黄白色或淡棕黄色，有纵皱纹、细根痕及凹陷的横长皮孔，有的残留黄棕色外皮。质坚实，断面白色或淡黄色，富粉性。木部导管也明显呈放射线排列。气微，味微苦。作为我国一种传统的中草药，天花粉早在 14 世纪明代著名医学家李时珍所著的《本草纲目》中就有记载，当时主要用于妇科疾病的治疗。

【功效】清热泻火，生津止渴，排脓消肿。治热病口渴、消渴、黄疸、肺燥咯血、痈肿、痔瘘。对于治疗糖尿病，天花粉常与滋阴类药物搭配使用，以达到标本兼治的目的。

天花粉能清肺润燥，生津解渴。故临床上用于肺热燥咳，可与沙参、麦冬等配伍；用于热病伤津及消渴等症，可与麦冬、知母等配伍；对疮疡未溃者有消肿作用，已溃脓出不畅者有排脓作用，但均以热毒炽盛者为宜，常与连翘、蒲公英、浙贝母等药同用。

天花粉既能清热泻火而解毒，又能消肿排脓以疗疮，用治疮疡初起，热毒炽盛，未成脓者可使消散，脓已成者可溃疮排脓，常与金银花、白芷、穿山甲等同用，如仙方活命饮（《妇人良方》）；取本品清热、消肿作用，配薄荷等份为末，西瓜汁送服，可治风热上攻，咽喉肿痛，如银锁匙（《外科百效全书》）。

【用法】内服：煎汤，用9～15克；或入丸、散。外用：研末撒；或调敷。

【宜忌】不宜与乌头类药材同用。

寒痰及亡阳作渴者慎服；脾胃虚寒、大便溏泄者禁服。

天花粉能使孕妇流产，故孕妇忌服。

宜与银花、赤芍同用，治疗燥毒炽盛的疮肿。

小偏方总结

虚热咳嗽：天花粉 50 克，人参 15 克。为末，每次服 5 克，米汤下。

痈未溃：栝楼根、赤小豆各等份。为末，醋调涂之。

胃及十二指肠溃疡：天花粉 50 克，贝母 25 克，鸡蛋壳 10 个。研面，每次服 10 克，白开水送下。

痈肿：栝蒌根，苦酒熬燥，捣筛之。苦酒和涂纸上摊贴。

乳头溃疡：天花粉 100 克，研末，鸡蛋清调敷。

产后吹乳，肿硬疼痛，轻则为妒

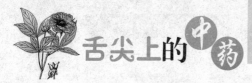
乳，重则为乳痈：栝蒌根 50 克，乳香 5 克。为末，温酒调下，每服 2 钱。

天疱疮：天花粉、滑石各等份。为末，水调搽。

跌打损伤，胸膛痛疼难忍，咳嗽多年不止：天花粉不拘多少，每服 10

克，用石膏豆腐卤调服。

疮疹入眼成翳：栝楼根 25 克，蛇皮 10 克。上药同为细末，用羊肝 1 个，批开，入药末 10 克，麻缠定，米泔煮熟，频与食之。未能食肝，乳母多食。

养生药膳

天花粉粥

配方 天花粉 15 克，大米 50 克，白糖适量。

做法 将天花粉切成薄片，用水煎煮 30 分钟，去渣取汁。将大米入锅，加此药汁用小火熬煮，至大米烂熟后加白糖搅匀即成，可每日服用 1 剂，连续用药 3~5 天为 1 个疗程。

功效 具有清热生津、消肿排脓的功效。

花粉牛脂膏

配方 天花粉 50 克，牛脂 25 克。

做法 将天花粉切成薄片，用水煎煮 3 次，分别去渣取汁，将所得的药液合并在一起。将此药液用小火熬

煮至黏稠，加入牛脂，再次煎沸即成，可每次服用 10 克，每日服 3 次，用温开水送服。

功效 适合有烦躁口渴、五心烦热等症状的糖尿病患者服用。

兔肉天花粉羹

配方 兔肉 500 克，山药、天花粉各 60 克。

做法 将兔肉切成小块。将山药和天花粉洗净，切成薄片，与兔肉块一起入锅加适量的清水用小火炖煮至兔肉烂熟即成，可随意服用。

功效 此方具有养阴益气、生津止渴的功效，适合有饮多、尿多而黄、消瘦、烦热等症状的糖尿病患者服用。

地锦草——治菌痢，止血崩

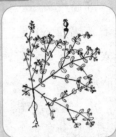

【别　　名】草血竭、血见愁草、血见愁、铁线草、血风草、猢狲头草、扑地锦、奶花草、奶汁草。

【属　　性】为大戟科植物地锦草及斑叶地锦的全草。

【产　　地】中国除广东、广西外，分布几遍全国各地。

【性味归经】味辛；性平。归肺、肝、胃、大肠、膀胱经。

中药小知识

地锦草为一年生匍匐小草本，生于平原、荒地及路旁，亦为田间常见杂草，除广东、广西外，分布几遍全国各地。还有一种斑叶地锦草，则分布全国各地。地锦草常皱缩卷曲。根细小。茎细，呈叉状分枝，表面紫红色，光滑无毛或疏生白色细柔毛；质脆，易折断，断面黄白色，中空。单叶对生，展平后呈长椭圆形，绿色或带紫红色，无毛或有疏毛，边缘具小锯齿或呈微波状。杯状聚伞花序腋生，细小。蒴果三棱状球形，表面光滑。种子细小卵形，褐色。无臭，味微涩。斑叶地锦叶上表面具红斑，蒴果被稀疏白色短柔毛；种子有棱，余同地锦草。通常都在 10 月份采收全株，洗净，晒干。

【功效】能清热解毒、活血止血、利湿通乳，可治疗菌痢、肠炎、咯血、吐血、便血、崩漏等症。

血热吐血、衄血者，可与生地黄、牡丹皮同用，以增凉血止血之功。

湿热黄疸，小便不利者，可单用，或与茵陈、栀子等配伍，以清热利湿退黄。也可用于痈疽恶疮、跌打伤痛、湿疹溃疡、烧烫伤及毒蛇咬伤诸症，临床多用鲜品捣烂外敷。

【用法】内服：10～15 克（鲜品 15～30 克）；或入散剂。外用：适量，

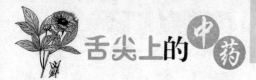
鲜品捣敷药；或干品研末撒。

【宜忌】血虚无瘀及脾胃虚弱者慎服。

小偏方总结

细菌性痢疾：鲜地锦草180克，或干地锦草60克，儿童用量适减，加水500毫升，煎取400毫升，分3次服用。

小儿秋季腹泻：地锦草、茯苓各15克，儿茶3克，山楂炭、乌梅各6克。水煎服。以此为基础方治疗小儿秋季腹泻效果极佳。

沙门氏菌食物中毒：地锦草、鲜马齿苋各30克。水煎，当茶频饮。

特发性血小板减少性紫癜：地锦草15~30克，生黄芪15~30克，党参9~15克，当归6~9克，龟板胶9克，茜草根6~9克。水煎服。

新生儿黄疸：地锦草30克。水煎取汁，治疗新生儿黄疸过期不退。

小儿疳积：地锦草30克，鸡肝1副。共蒸熟，吃肝喝汤。

齿龈出血：鲜地锦草适量，水煎去渣，漱口用。

老年性皮肤瘙痒：鲜地锦草200克。水煎服，每日1剂，分2次服用。药渣加水再煎，取煎液趁热于睡前擦洗患部，7日为1个疗程。

黄蜂蜇伤：鲜地锦草揉搓出汁，涂患处。

养生药膳

 腌地锦草

配方 鲜地锦草50克，食用油、精盐、生姜、白酒各适量。

做法 地锦草蒸熟，以油、盐、姜腌食之，用酒送下。

功效 治妇女血崩。

 地锦草猪蹄

配方 猪前蹄1只，地锦草20克，甜酒60毫升。

做法 将上述材料放入锅中炖烂，加甜酒，大火煮开，分2次服食。

功效 治妇女产后缺乳。

决明子——润肠通便防疾病

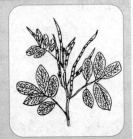

【别　　名】草决明、假绿豆、假花生、夜关门、马蹄
　　　　　　决明子。

【属　　性】豆科植物决明或小决明的干燥成熟种子。

【产　　地】长江以南各省区有产。

【性味归经】甘、苦、咸，微寒。归肝、胆、肾、大肠经。

中药小知识

　　决明子为豆科一年生草本植物决明或小决明的干燥成熟种子。秋、冬季采收成熟果实，晒干，打下种子，除去杂质。植株生于村边、路旁和旷野等处。分布于长江以南各省区。全世界热带地方均有。安徽、广西、四川、浙江、广东等省，南北各地均有栽培。决明子含有很多营养物质，除含有糖类、蛋白质、脂肪外，还含甾体化合物、大黄酚、大黄素等，还有人体必需的微量元素铁、锌、锰、铜、镍、钴、钼等。决明子素具有 a-羟基，可与金属素合成络合物，对金属元素吸收有很大影响。另外，民间常用决明子炒黄末，代茶饮，有预防和治疗疾病的保健功能。

　　【功效】清热明目，润肠通便。主治目赤肿痛，涩痛，见光流泪，头痛眩晕，目暗不明，大便秘结。

　　决明子既能清泻肝胆郁火，又能疏散风热，为治目赤肿痛要药。风热者，常与蝉衣、菊花等同用；肝火者，常配龙胆草、黄芩、夏枯草等同用。青盲内障，多由肝肾不足所引起。决明子清肝而明目，常与补养肝肾药如沙苑蒺藜、女贞子、枸杞子、生地等同用，以治青盲内障。此外，决明子还有润肠通便作用，能治疗大便燥结。

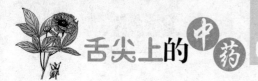

决明子含大黄素、大黄酸，对人体有平喘、利胆、保肝、降压功效，并有一定抗菌、消炎作用。

【用法】内服：泡水，用量9～15克。可与枸杞子、菊花、荷叶、玫瑰花泡水饮用。

【宜忌】脾胃虚寒、脾虚泄泻及低血压等患者忌食。

适宜眼科如青光眼、白内障、结膜炎等病患者；慢性便秘患者；高脂血症、高血压病、冠心病、动脉粥样硬化等心脑血管疾病患者。

小偏方总结

风火眼痛：决明子10克，千里光、路边菊各15克。水煎服。

便秘：决明子、火麻仁、栝楼子各10克。水煎服。

眼睛红肿：取决明子（炒），研为细末，加入少许茶均匀敷在太阳穴上，等药干就换，一夜肿消。

真菌性阴道炎：决明子适量，水煎后，用药汁熏洗外阴及阴道。

夜盲证：决明子、枸杞子各9克，猪肝适量。和水煎，食肝服汤。

痤疮：决明子15克，炒研，用绿茶调和，敷两侧太阳穴。每日1次。

养生药膳

 海带决明汤

配方 海带（鲜）30克，决明子15克。

做法 将海带洗净，浸泡2个小时，连汤放入砂锅内，再加入决明子，煎1个小时以上。饮汤，吃海带。血压不太高者，每日1剂，血压较高者可每日2剂。

功效 清热明目，降脂降压。

 双决明粥

配方 糯米100克，石决明25克，决明子10克，白菊花15克，冰糖6克。

做法 将决明子入锅炒至出香味

时起锅。将白菊花、石决明、炒好的决明子放入砂锅，加水煎汁，取汁去渣。粳米淘洗干净，与药汁煮成稀粥，加冰糖食用。早、晚各服 1 次，3~5 日为 1 个疗程。

功效 养肝潜阳，清肝明目。适用于目赤肿痛、见光流泪、头涨头痛，或肝肾亏虚、肝阳上亢所致的头晕目眩、视物模糊、目睛干涩等症。

决明子花草蜂蜜饮

配方 决明子 15 克，枸杞子 9 克，杭白菊、生地各 5 克，蜂蜜 20~30 克。

做法 一同泡服，加蜂蜜调味。

功效 清肝泻火，养阴明目，降压降脂。

马齿苋——常见的长寿草

【别　　名】长命菜、长寿菜、五行草、马蜂菜、马马菜。

【属　　性】为马齿苋科植物马齿苋的幼嫩茎叶。

【产　　地】我国南北各地均产。生于菜园、农田、路旁，为田间常见杂草。

【性味归经】性寒，味甘酸。入心、肝、脾、大肠经。

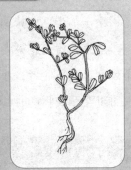

中药小知识

　　马齿苋，为马齿苋科植物马齿苋的全草，为药食两用植物。它叶青、梗赤、花黄、根白、子黑，故又称"五行草"。是古籍上早有记载的对人类有贡献的野菜。民间又称它为"长寿菜""长命菜"。

　　马齿苋作为一种野菜，中国老百姓食用已久，确实别具风味。夏秋季节，采拔茎叶茂盛、幼嫩多汁者，除去根部，洗后烫软，将汁轻轻挤出，拌入食盐、米醋、酱油、生姜、大蒜、麻油等佐料和调味品，做凉菜吃，味道鲜美，滑润可口。也可烙饼，做馅蒸食。我国许多地方的群众，至今还有将马齿苋洗净，烫过，切碎，晒干，贮为冬菜食用的习惯。

【功效】清热解毒，利水去湿，散血消肿，除尘杀菌，消炎止痛，止血凉血。主治痢疾、肠炎、肾炎、产后子宫出血、便血、乳腺炎等病症。

马齿苋全株入药具有解毒、抑菌消炎、利尿止痢、润肠消滞、去虫、明目和抑制子宫出血等药效；外用可以治丹毒、毒蛇咬伤等症。

马齿苋含有大量的钾盐，有良好的利水消肿作用；钾离子还可直接作用于血管壁上，使血管壁扩张，阻止动脉管壁增厚，从而起到降低血压的作用。

马齿苋还能消除尘毒，防止吞噬细胞变性和坏死，还可以防止淋巴管发炎和阻止纤维性变化，杜绝矽结节形成，对白癜风也有一定的疗效。

【用法】马齿苋多以春夏季节，从田野采集野生种的茎叶供食用为主。

【宜忌】脾胃虚寒者慎用，孕妇禁服。

由于马齿苋性味偏寒凉，亦不可久服。

适宜肠胃道感染者，皮肤粗糙干燥，维生素 A 缺乏症，角膜软化症，眼干燥症，夜盲症者，小儿单纯性腹泻、小儿百日咳者，钩虫病患者，妇女赤白带下及孕妇临产时，矽肺患者。

小偏方总结

痢疾、肠炎：鲜马齿苋 200 克洗净，先将绿豆 50~100 克煮至烂熟时，再加入马齿苋同煮熟，食用。有清热、解毒、止痢作用。

尿路感染：鲜马齿苋 500 克，或干品 150 克，洗净切碎，加车前草 7 条、生甘草 10 克、红糖 100 克，入砂锅加水煎沸约半小时，取汁约 500 克，趁热温服，服完睡觉盖被出汗，每次煎 1 剂，每日 3 次。

白带异常：鲜马齿苋、白鸡冠花各 30 克。水煎服，每日 2 次。

牙周炎：鲜马齿苋，每次用 60 克~100 克，每日 3 次，煮汤服食。

腮腺炎：鲜马齿苋100克，捣烂敷患处，同时，可用鲜马齿苋100克，捣汁饮服。

湿疹：鲜马齿苋30克，白矾60克，雄黄6克。共捣烂如泥，敷于湿疹患处。

皮癣：鲜马齿苋洗净，捣烂绞汁，用等量米醋混合涂患处。

养生药膳

黄花菜马齿苋粥

配方 黄花菜、马齿苋各30克，苡仁20克。

做法 将黄花菜发水，洗净；马齿苋洗净。苡仁择净，加清水适量煮粥，待熟时调入黄花菜、马齿苋，煮至粥成即可，每日1剂。

功效 清肝泄热。适用于肝经郁热所致的不射精症。

凉拌马齿苋

配方 鲜马齿苋250克，蒜泥15克，精盐、蒜、酱油、味精、麻油各适量。

做法 取鲜马齿苋，择除杂质和老根部分，切成1.5厘米长小段，用沸水烫透后沥干水分，置于盆内，撒上精盐，加其余各调料拌匀，待马齿苋变软即可，每日1剂。

功效 清热凉血，祛痰降压。适用于高血压及高血压病。

马齿苋煎鸡蛋

配方 马齿苋30克，白扁豆花2朵，鸡蛋2个，食用油、食盐各适量。

做法 将马齿苋、白扁豆花洗净、切细，与鸡蛋、食盐调匀，置热油锅中煎熟服食，每日1剂，连续服3～5日。

功效 清热养阴，祛瘀止痛。适用于产后腹痛、恶露不净等。

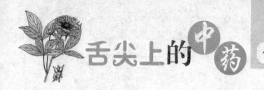

牡丹皮——活血祛瘀调月经

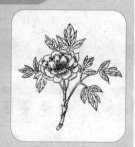

【别　　名】丹皮、粉丹皮、刮丹皮、炒丹皮。

【属　　性】为毛茛科植物牡丹的干燥根皮。

【产　　地】产于安徽、湖南、四川、河南、陕西、山东、湖北、甘肃、贵州等地。

【性味归经】苦、辛，微寒。归心、肝、肾经。

中药小知识

落叶小灌木，高 1 ~ 1.5 米。根肥大，黄棕色，根皮折断有香气。茎直立，分枝短而粗。叶互生，通常为二回三出复叶；顶生小叶片卵形或广卵形，叶面无毛，叶背沿叶脉有短毛或无毛。略带白色；叶柄无毛。花期 5 月，花大而美丽，通常玫瑰色、红紫色、粉红色或白色。秋季采挖根部，除去细根，剥取根皮，迅速洗净，润后切薄片，晒干，置通风干燥处。

牡丹皮在湖南、安徽的产量最多。安徽铜陵凤凰山所产的质量最佳，称为凤丹皮；安徽南陵所产称瑶丹皮；四川垫江、灌县所产称川丹皮。丹皮为常用大宗家种品种，需求量巨大，是六味地黄丸等著名中成药的主要配方，也是饮片中的常用品。丹皮生长周期长，可以长期存放且不会出现虫蛀。

【功效】清热凉血，活血祛瘀。治热入血分，发斑，惊痫，吐血衄血，便血，骨蒸劳热，经闭，癥瘕，痈疡，跌打损伤。

现代医学实验表明，丹皮煎剂对枯草杆菌、大肠杆菌、伤寒杆菌、副伤寒杆菌、变形杆菌、绿脓杆菌、葡萄球菌、溶血性链球菌、肺炎球菌、霍乱弧菌等均有较强的抗菌作用，牡丹叶煎剂对痢疾杆菌、绿脓杆菌和金黄色葡萄球菌有显著抗菌作用，其有效成分为没食子酸。

【用法】内服：煎汤，6 ~ 9 克；或入丸、散。

【宜忌】血虚有寒，孕妇及月经过多者慎服。

《本经逢原》：自汗多者勿用，为能走泄津液也。痘疹初起勿用，为其性专散血，不无根脚散阔之虑。

小偏方总结

低热不退：牡丹皮 12 克，鳖甲 15 克，青蒿 10 克，生地黄 20 克。水煎服。

荨麻疹：牡丹皮、赤芍各 12 克，地肤子、浮萍各 10 克，蝉蜕 3 克。水煎服。

腹痛便秘：牡丹皮 12 克，生大黄 8 克，红藤、金银花各 15 克。水煎服。

高血压：牡丹皮、赤芍各 10 克，钩藤 15 克。水煎服。

白血病：牡丹皮、地黄、玄参、重楼各 15 克，薏苡仁 20 克，地骨皮 9 克，白花蛇舌草、生黄芪、大青叶各 30 克。水煎服。同时配合化疗。

血热吐衄：牡丹皮、芍药各 12 克，水牛角、生地黄各 30 克。水煎服，每日 1 剂，分早、晚 2 次服用。

痛经：牡丹皮、桃仁、赤芍、桂枝、茯苓各等份。共研为末，炼蜜和为丸，每次服用 9 克，每日 2 次，用温开水送服。

长期低热：牡丹皮、生姜、薄荷各 10 克，丹参 30 克，茯苓、当归、柴胡、白术、白芍，栀子各 15 克，甘草 5 克。加水煎沸 15 分钟，滤出药液，再加水煎 20 分钟，去渣，两煎药液对匀，分服，每日 1 剂。

养生药膳

橘叶丹皮肝

配方 橘叶、丹皮 10 克，羊肝 60 克，精盐、酱油、味精各适量。

做法 将前 2 味中药与羊肝加水共煮，肝熟后切片加精盐、酱油和味精拌匀，作正餐之辅助菜食之。

功效 疏肝理气，清热凉血。

柴胡丹皮炖瘦肉

配方 柴胡、丹皮各 6 克，白芍药 10 克，瘦猪肉 30 克，精盐适量。

做法 柴胡、丹皮、白芍药洗净与瘦猪肉共炖，至肉烂熟，加精盐适量，饮汤食肉。

功效 疏肝解郁，柔肝清热。

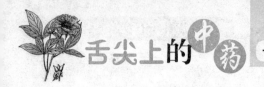

山豆根——以毒攻毒，解毒消肿

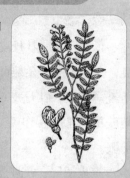

【别　　名】胡豆莲、日本山豆根、三小叶山豆根、山
胡豆莲根、黄结、苦豆根。

【属　　性】为豆科植物越南槐的干燥根及根茎。

【产　　地】产于广西、广东、四川、湖南、江西、浙
江等地；亦分布于日本。

【性味归经】性苦，寒；有毒。归肺、胃经。

中药小知识

　　山豆根产地主要位于中亚热带，星散生于沟谷溪边常绿阔叶林下，喜阴湿、腐殖质丰富的生境，在我国的西南、中部、南部和台湾地区都有分布。经多年野外实地调查及访问发现，山豆根的分布区域极为狭窄，数量相当稀少，因其本身生物特性对自然气候、地理环境要求非常苛刻，必须在一定高度的大山上岩石缝隙里才会生存生长。虽经数年家种实验很难成功，即使扦插成活也长不出所需产品，作为多年生的品种，山豆根从下种到采挖至少需要3年，因其特殊的生存环境要求以及生长周期长等因素影响又让很多人选择了放弃。尽管山豆根如今的种植区域已经从广西的百色、东兴、防城港、玉林、河池等地扩散到周边的贵州、云南、广东、福建、江西等地，但因产地不同，采挖季节不同等差异，总体能如期达到合格商品（有效成分含量达药典标准的）的山豆根供应量并不大。所以山豆根资源较少。

　　【功效】有清火、解毒、消肿、止痛的效果。可治喉痛，喉风，喉痹，牙龈肿痛，喘满热咳，黄疸，下痢，痔疾，热肿，秃疮，疥癣，蛇、虫、犬咬伤。

　　山豆根苦寒，入胃经，清胃火，故对胃火上炎引起的牙龈肿痛、口舌生

疮均可应用，可单用煎汤漱口，或与石膏、黄连、升麻、牡丹皮等同用。

山豆根大苦大寒，功善清肺火、解热毒，利咽消肿，为治疗咽喉肿痛的要药。凡热毒蕴结之咽喉肿痛者均可用之。轻者可单用，如《永类钤方》单用山豆根磨醋噙服；重者常与桔梗、栀子、连翘等药同用，如清凉散（《增补万病回春》）；若治乳蛾喉痹，可配伍射干、花粉、麦冬等药，如山豆根汤（《慈幼新书》）。

此外，山豆根还可用于湿热黄疸、肺热咳嗽、痈肿疮毒等症。

【用法】煎服，3～6克。外用适量。

【宜忌】山豆根为治咽要药，多用于治疗咽喉肿痛、病毒性肝炎以及某些肿瘤等疾病，临床应用较为广泛。有严重的毒副作用。一般用量不宜超过10克，且煎煮时间不宜过长，否则毒性会增加。

脾胃虚寒者慎用。

小偏方总结

头风热痛：山豆根末，调油涂太阳穴。

牙龈肿痛：山豆根1片，含痛处。

狗咬，蚍蜉疮，蛇咬，蜘蛛咬，

秃疮：山豆根研末，水调，外敷。

头风，头上白屑：山豆根，捣末，油调涂。

养生药膳

雪梨豆根汤

配方 雪梨1个，山豆根粉1克，白砂糖少许。

做法 先将雪梨洗净去皮，切成片状，置于盅内，加清水100毫升煎至50毫升时，在雪梨中调入山豆根粉。每日服3次。

功效 本食疗方用于糖尿病并发咽炎属风热者，有清热解毒、生津润燥之功效。

双根大海饮

配方 胖大海5个，板蓝根15

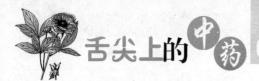
克，山豆根、甘草各 10 克。

【做法】沸水冲泡，盖闷 20 分钟后即可当茶水饮用。也可加水煎煮后，倒保温瓶中慢慢饮用，每日 1 剂。

【功效】治慢性咽炎。

蒲公英——清热解毒，祛斑养颜

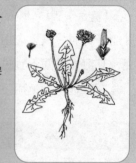

【别　　名】凫公英、蒲公草、耩褥草、仆公英、仆公罂、地丁等。

【属　　性】为菊科植物蒲公英或同属数种植物的干燥全草。

【产　　地】分布于东北、华北、华东、华中、西南等地。

【性味归经】甘，微苦，寒。归肝、胃经。

中药小知识

蒲公英属菊科多年生草本植物。据《本草纲目》记载，其性平味甘微苦，有清热解毒、消肿散结及催乳作用，对治疗乳腺炎十分有效。无论煎汁口服，还是捣泥外敷，皆有效验。此外，蒲公英还有利尿、缓泻、退黄疸、利胆等功效，被广泛应用于临床。《本草纲目》有句云："蒲公英嫩苗可食，生食治感染性疾病尤佳。"《神农本草经》《唐本草》《中药大辞典》等历代医学专著均给以高度评价。

对于爱美的女性而言，蒲公英还是质优价廉的"美容万金油"。不论是干性皮肤、油性皮肤、老化皮肤，还是雀斑、色素斑、皮炎等，蒲公英都有一定的治疗效果。

蒲公英与马齿苋配伍，可治疗皮炎；蒲公英煎汁后过滤，取汁涂抹面部，可治疗干性皮肤；蒲公英捣烂后掺入蜂蜜，可以治疗皱老皮肤等。

【功效】清热解毒，可用于热毒证，尤善清肝热，治疗肝热目赤肿痛，以及多种感染、化脓性疾病。对乳痈有良效，能解毒散结通乳，可内服或外敷，常配金银花等同用。另外还可配大黄、丹皮治疗肠痈。

据调查显示，蒲公英在治疗水肿、利尿方面有很好的功效，在别的疾病上也有很好的治疗作用。有很多人选择食用蒲公英的根部以及草叶部分作保健作用与止泻作用。被蛇咬伤服用蒲公英也会有一定的治愈能力。

【用法】煎汤，15 ~ 50 克；捣汁或入散剂。

【宜忌】阳虚外寒、脾胃虚弱者忌用。

小偏方总结

感冒伤风：蒲公英 30 克，防风、荆芥各 10 克，大青叶 15 克。水煎服。

各种炎症：蒲公英 60 克，金银花 30 克。水煎取汁，加粳米 100 克，煮为稀粥，每日服 2 次，连服 3 ~ 5 日。

肺痈：鲜蒲公英 60 克，鱼腥草 30 克。水煎加白糖适量服，每日服 1 剂，连服 3 ~ 5 日。

慢性胃炎：蒲公英 30 克，猪肚 1 个。加水炖熟，分 2 次食肚饮汤。亦可用于消化性溃疡（胃及十二指肠溃疡）。

急性胆囊炎：鲜蒲公英 50 克，金钱草 10 克。水煎服。连服 15 日。

小便淋涩：蒲公英、玉米须各 60 克。水煎加糖调服。

痈疮疔毒：蒲公英、紫花地丁各 30 克，绿豆 60 克。先煎药取汁，入绿豆煮成粥食。

黄疸性肝炎：蒲公英、茵陈蒿、白糖各 50 克，大枣 10 枚。共煮粥食，每日 1 ~ 2 次。

养生药膳

 蒲公英黑豆羹

配方 蒲公英 150 克，黑豆 500 克，冰糖 200 克。

做法 先将前 2 味加水煮至豆熟，滤去蒲公英，加入冰糖制成羹。每日 2 次，每次食 50 克。

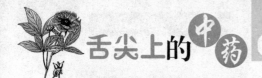
功效 清热解毒，养血祛风，止痒生发。用于斑秃。

蒲公英粥

配方 蒲公英30克（干品，鲜品加倍），粳米100克，白糖适量。

做法 先将蒲公英洗净，放入锅内，清水浸泡10分钟，水煎取汁，加粳米煮粥即可。每日1剂，可连服3~5日。

功效 清热解毒，消肿散结。用于急性乳腺炎、乳房肿痛、急性扁桃体炎、泌尿系感染、传染性肝炎、胆囊炎、上呼吸道感染、急性结膜炎等。

生地黄——滋阴养血的补肾佳品

【别　　名】生地黄、生地、鲜地黄。

【属　　性】为玄参科植物地黄的块根。

【产　　地】原产于中国各地，主产于河南、辽宁、河北、山东、浙江。朝鲜、日本也有。

【性味归经】甘、苦，寒。归心、肝、肾经。

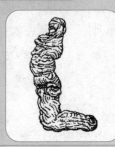

中药小知识

　　生地也叫生地黄，来源于玄参科多年生草本植物地黄的新鲜或干燥的块根。秋季采挖，将地黄缓缓烘焙至约八成干，并内部变黑，捏成团状，为生地黄。不少人对生地比较陌生，但提起千古著名的补肾良药六味地黄丸，大家就会非常熟悉，六味地黄丸是由生地为主所制的。李时珍对生地黄的评价是："服之百日面如桃花，三年轻身不老。"

　　【功效】清热生津，滋阴养血。治阴虚发热，消渴，吐血，衄血，血崩，月经不调，胎动不安，阴伤便秘。

　　现代药理研究表明，生地黄具有抗辐射、保肝、降低血糖、强心、止血、利尿、抗真菌等作用，可应用于多种病症。生地用于防治老年病，已有很长的历史，受到历代医家的重视。它具有补而不腻的特征，对老年人阴、血、津液之耗兼有热象者，可谓首选之品。

　　生地能抑制体温中枢，具有较好的降低体温的功效。与玄参、麦冬、知母、石斛、竹叶、芦根、龟甲、鳖甲同用，能使因代谢功能亢进和过高的内分泌功能所引起的阴虚内热恢复正常，从而改善了畏热的感觉和症状。

　　【用法】10～11月间，采挖根茎，除去芦头、茎叶、须根，洗净泥土，即为鲜地黄。

　　【宜忌】该品性寒而滞，脾虚湿滞、腹满便溏者，不宜使用。

小偏方总结

慢性进行性脱发：生地黄、鹿角胶、山茱萸、肉苁蓉、白芍、山药、桑葚各15克，何首乌、柴胡、熟地黄各25克，牡丹皮、菟丝子各12克。加水煎沸15分钟，滤出药液，再加水煎20分钟，去渣，两煎药液对匀，分服，每日1剂。或以蜜为丸，每次服用10克，每日3次。

　　脱发：生地黄15克，熟地黄10克，赤芍、川芎各5克。煎服法同上，每日1剂。

　　胃中湿热郁积，实火牙痛：生地黄、升麻各15克，大黄、芒硝（另包冲服）、当归各12克，生石膏10克，牡丹皮8克，黄连5克，甘草4克。除芒硝外，余药加水煎服法同上，每日1剂。芒硝第1次冲服2/3，第2次冲服余1/3，以泻为度。

养生药膳

地黄酒

配方 生地黄（干品）、牛蒡子

各500克，杉木节、牛膝各150克，丹参60克，大麻仁250克，防风、独活、地骨皮各90克，白酒4.5升。每

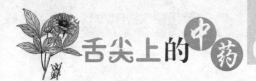

次食前温服 15～30 毫升，每日服 3 次。

做法 将前 9 味捣碎，入布袋，置容器中，加入白酒，密封，浸泡 6～7 日后，过滤去渣，即成。

功效 凉血活血，祛风除湿。

地黄粥

配方 鲜生地 150 克，粳米 50 克。

做法 鲜地黄洗净捣烂，用纱布挤汁。粳米加水 500 毫升，煮成稠粥后，将生地黄汁加入。文火再煮一沸，即可食用，每日早、晚服用。

功效 清热凉血，养阴生津。现代药理研究表明，生地具有加强心肌收缩、利尿及降低血糖作用。

玄参——清火气，治咽痛

【别　　名】元参、乌元参、黑参、重台、鬼藏、正马、鹿肠、玄台、逐马、馥草、野脂麻、山当归。

【属　　性】为玄参科植物玄参的根。

【产　　地】生于溪边、山坡林下及草丛中。主产浙江、重庆南川。

【性味归经】味甘、苦、咸，性微寒。归肺、胃、肾经。

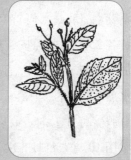

中药小知识

　　玄参为多年生草本，有着很高的药用价值，药用其根。很多人以为玄参是人参的一种，但其实玄参并没有人参的功效，和人参的作用也不一样。《本草纲目》记载：玄参能"滋阴降火"。《玉楸药解》载："玄参清金补水"。但也有认为玄参只有清火之功，没有滋阴之效的，如《本草正义》上提出："玄参禀赋阴寒，能退邪热，而究非滋益之品。""此阴柔之害，与肆用知、柏者相等，则滋阴二字误之也。"

人体虚弱需调理补益时，大多以健脾益肾为主。玄参以调理肺胃为主，肺胃之阴不足的病症多为慢性炎症引起，常有实热、虚火夹杂。这时使用玄参，重在清火，兼以滋阴。所以有的书上把玄参归类在清火药中，而不当作养阴药。

【功效】清热凉血，泻火解毒，滋阴。可治温邪入营，内陷心包，温毒发斑，热病伤阴，舌绛烦渴，津伤便秘，骨蒸劳嗽，目赤，咽痛，瘰疬，白喉，痈肿疮毒。

因外感风热所致，阴虚、虚火上炎引起的两类咽喉肿痛，都可以用玄参治疗。如感受风热者须配辛凉解表药如薄荷、牛蒡子等品；虚火上炎者配合养阴药如鲜生地、麦冬等品同用，故玄参为喉科常用之品，尤以治虚火上炎者为佳。至于目赤而有阴虚火旺的证候，可用该品配合生地、石决明、夏枯草、青葙子、密蒙花等同用。治瘰疬结核，可配贝母、牡蛎等同用。

玄参与地黄相近，故两药常配合同用。但玄参苦泄滑肠而通便，泻火解毒而利咽，临床应用范围较广，一般不作长服的滋补之剂；地黄则功专补肾养阴，可作为久用的滋阴药品。

【用法】煎服，10～15克。

【宜忌】脾胃虚寒、食少便溏者慎用。

小偏方总结

老年便秘：玄参50克，炒莱菔子（碎）30克，黄芪、枳实各15克，白术10克，陈皮6克。每日1剂，水煎，早、晚分服。

鼻衄：玄参30克，麦冬、生地黄、白茅根（鲜）各30克。每日1剂，开水浸泡，代茶频饮。

慢性咽炎：玄参60克，胖大海、青果、麦冬各50克。每次分别取6克、5克、5克、5克，开水冲泡，代茶饮，每日1～2次。

长期功能性发热：玄参30克，生地、地骨皮、青蒿、银柴胡、生龙骨（先）、生牡蛎（先）各15克，牡

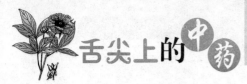
丹皮12克。每日1剂，水煎，分3次服。

慢性鼻窦炎：玄参40克，菊花、金银花、蒲公英各30克，连翘20克，桔梗15克，生甘草10克，升麻、白芷、薄荷各6克。每日1剂，水煎，早、晚分服。

口腔溃疡：玄参、太子参各15克，麦冬、生地、淡竹叶各10克，莲子心6克，甘草3克。每日1剂，水煎，早、晚分服。

胃火牙痛：玄参30克，生石膏（先）20克，牡丹皮、黄连、升麻各10克，当归、大黄各6克。每日1剂，水煎，早、晚分服。

慢性前列腺炎：玄参30克，草薢、枸杞、车前子（包）各20克，土茯苓15克，黄柏、石菖蒲、白术、莲子心、丹参、白花蛇草、巴戟天、杜仲各10克，甘草5克。每日1剂，水煎，早、晚分服。

养生药膳

 玄参糯米粥

配方 糯米150克，黑豆50克，花生仁（生）100克，黑芝麻20克，生地黄15克，玄参20克，旱莲草20克，女贞子20克，巴戟天15克，麦门冬30克，冰糖50克。

做法 将生地黄、玄参、旱莲草、女贞子、巴戟天、麦门冬水煎，去渣取汁。加水适量，再放入糯米、黑豆、黑芝麻、花生仁，武火煮沸后改文火熬至豆烂米熟成粥，加入冰糖调匀。

功效 滋阴润养，清热去湿，强壮身体。适于形瘦色悴、耳鸣目眩、口干咽燥、五心烦热、潮热盗汗、舌红少苔患者食用。

 银花当归茶

配方 金银花30克，当归15克，蒲公英、玄参各6克。

做法 将银花、当归、蒲公英、玄参加水同煎，早、晚分服。

功效 清热解毒。适用于肺炎。

玄参炖猪肝

配方 猪肝 500 克，玄参 15 克，菜籽油 25 克，大葱 10 克，姜 5 克，酱油 10 克，白砂糖 2 克，料酒 10 克。

做法 将猪肝洗净，与玄参同放入铝锅内，加水适量，煮 1 小时捞出，切成小片备用；锅内加菜油，放葱、生姜，稍炒一下，再放入猪肝片、酱油、白糖、料酒，兑加原汤少许，收汁即成。

功效 养肝明目，适用于肝阴不足之目干涩、昏花、夜盲、慢性肝病等症。

忍冬藤——解热毒，止热痛

【别　　名】忍冬、银花藤、金银藤老翁须、金钗股、大薜荔、水杨藤、千金藤、鸳鸯草、通灵草、蜜桶藤、金银花藤、甜藤、二花秧等。

【属　　性】为忍冬科植物忍冬的干燥茎枝。

【产　　地】全国各地均有分布。

【性味归经】味甘，性寒。归心、肺经。

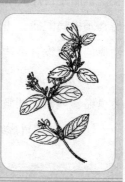

中药小知识

　　提起"忍冬藤"，可能很多人都不熟悉，但它的花蕾——金银花，却是大家非常熟悉的。之所以叫"忍冬"，因为它的藤蔓在冬天都不枯萎，所以有了这么一个名字。忍冬藤性味功效与金银花相似，因此可做金银的代用品。在清热解毒作用上，它的作用不及金银花，但它却有另外一个优点——通经活络，因此忍冬藤除了用于解毒外，还可用于治疗风湿热痹，关节红肿热痛，屈伸不利等疾病。金银花与忍冬藤在使用上有一定区别：前者花性轻扬，走外，善清风热而止头痛；后者即金银花藤，走里，可清经络中之风热而定经络疼痛。花走外，藤走里，入药部分不同，功效不同。

现代金银花、忍冬藤是作为二药而分开使用的。金银花以清热解毒，治疗感染性疾病为主；忍冬藤以祛风通络，治疗风湿性疾病为主。忍冬藤比较常见的用法是制成酒来喝，长期饮用，不仅对关节疾病能够起到良好的预防效果，还可以用于治疗一切疮疡之症。

【功效】 能清热解毒，疏风通络。用于温病发热，热毒血痢，痈肿疮疡，风湿热痹，关节红肿热痛。

现代药理研究表明，忍冬藤所含的木犀草素可抑制葡萄球菌和枯草杆菌的生长。对卡他、白色念珠、伤寒、痢疾、变形等致病菌亦有抑制作用；能作用于心血管，降低心脏的舒张期幅度，降低静脉压；增强毛细血管的通透性，有降低血胆固醇的作用，并有解痉、祛痰和抗炎作用。

本品是治疗关节炎的常用药，对反应性关节炎、类风湿关节炎、骨关节炎、颈椎病酸痛、痛风性关节炎等，均有一定的效果，是祛风通络药中少数性凉的并且没有不适反应的中药。

【用法】 煎汤，10～30克；或入丸、散；或浸酒。外用，煎水熏洗，或熬膏贴，或研末调敷，赤可用鲜品捣敷。

【宜忌】 脾胃虚寒，泄泻不止者禁用忍冬藤。

小偏方总结

腮腺炎：大青叶、忍冬藤各30克。共研细末，放入砂锅内，加水煎沸。每日1剂，分3次饮服。连服3～10日痊愈。

四时外感、发热口渴：忍冬藤50克。煎汤代茶频饮。

热毒血痢：忍冬藤浓煎服。

疮久成漏：忍冬草浸酒常服。

风湿性关节炎：忍冬藤50克，

豨莶草、鸡血藤、老鹤草各25克，白薇20克。水煎服。

风湿性关节炎：忍冬藤、海风藤、清风藤、穿根藤各15克。水煎服，每日1剂。

预防麻疹：忍冬藤30克，六棱菊30克，葫芦茶30克。麻疹流行时，水煎服。每日1剂。

荨麻疹：忍冬藤30克，虎耳草10

克，路路通 30 克。水煎服，每日 1 剂。

一切痈疽：鲜忍冬藤 150 克，大毒草节 30 克。用水 2 碗，分 3 次服，一昼夜用尽，病重昼夜 2 剂，至大小便通利为度；另用忍冬藤一把捣烂，酒少许敷四周。

疮疡溃烂：忍冬藤、千里光、六棱菊各适量，水浓煎洗患处。

养生药膳

 ### 忍冬藤酒

配方 忍冬藤 150 克，生甘草 30 克，白酒 200 毫升。

做法 将忍冬藤和甘草加水 2000 毫升，浓煎 1 小时，再加入白酒，煎煮数沸，过滤去渣，装瓶备用。每日 3 次，每次 30～50 毫升，或随量饮服。

功效 清热解毒，消痈散结。用于治疗热毒疮痈。

 ### 忍冬地丁茶

配方 蒲公英 30 克，忍冬藤 20 克。

做法 上 2 味用清水适量煎沸后，闷泡 15 分钟，取汁代茶饮。药渣以纱布包裹在患处热湿敷。每日 1 剂。

功效 清热解毒，通络消痈。

知 母——养阴润燥，安神入眠

【别　　名】连母、水须、穿地龙、虫氏母、地参。

【属　　性】为百合科植物知母的干燥根茎。

【产　　地】产于河北、安徽亳州、山西、内蒙古、陕西及东北等地。

【性味归经】苦、甘，寒。归肺、胃、肾经。

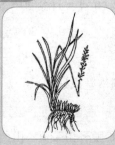

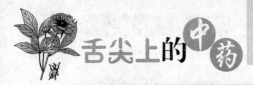

中药小知识

"知母"的由来有这样一个小故事。相传，从前有个靠挖药为生的孤寡老太来到一个偏远山村，因身心憔悴，摔倒在一户人家门外。响声惊动了这家的主人。主人是个年轻樵夫，他看老人可怜就让她住了下来，并认做了干妈，这样过了3年。一天，老人突然对樵夫说："孩子，你背我到山上看看吧。"于是，樵夫背着老人上了山，当他们来到一片野草丛生的山坡时，老人下地，坐在一块石头上，指着一丛线形叶子、开有白中带紫条纹状花朵的野草说："把它的根挖来。"樵夫挖出一截黄褐色的草根问："妈，这是什么？"老人说："这是一种药草，能治肺热咳嗽、身虚发热之类的病。孩子，你知道为什么直到今天我才教你认药么？"樵夫想了想说："妈是想找个老实厚道的人传他认药，怕居心不良的人拿这本事去坑害百姓！"老太点了点头："还是你知道母亲的意思，这种药还没有名字，就叫它'知母'吧。"

【功效】清热泻火，生津润燥。用于外感热病，高热烦渴，肺热燥咳，骨蒸潮热，内热消渴，肠燥便秘。

知母既能清泻肺胃之火，又能滋养肺肾之阴，故宜用于阴虚消渴，症见口渴、饮多、尿多者，同山药、五味子等配合使用可增强疗效，如玉液汤。

【用法】煎服，6~12克。

【宜忌】知母性寒质润，有滑肠作用，故脾虚便溏者不宜用。

小偏方总结

前列腺肥大：知母、黄柏、牛膝各20克，丹参30~50克，大黄10~15克，益母草50克。水煎服。

毛囊炎：知母与夏枯草同煎，以煎液敷患处。

骨蒸潮热，盗汗，梦遗：熟地黄240克，山茱萸、山药各120克，泽泻、牡丹皮、白茯苓、知母各90克，炼蜜为丸。每次服6~9克，每日2~3次。

消渴证：山药30克，生黄芪15克，知母18克，天花粉、五味子各9克，粉葛根鸡内金（2次冲服）各6克。水煎服。

养生药膳

知母粳米粥

配方 知母 12 克，金银花 10 克，生石膏 15 克，粳米 100 克，白糖 30 克。

做法 知母、金银花、生石膏洗净，放入瓦锅内，加水适量，置武火上烧沸，再用文火煎煮 25 分钟，停火，过滤去渣。粳米淘洗干净，去泥沙，放入铝锅内，加入药液和适量水，武火煮 30 分钟，加入白糖即成。每日 1 次，每次服用 150 克。

功效 清热解毒，止痒。对酒糟鼻有一定疗效。

知母炖牛肉条

配方 牛肉（肥瘦各半）200 克，知母 50 克，精盐 4 克，料酒 3 毫升，姜、大葱各 5 克。

做法 将知母洗净，牛肉切成长 2 厘米、宽 1 厘米的条块。将知母、牛肉放入砂锅内，加水适量，放入大葱、姜、精盐、料酒等，隔水炖熟即可。

功效 健脾胃，补肝肾，清热滋阴。适用于脾胃虚弱，消化不良，胃阴虚，消瘦，四肢无力，缺铁性贫血等症。

知母龙骨炖鸡

配方 母鸡 1.2 千克，知母 20 克，龙骨 40 克。

做法 将母鸡拔毛，去内脏洗净，取知母、龙骨放入鸡腹腔内，加水适量，以文火炖至熟烂即可食用。

功效 知母味苦、甘，性寒，既可滋肾阴又能泻火。龙骨敛阴涩精。鸡肉味甘，性温，起补益肾精之用，且能避免知母之苦寒太过，两者扬长抑短，相佐为用，滋阴降火。适用于早泄伴性欲亢盛、梦遗滑精者。

知母炖甲鱼

配方 知母、川贝、天冬、麦冬、生地黄、山茱萸、地骨皮各 10 克，甲鱼 1 只，料酒 10 毫升，味精、盐各 3 克，姜 5 克，葱 10 克，香油 20 毫升。

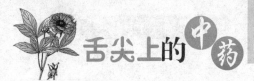

做法 药物洗净；甲鱼宰杀去内脏及爪；姜切片，葱切段。将药物、甲鱼、姜、葱、料酒同放炖锅内，加水适量，置武火烧沸，再用文火炖煮 45 分钟，加入盐、味精、香油即成。

> **功效** 滋阴降火。适用于肺结核症患者春季食用。

紫花地丁——消肿解毒见效快

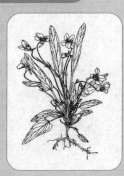

【别　名】	光瓣堇菜、堇堇菜、箭头草、地丁、羊角子、独行虎、地丁草、宝剑草。
【属　性】	为堇菜科植物紫花地丁的全草。
【产　地】	分布于全国大部分地区。常生于田埂、路旁和圃地中。
【性味归经】	苦、辛，寒，无毒。归心、肝经。

中药小知识

　　紫花地丁为多年生草本，生于田间、荒地、山坡草丛、林缘或灌丛中。分布于全国大部分地区。5～6 月间果实成熟时采收全草，洗净，晒干。全草多皱缩成团。主根淡黄棕色，直径 1～3 厘米，有细纵纹。叶灰绿色，展平后呈长圆形或卵状披针形，长 3～6 厘米，宽 1～3.5 厘米，先端钝，基部截形或楔形，边缘具钝锯齿，两面无毛或被细短毛；叶柄有狭翼。花茎细长，花淡紫色，有细管状花距。蒴果长圆形或裂为三果爿，种子多数。气微，味微苦而黏牙。以叶绿、根黄者为佳。

　　【功效】清热解毒，凉血消肿，主治疔疮痈肿、疟腮、瘰疬、丹毒、乳痈、肠痈、湿热与泻痢、黄疸、目赤肿痛、喉痹、毒蛇咬伤。

　　凡各种疔毒痈疮，红肿热痛者，可单用鲜品捣汁服，并用其渣敷患处，或与金银花、蒲公英、野菊花配伍；若气血亏虚者，可加入当归、黄芪；若湿热凝结骨痈疼痛高肿者，可与茯苓、车前子、金银花、牛膝同用，以利湿清热；凡颈项瘰疬结核者，可与夏枯草、玄参、贝母、牡蛎相合，以散结消肿。

【用法】内服，煎汤 1 次用 15～30 克（鲜品 30～60 克）；外用适量捣敷。

【宜忌】脾胃虚寒者慎服。

小偏方总结

痈疽发背：无名诸肿，贴之如神。紫花地丁，三伏时收，以白面和成，精盐醋浸一夜，布贴之。

疗疮肿毒：千金方，用紫花地丁捣汁服，虽极者亦效。杨氏方，用紫花地丁、葱头、生蜜共捣贴之。

实热肠痈：紫花地丁 20 克，水煎半碗，饭前分 2 次服。

痢疾：紫花地丁、红藤各 30 克，蚂蚁草 60 克，黄芩 27 克。水煎服。

前列腺炎：紫花地丁、紫参、车前草各 15 克，海金沙 30 克。水煎服。

养生药膳

 ### 猪蹄解毒汤

配方 紫花地丁、野菊花、蒲公英、连翘、赤芍、牛膝各 10 克，猪蹄 1 只，金银花、生地、天花粉各 30 克。

做法 将猪蹄去毛、洗净，劈为 2 块。将诸药装入纱布中，扎紧袋口，与猪蹄共放入锅中，加清水适量。先用大火烧沸，后小火炖 1 个小时，至

猪蹄烂熟即可。吃猪蹄喝汤，分 2 次服用，常服有效。

功效 对于糖尿病并发湿性坏疽，局部脓水臭秽者有疗效。

 ### 清解除湿汤

配方 紫花地丁、生石膏（先煎）各 15 克，板蓝根、生薏苡仁、车前草（布包）各 12 克，银花、连翘、知母、生地、赤芍、丹皮、土茯

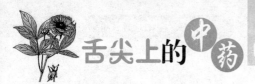

苓、生甘草各 10 克。

做法 水煎服，每日 1 剂，分早、中、晚 3 次服完。

> **功效** 治疗水痘重证，证属邪毒内陷、热燔气营型。

石膏——治胃火牙痛、头痛

【别　　名】大石膏、玉大石、白虎、冰石、细理石。
【属　　性】为硫酸盐类矿物硬石膏族石膏。
【产　　地】各地均有产。尤以湖北、安徽产者为佳。
【性味归经】性大寒，味辛、甘。归肺、胃经。

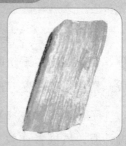

中药小知识

　　清末民初著名医学大家张锡纯以擅用石膏著称，有"石膏大王"之誉。他认为石膏系阳明实热之"圣药"，遇实热炽盛者，慎重用至四五两或七八两。曾治沈阳患者马某，外感兼伏热，表里大热，烦躁不安，脑中涨痛，大便数日一行，甚干燥，舌苔白厚，中心微黄，脉极洪实，左右皆然。辨为阳明实热夹心肝之火，处以白虎汤加连翘：生石膏 120 克，知母 30 克，粳米 18 克，甘草 12 克，连翘 9 克，煎汤至米熟，取汤三盅分三次温服。药后热稍退而翌日复作。生石膏加之 240 克连服 5 剂，病仍不减，病家惧怕不可挽救。张氏处方石膏仍用 240 克，煎服之后，另取生石膏细末 60 克，蘸梨片徐徐嚼服之，服之 45 克，其热全退，总计用生石膏达 1.5 公斤。张氏经验，生石膏研末服之，其退热之力 3 克可抵煎汤者 45 克。凡投白虎汤热退复作者，即用石膏研末送服，最多用至 45 克，其热即可全退，此又为枕中之秘。

　　【功效】有清热泻火、除烦止渴的功能。用于外感热病，高热烦渴，肺热咳喘，胃火亢盛，头痛、牙痛；石膏能清泻胃火，故胃火亢盛所引起的疾病，可配合知母、牛膝、生地等同用。

石膏药性大寒，善清气分实热，故适用于肺胃实热的证候，常与知母相须为用，以增强清里热的作用。

用于温病高热，身发斑疹。温病发斑，多由胃火旺而血热炽盛所致，此是气血两燔的现象。在临床上遇到此种证候，常用清热泻火较强的石膏，配合凉血解毒的药物如玄参、丹皮、赤芍、鲜生地、板蓝根等同用。

【用法】水煎内服，每次 15～60 克，宜打碎先煎，宜生用。

【宜忌】脾胃虚寒及血虚、阴虚发热者忌服。

小偏方总结

发热：石膏 20 克，甘草 3 克。水煎服。

多汗：石膏、炙甘草各等份。碾为末，每次服 2 小匙，热开水送下。

流行性感冒（流感）：生黄芪、生石膏、鲜茅根、山药细末各 12 克，甘草细末 6 克，蜂蜜 30 克。石膏捣末，用茅根、黄芪并煎 10 余沸去渣，澄清取汁 500 毫升，调入甘草末、山药末同煮，煮时以筷子搅之，勿使药末沉锅底，一沸其膏即成，再调入蜂蜜，令微似沸即可。每日服 3 次，1日服完。

头痛：石膏、牡蛎各 30 克，碾末。每次服 6 克，与水一起送下。同时用水调少量药末滴鼻内。

筋骨痛：石膏 9 克，面粉 21 克。碾末，加水调匀，煅焦。冷却后化在沸酒中，趁热服下，盖被发汗。

养生药膳

荆芥石膏液

配方 荆芥穗、羌活、白芷、杏仁各 10 克，板蓝根、生石膏各 35 克，前胡、黄芩各 15 克，淡豆豉 30 克。

做法 每日 1 剂，用湿水浸泡 15 分钟，微火水煎约 20 分钟，水煎 2 次，每次煎取药液 150～200 毫升，每

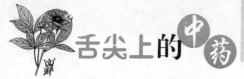

日服 2~4 次。

 功效 祛风散寒，清热解毒。主治感冒。

石膏米粥

配方 石膏、粳米各 60 克。

做法 将石膏捣碎，置砂锅内，加水煎 15 分钟，滤去渣。将粳米淘洗干净，放入盛石膏汁的砂锅内，熬煮至熟即成。

功效 清热止渴。

地骨皮——清虚热，泻肺火

【别　名】杞根、地骨、地辅、地节、枸杞根、苟起根、枸杞根皮、山杞子根、甜齿牙根、红耳堕根、山枸杞根、狗奶子根皮、红榴根皮、狗地芽皮。

【属　性】为茄科枸杞属植物，是枸杞的根皮。

【产　地】分布于我国东北、河北、山西、陕西、甘肃南部以及西南、华中、华南和华东各省区。

【性味归经】味苦，寒。入肺、肝、肾经。

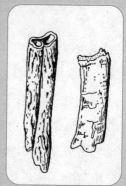

中药小知识

地骨皮其实就是枸杞树的根。关于"地骨皮"的来历，还有一个传说故事。话说有一天，慈禧太后觉得胸闷，眼睛模糊。朝廷御医诊治无效。有位钱将军对御医们说起了一件事。原来，他母亲也曾患过类似的病，后来，一位土郎中，挖来枸杞根，洗净后剥下根皮。嘱其煎服而病愈。众御医闻之，便推举钱将军献方。慈禧太后立即诏令钱将军回乡取药。钱将军不负重望，从家乡取回一大包枸杞根皮，亲自在太医院煎好药汤，送至内宫，照护太后用药。几天后，太后眼睛渐渐明朗，精神也好多了，便问钱将军用何种妙药。钱将军忖思，枸杞的"枸"和"狗"同音，为免太后生疑，便择个吉利名称——"地骨皮"。太后欣然赞叹："好，我吃了地骨之皮，可与天地长寿！"从此，枸杞便叫地骨皮了。

【功效】清热，凉血。治虚劳潮热盗汗，肺热咳喘，吐血，衄血，血淋，消渴，高血压，痈肿，恶疮。

地骨皮甘寒清润，能清肝肾之虚热，除有汗之骨蒸，为退虚热、疗骨蒸之佳品，常与知母、鳖甲、银柴胡等配伍，治疗阴虚发热，如地骨皮汤（《圣济总录》）；若用治盗汗骨蒸、肌瘦潮热，常与秦艽、鳖甲配伍，如秦艽鳖甲散（《卫生宝鉴》）。

据现代药理分析，地骨皮的乙醇提取物、水提取物及乙醚残渣水提取物等均有较强的解热作用。地骨皮煎剂及浸膏还具有降血糖和降血脂作用。

【用法】内服，15～30克；或入丸、散。

【宜忌】脾胃虚寒者忌服。

小偏方总结

高血压病：每日用鲜枸杞根皮或全根100克（干品50克），水煎2次分服，连服30日为1个疗程。

青年扁平疣、掌跖疣、泛发性湿疹：地骨皮制成10%注射液，每次用2～3毫升，加自血2毫升，肌肉注射，每周2次，10次为1个疗程。如未痊愈亦可继续1个疗程。

牙髓炎疼痛：取地骨皮1两，加水500毫升，煎至50毫升，过滤后以小棉球蘸药液填入已清洁之窝洞内即可。

治疗疟疾：取鲜地骨皮1两，茶叶1钱，水煎后于发作前2～3小时顿服。试用于150例患者，其中145例均控制发作，有的服1剂即见效。

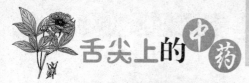
养生药膳

地骨皮炖猪肺

配方 地骨皮半块，桔梗 18 克，花旗参、紫菀各 12 克，杏仁适量，猪肺 1 个，姜 2 片。

做法 洗猪肺至变白为止。除猪肺、姜外，将其他材料洗净后放入炖盅内加水先炖，同时把猪肺、姜放入另一锅中煮沸。取出煮好的猪肺，放入药材锅中同炖约 3~4 小时即成。

功效 本品能补气虚、治久咳、化痰、润肺。

地骨粥

配方 地骨皮、生地、槐花各 30 克，粳米 50 克。

做法 先将生地、地骨皮、槐花洗净，粳米浸泡 10 分钟。水煎生地、地骨皮、槐花，去渣取汁。最后，加入粳米煮粥食。

功效 具有清热固经的功效。适宜于月经过多、经色深红或紫红、腰腹胀痛等症状患者食疗。

白头翁——清热凉血，止痢疾

【别　　名】奈何草、粉乳草、白头草、老姑草、菊菊苗、老翁花、老冠花、猫爪子花。

【属　　性】为毛茛科多年生草本植物白头翁的干燥根，野生。

【产　　地】分布在中国的吉林、辽宁、河北、山东、河南、山西、陕西、黑龙江等省的山岗、荒坡及田野间。

【性味归经】性寒，味苦。归胃、大肠经。

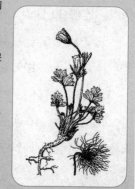

中药小知识

白头翁不仅可做中药，还可用于园艺装饰。白头翁在园林中可作自然栽植，用于布置花坛、道路两旁，或点缀于林间空地。花期早，植株矮小，是理想的地被植物品种，果期羽毛状花柱宿存，形如头状，极为别致。

传说唐代诗人杜甫困守京华之际，生活异常艰辛，往往是"残杯与冷炙，到处潜悲辛"。一日早晨，杜甫喝下一碗两天前的剩粥，不久便呕吐不止，腹部剧痛难耐。但他蜗居茅屋，身无分文，根本无钱求医问药。这时，一位白发老翁刚好路过他家门前，见此情景，十分同情杜甫，询问完病情后说道："你稍待片刻，待老夫采药来为你治疗。"过不多久，白发老翁采摘了一把长着白色柔毛的野草，将其煎汤让杜甫服下。杜甫服完之后，病痛慢慢消除了，数日后痊愈。因"自怜白头无人问，怜人乃为白头翁"，杜甫就将此草起名为"白头翁"，以表达对那位白发老翁的感激之情。

【功效】凉血，清热，解毒。可治热毒血痢，温疟，血衄，痔疮出血等症。治阿米巴痢疾有特效。

现代医学证明，白头翁为治阿米巴痢疾的要药，单用较大剂量，即有效果。常用成方白头翁汤，即以本品为主药，配合黄连、黄柏、秦皮而成，既可治阿米巴痢疾，也可治菌痢。

白头翁对金黄色葡萄球菌、绿脓杆菌、枯草杆菌等有明显的抑制作用。

现代研究证明，白头翁中的乙醇提取物具有镇静、镇痛及抗痉挛的作用。

【用法】内服，煎汤，1 次用 9 ~ 15 克。

【宜忌】虚寒泄痢者慎服。

小偏方总结

热痢下重：用白头翁 100 克，黄连、黄柏、秦皮各 150 克，加水 1400 毫升煮成 400 毫升。每次服 200 毫升，不愈可再服。

下痢咽痛：春夏季得此病，可用白头翁、黄连各 50 克，木香 100 克，加水 1 升，煎成 300 毫升，分 3 次服。

产后下痢虚极：白头翁、甘草、

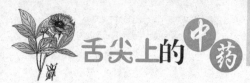

阿胶各62克，秦皮、黄连、柏皮各93克。加水1.4升煎至300毫升，分3次服。

外痔肿痛：适量白头翁草的根，捣烂涂在患处，止痛效果很好。

热毒痢疾：白头翁15克，黄柏、秦皮各12克，黄连6克。上药4味，以水1.4升，煮取400毫升，去滓，温服200毫升，不愈再服200毫升。

养生药膳

 ### 白头翁粥

配方 白头翁50克，粳米100克，白糖适量。

做法 将白头翁水煎，取汁备用。粳米淘洗干净，煮粥，粥快熟时加入白头翁药汁，加白糖再煮1～2沸即可服用。

功效 本粥能清热利湿、健脾止泻、清利肠道疫毒。

 ### 白头翁解毒汤

配方 白头翁500克，银花、木槿花各30克，白糖适量。

做法 将白头翁、银花、木槿花洗净，放入锅内，然后加水煎取浓汁200毫升，加白糖趁温服下，每日3次。

功效 清热解毒。本方对中毒型痢疾、湿热型菌痢特别适合。

黄芩——泻火解毒可安胎

【别　　名】腐肠、黄文、印头、黄金条根、元芩。

【属　　性】为唇形科植物黄芩的干燥根。

【产　　地】分布于东北、华北、西南及山西、陕西、甘肃等地。

【性味归经】苦，寒。归肺、胆、脾、大肠、小肠经。

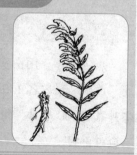

中药小知识

黄芩出自《吴普本草》：黄芩，二月生，赤黄叶，两两四四相值，茎空中，或方圆，高三四尺，四月花紫红赤，五月实黑，根黄。二月至九月采。《别录》：黄芩生秭归川谷及冤句。三月三日采根，阴干。陶弘景：黄芩，今第一出彭城，郁州亦有之。圆者名子芩，为胜，破者名宿芩。其腹中皆烂，故名腐肠。惟取深色坚实者为好。

黄芩本名"芩"，是为芩草。因草色黄而有俗名"黄芩"。黄芩在药用之初，为急救用的止血草。后来随着实践经验的增加，陆续发现了黄芩的其他药用价值。

【功效】有清热燥湿、泻火解毒、止血、安胎的功能。主治湿热内蕴，呕吐，泄痢，黄疸，热淋，肺热咳嗽，咯痰，吐衄便血，崩漏下血，胎热不安等症。

用于湿温发热、胸闷、口渴不欲饮，以及湿热泄痢、黄疸等症。对湿温发热，与滑石、白蔻仁、茯苓等配合应用；对湿热泄痢、腹痛，与白芍、葛根、甘草等同用；对于湿热蕴结所致的黄疸，可与茵陈、栀子、淡竹叶等同用。

【用法】春、秋两季采挖，除去须根及泥沙，晒后撞去粗皮，晒干。

【宜忌】脾胃虚寒，食少便溏者禁服。

小偏方总结

眼眶疼痛：黄芩、白芷各60克。黄芩酒浸，白芷研为末。每次以茶水送服6克。

吐血：黄芩31克，除去中间的杂质，研为末。每次服9克，加水适量，煎成6份，连渣一起温服。

血淋热痛：黄芩31克，水煎。趁热服。

清热：黄芩、白术各等份。炒后研为细末，用米汤做成绿豆大丸。每日用汤送服50丸。

产后饮水不止：黄芩、麦冬各等份。水煎温服，不拘时饮。

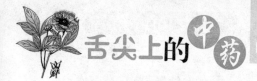

舌尖上的中药 ——吃对了，补养全家

养生药膳

黄芩红枣茶

配方 黄芪3~5片，红枣3枚。

做法 红枣泡发洗净后，去核，与黄芪一同用清水浸泡20~30分钟，小火煮20分钟以上。代茶饮用，每日1~2剂，不拘时间。

功效 有美容养颜的作用。

黄芩绿茶

配方 黄芩12克，绿茶3克，罗汉果15克，甘草3克。

做法 将黄芩、罗汉果、甘草放入砂锅中，加清水500毫升，小火煎药至水剩一半时止。把茶叶放保温瓶中，将煎好的药汁倒入保湿瓶中沏茶，盖好保温瓶盖。药锅中再加清水500毫升，再煎1次，把药汁也倒入保温瓶中沏茶，盖好瓶盖。药渣可弃去。分3次饮用。

功效 泻火解毒，清热燥湿。

紫草——祛痘消炎美容草

【别　名】苗草、紫丹、紫芙、地血、紫草茸、鸦衔草、紫草根、山紫草、红石根、野紫草、野麻灯。

【属　性】为紫草科植物紫草、新藏假紫草或滇紫草的根。

【产　地】生于山野草丛中、山地阳坡及山谷。全国各地均有分布。

【性味归经】性寒，味甘、咸。归心、肝经。

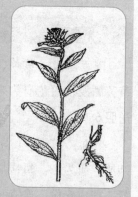

中药小知识

　　紫草具有显著的祛痘和消炎的效果，有很大的美容价值，一些化妆品中也会添加紫草提取物。因为紫草主要功能为凉血，活血化瘀，解毒透疹，因此能加速痘印和疤痕的新陈代谢，加上其良好的杀菌消炎作用，可用于消炎祛痘。另外，紫草不仅是中医传统应用中药，而且是纯天然的色素，有专家对紫草的色素形成和色素在人体内的吸收、组织分布和排泄进行了研究，证明从紫草中提取的色素不会对人体造成伤害。

　　【功效】 止血凉血，清热解毒。用于血热毒盛、斑疹紫黑、麻疹不透、疮疡、湿疹、水火烫伤。清热凉血，用于麻疹，热病斑疹，湿疹，尿血，血淋，血痢，疮疡，丹毒，烧伤，热结便秘。

　　中医认为，紫草有凉血退疹、清热解毒之功。本品甘寒凉润，药性缓和，善走心肝而入血分，既能凉血解毒，又能活血行滞，尤以治热壅血瘀或热毒内陷之斑、疹为其特长，且可用于麻疹的预防。《本草纲目》言其"治斑疹痘毒，活血凉血，利大肠"。

　　【用法】 内服，煎汤，1 次 4 ~ 10 克。

　　【宜忌】 胃肠虚弱、大便滑泄者慎服。

小偏方总结

　　预防麻疹：紫草 15 克，甘草 5 克。水煎，每日服 2 次。

　　过敏性紫癜：紫草 15 克，蝉蜕 10 克，当归 20 克，竹叶、西河柳、牛蒡子、黄柏、知母、苦参各 15 克。水煎服。

　　血小板减少性紫癜：紫草 10 克，海螵蛸 25 克，茜草 10 克。水煎服。

　　热疮：紫草茸、黄连、黄柏、漏芦各 25 克，赤小豆、绿豆粉各适量。上药捣细，入麻油为膏，每日敷 3 次，常服黄连阿胶丸清心。

　　小儿胎毒，疥癣：紫草、白芷各 10 克，归身 25 克，甘草 5 克，麻油 100 克。同熬，白芷色黄为度，滤清，加白蜡、轻粉各 10 克，取膏涂之。

　　火烫，发疱腐烂：紫草 5 克，当归 25 克，麻油 200 克。3 味材料同熬药枯，滤清去渣，将油再熬，加黄蜡 25 克，熔化，倾入碗内，顿冷，涂之。

养生药膳

紫草牡蛎肉

配方 海带 50 克，紫草 10 克，牡蛎肉 250 克，食盐、食用油各适量。

做法 将海带用水发胀，洗净切细丝，放水中煮至熟软后，再放入紫草、牡蛎肉同煮。加食盐、食用油适量调味即可食用。

功效 可治疗淋巴管瘤等疾病。

紫草粥

配方 紫草根、绿豆、赤小豆、粳米、甘草各适量。

做法 熬煮成粥食用。

功效 香甜可口，可治疗手足口病。

🌱 龙 胆——清热燥湿，祛邪气

【别　　名】陵游、草龙胆、龙胆草、苦龙胆草、地胆草、胆草、山龙胆、四叶胆。

【属　　性】为龙胆科植物条叶龙胆、龙胆和坚龙胆的干燥根及根茎。

【产　　地】分布于东北各地。

【性味归经】苦，寒。归肝、胆经。

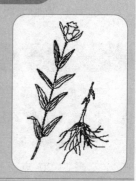

中药小知识

龙胆草为多年生草本，高 1～2 尺。叶对生，下部叶 2～3 对很小，呈现鳞片状，中部和上部叶披针形，表面暗绿色，背面淡绿色，有三条明显叶脉，无叶柄。花生于枝梢或近梢的叶腋间，开蓝色筒状钟形花。果实长椭圆形稍扁，成熟后二瓣开裂，种子多数，很小。根茎短，簇生多数细长根，淡黄棕色或淡黄色。

龙胆草，又称龙胆花，为多年生草本植物，在夏秋季开出紫蓝色的花朵，在我国西南高山地区分布最多，是一种高山花卉。龙胆和杜鹃、报春被称为中国"三大天然名花"。李时珍在《本草纲目》中说："相火寄在肝里，有泻无补，故龙胆气益肝胆之气，正以其能泻肝胆之邪热也。"

【功效】 清热燥湿，泻肝胆火。主要用于湿热黄疸，阴肿阴痒，带下，湿疹瘙痒，目赤，耳聋，胁痛，口苦，惊风抽搐。

龙胆草大苦大寒，比黄芩、黄连更苦，能清泻肝胆湿热，少用健胃，多用伤胃；少用保肝，多用伤肝。舌苔黄腻或苦口臭者服龙胆草不辨其苦，食欲能增。如湿热已清，舌苔已化，再服龙胆草，则其苦难受，上则恶心，下则多尿。

龙胆草健胃是有条件的，是针对脾胃肝胆湿热积滞之实证，不是针对脾胃虚弱而食欲不振。用错了能使人恶心、呕吐，食欲更加减退。对于湿热积滞之开胃，宜空腹少量服用。

【用法】 煎汤，每次用 3～6 克；或入丸、散。外用：煎水洗；或研末调搽。

【宜忌】 脾胃虚弱作泄及无湿热实火者忌服，勿空腹服用。本药为苦寒之品，内服每易有伤脾胃，故对脾胃虚寒和阴虚阳亢之证，或多服、久服皆非所宜。

小偏方总结

夜盲：龙胆、黄连各 30 克。为细末，水煎服。

急性黄疸型传染性肝炎：龙胆、茵陈各 12 克，郁金、黄柏各 6 克。水煎服。

高血压：龙胆 9 克，夏枯草 15 克。水煎服。

蛔虫攻心（刺痛，吐清水）：龙胆 30 克。水煎服。

目赤肿痛，视物昏暗：黄连、黄柏、龙胆各 20 克，胡黄连、黄芩、柴胡、木贼各 40 克。水煎服。

伤寒发狂：龙胆 6 克。为细末，加入鸡蛋清，蜂蜜化冰水送服。

小儿惊热不退、变而为痫：龙胆、龙齿各 22 克，牛黄 7.5 克，麝香

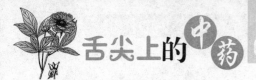
6 克。为末，炼蜜丸，荆芥汤送服，每次服用 5 丸。

目赤肿痛：龙胆 6 克，生地 15 克，黄芩、菊花、栀子各 10 克。水煎服。

养生药膳

 龙胆草清饮

配方 龙胆草 6 克，野菊花、苍耳子、白芷各 10 克，蜂蜜 30 克。

做法 前 4 味药材分别洗净，晾干，切碎，同放入砂锅，加水浸泡片刻，煎煮 30 分钟，用洁净纱布过滤，去渣，取滤汁放入容器，待其温热时，兑入蜂蜜，拌和均匀即可。早、晚 2 次分服。

功效 清热解毒，通窍止痛。对于鼻咽癌疼痛，肝郁火旺者尤为适宜。

 龙胆草粳米粥

配方 龙胆草、泽泻、柴胡、车前草、栀子、木通、黄芩各 6 克，甘草 2 克，粳米 150 克。

做法 上述药材分别洗净，装入纱布袋中，水煎 20 分钟捞出药包，将洗净的粳米放入药汁，再加适量水，煮稀粥。趁热食，每天 2 次，3～5 日为 1 个疗程。

功效 适用于副性腺感染。

射 干——消痰利咽治咳嗽

【别　　名】乌扇、草姜、鬼扇、凤翼、扁竹根、仙人掌、紫金牛、野萱花。

【属　　性】为鸢尾科植物射干的根茎。

【产　　地】主产黄河以南各地，湖北、湖南、安徽、浙江等各地均产。

【性味归经】苦，寒。入肺、肝经。

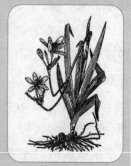

中药小知识

　　射干不但入药，而且还是名贵花卉，是外贸出口产品。关于射干，有这样一个小故事。有个樵夫住在山脚下，以砍柴为生，樵夫有个双眼失明的老母亲，生活过得很是艰难。这年夏天，樵夫感冒了。咽喉疼痛，全身无力，已经有几天没有上山砍柴，家里也已经没有米下锅。但他拖着虚弱的身体，挣扎着上了山去砍柴。

　　山谷中有口清澈的山泉，樵夫砍柴到了泉边，由于身体虚弱，加之没有吃饭，便晕倒在了泉边。等他醒来时，发现自己趴在万花丛中，旁边有很多非常漂亮像蝴蝶的花朵。由于饥饿难忍，樵夫就忍不住吃了一棵，虽然味道苦涩，但吃过后有股甜甜的感觉，嗓子有种清凉感。没过多久，樵夫的嗓子好了很多，精神也比之前要好，于是他又吃了一棵，之后他的嗓子和感冒就完全好了。后来，樵夫就把这味药材带回了村子里，从此就流传开。

　　【功效】清热解毒，消痰，利咽。用于热毒痰火郁结，咽喉肿痛，痰涎壅盛，咳嗽气喘。

　　射干能降逆祛痰、破结泄热。配牛蒡子或黄芩，则清热利咽；如配麻黄，则消痰平喘。

　　用于感受风热，或痰热壅盛所致的咽喉肿痛等症。能清热毒、消肿痛，常和牛蒡子、桔梗、甘草等配合应用。

　　射干清肺热而消痰涎，用治咳嗽痰喘，常与麻黄、紫菀、款冬等配合应用。

　　【用法】煎服，1次用药3~9克。

　　【宜忌】该品苦寒，脾虚便溏者不宜使用。孕妇忌用或慎用。

小偏方总结

咽喉肿痛：用射干、山豆根，阴干为末，吹喉部，有特效。

喉痹不通：用射干1片，口含咽汁。

二便不通：用射干根（生于水边者为最好），研汁1碗，服下即通。

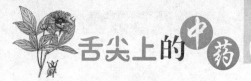
腹部积水，皮肤发黑：用射干根适量，捣汁，服1杯，水即下。

乳痈初起：取射干根和萱草根，共研为末，加蜜调敷，极有效。

养生药膳

 射干麻黄汤

配方 射干9克，麻黄12克，生姜12克，细辛、紫菀、款冬花各9克，五味子6克，大枣7枚，半夏8枚。

做法 上9味药材，以水3.6升，先煮麻黄两沸，纳诸药，煮取900毫升，分温3服。

功效 可治咳嗽。

 黑豆射干汤

配方 黑豆500克，黄柏50克，射干10克，水3升。

做法 加水，入锅煎煮1小时。直接饮用。

功效 治疗咽喉肿痛。

青蒿草——治痢疾的首选

【别　名】蒿子、臭蒿、香蒿、苦蒿、臭青蒿、香青蒿、细叶蒿、细青蒿。

【属　性】为菊科植物青蒿的干燥地上部分。

【产　地】全国均有分布。常星散生于低海拔、湿润的河岸边砂地、山谷、林缘、路旁，也见于滨海地区。

【性味归经】苦，寒。归肝、胆、三焦、肾经。

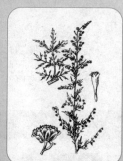

中药小知识

　　青蒿是一年生草本植物，为菊科艾属植物黄花蒿。株高 40～150 厘米以上，全生育期 120 天左右。喜湿润，忌干旱，怕渍水，光照要求充足。青蒿药用价值很高，青蒿素的衍生物可生产很多系列药品。青蒿素主治疟疾、结核病潮热，治中暑、皮肤瘙痒、荨麻疹、脂溢性皮炎和灭蚊等。全草入药，洗净鲜用或晒干制药。

　　【功效】清热解暑，除蒸，截疟。用于暑邪发热，阴虚发热，夜热早凉，骨蒸劳热，疟疾寒热，湿热黄疸。是一种廉价的抗疟疾药。

　　本品苦寒清热，辛香透散，善使阴分伏热透达外散，为阴虚发热要药，此外兼有解暑、截疟之功。

　　青蒿性味苦寒，但不伤脾胃。具有清热解暑、退虚热、宣化湿热的功效；含有挥发油、青蒿素等成分，有明显的降温解热作用，还能帮助排汗。所以，夏日将青蒿水煎液作为清凉饮料，是防治中暑的良药。

　　用青蒿 12 克，加适量水煎后服用，热饮或放凉饮用均可。若加入绿豆、菊花、冰糖，则更是香甜可口的防暑佳品。

　　【用法】煎汤，1 次 6～15 克，治疟疾可用 20～40 克，不宜久煎；鲜品用量加倍，水浸绞汁饮；或入丸、散。

　　【宜忌】脾胃虚寒者慎服。不宜久煎。

小偏方总结

　　盗汗、烦热、口干：青蒿 500 克，取汁熬膏入人参末、麦冬末各 50 克，熬至梧桐子大，每次饮下 20 丸，早、晚服用。

　　赤白痢下：青蒿、艾叶等份，同豆豉捣作饼干，每用一饼以水一盏半煎服。

　　暑毒热痢：青蒿叶 50 克，甘草 5 克。水煎服。

　　虚劳久疟：青蒿捣汁煎，如常酿酒饮。

　　疟疾寒热：青蒿一握以水 2 升渍，绞取汁尽服之。

　　鼻中衄血：青蒿捣汁服之，并塞鼻中。

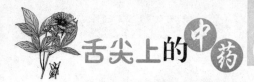
养生药膳

青蒿粥

配方 青蒿 5 克，西瓜翠衣 60 克，鲜荷叶 10 克，绿豆 30 克，赤茯苓 12 克。

做法 将青蒿（或用鲜品绞汁）、西瓜翠衣、赤茯苓共煎，取汁去渣。将绿豆淘清后，与荷叶同煮为粥。待粥成时，将上 3 味药汁兑入，稍煮即成。随意服用。

功效 清泻少阳。主治伏暑。

青蒿酒

配方 鲜青蒿适量，糯米 5 千克，酒曲适量。

做法 鲜青蒿洗净捣汁 500 毫升；炊饭熟，拌入青蒿汁、酒曲，如常法酿酒。每次 20 毫升，每日 2 次。

功效 清暑热，截疟疾，退虚热。

绿 豆——利水消肿解百毒

【别　　名】青小豆、植豆、交豆。

【属　　性】为豆科、蝶形花亚科豇豆属植物。

【产　　地】各地均有种植。

【性味归经】味甘，寒。入心、胃经。

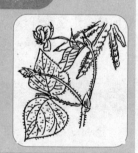

中药小知识

绿豆又名青小豆，是一种豆科、蝶形花亚科豇豆属植物，原产印度、缅甸地区。现在东亚各国普遍种植，非洲、欧洲、美国也有少量种植，中国、缅甸等国是主要的绿豆出口国。种子和茎被广泛食用。绿豆种皮的颜色主要有青绿、黄绿、墨绿三大类，种皮分有光泽（明绿）和无光泽（暗绿）两种。以色浓绿而富有光泽、粒大整齐、形圆、煮之易酥者品质最好。

绿豆是我国人民的传统豆类食物。绿豆中的多种维生素、钙、磷、铁等矿物质都比粳米多，因其营养丰富，可作豆粥、豆饭、豆酒，或作饵顿糕，或发芽作菜，故有"食中佳品，济世长谷"之称。另外，绿豆还具有药用价值，《本草纲目》云："绿豆，消肿治痘之功虽同于赤豆，而压热解毒之力过之。且益气、厚肠胃、通经脉，无久服枯人之忌。外科治痈疽，有内托护心散，极言其效。"并可"解金石、砒霜、草木一切诸毒"。

【功效】中医认为绿豆可解百毒，能帮助体内毒物的排泄，促进机体的正常代谢。绿豆可解酒毒、野菌毒、砒霜毒、有机磷农药毒、铅毒、丹石毒、鼠药毒等。绿豆还含有降血压及降血脂的成分。取食绿豆芽，可治疗因缺乏维生素 A 引起的夜盲症、缺乏维生素 B_2 引起的舌疮口炎及阴囊炎、缺乏维生素 C 引起的坏血病等。绿豆芽脱下的豆皮名为绿豆衣，有清热解毒、明目退翳之功。

【用法】常用于熬粥或汤。

【宜忌】脾胃虚弱的人不宜多食。

绿豆不宜煮得过烂，以免使有机酸和维生素遭到破坏、降低功效。

小偏方总结

食物及药物中毒：绿豆、生甘草各 60 克。水煎服。

预防夏令疾病：绿豆 60 克，金银花 30 克。水煎服。

乳部疮疖肿痛：绿豆 30 克。研末，每次 10 克，开水送服。

腮腺炎，跌打损伤：生绿豆研末，调米醋敷患处。

泄泻腹痛：绿豆、胡椒各等量，共研末，每次 5 克，1 日 3 次，开水送服。

热泻，肛门灼热：绿豆 60 克，车前子 30 克。水煎，分 2 次服。

中暑：绿豆煮汤饮，或加鲜丝瓜花 8 朵同煮，温服。

小便疼痛，小便频数，尿热尿赤，淋浊：绿豆芽 500 克。捣烂绞汁冲白糖服。

治湿疹、皮肤瘙痒：绿豆，海带（或海藻），芸香（臭草）。水煎，加红糖服。

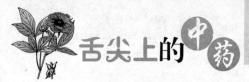

舌尖上的中药——吃对了，补养全家

清热解暑，除烦止渴：绿豆100克，煮至极烂，用适量红糖调味食用。夏季可常食之。有祛热毒、消肿胀、利小便的作用。

养生药膳

 绿豆莲子粥

配方 绿豆30克，莲子10克，冰糖适量。

做法 绿豆和莲子提前浸泡2个小时。放入砂锅内，加入适量清水，大火烧10分钟后改小火烧，绿豆开花后再煮沸5分钟，加入冰糖即可关火。

功效 清热利水。

 绿豆粥

配方 绿豆100克，粳米50克，白糖适量。

做法 绿豆加水煮至豆皮开裂时，加入粳米50克，同煮粥，加适量白糖调味食用。

功效 有清热解毒、止渴除烦、利水消肿的作用。

秦 皮——除燥湿，治翳障

【别　　名】梣木、苦枥木、石檀、苦树、盆桂、樊鸡木。

【属　　性】为木犀科植物苦枥白蜡树、白蜡树、尖叶白蜡树或宿柱白蜡树的干燥枝皮或干皮。

【产　　地】各地均有分布。

【性味归经】味苦，寒。归肝、胆、大肠经。

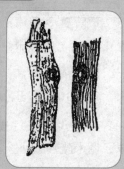

中药小知识

　　秦皮呈卷筒状或半卷长条状，厚约 2～3 毫米，长短不一。外表面黑褐色或灰褐色，并生有灰白色花斑。内表面稍光滑，黄白色或淡棕色，较老干皮外表皮显粗糙，具不规则的龟裂，质较坚硬而略脆，易折断。断面黄白色，纤维性。气微，味苦。水浸液呈淡黄绿色，并有蓝色荧光为秦皮的特征。

　　【功效】清热燥湿，清肝明目，收涩止痢，止带。用于热毒泻痢，带下阴痒，肝热目赤肿痛，目生翳障。

　　【用法】煎汤，1 次 4.5～9 克，或入丸剂；外用适量煎水洗。

　　【宜忌】脾胃虚寒者忌服。

小偏方总结

　　热痢下重者：白头翁 100 克，黄柏、黄连、秦皮各 150 克。上 4 味，以水 7 升，煮取 2 升，去滓，温服 1 升。不愈，更服 1 升。

　　慢性细菌性痢疾：秦皮 20 克，生地榆、椿皮各 15 克。水煎服。

　　腹泻：秦皮 15 克。水煎加糖，分服。

　　麦粒肿，大便干燥：秦皮 15 克，大黄 10 克。水煎服。孕妇忌服。

　　赤白带下，血崩不止：秦皮 150 克，丹皮 100 克，当归身 50 克。俱酒洗，炒研为末，炼蜜为丸梧桐子大。每早服 25 克，白汤下。

　　小儿发热及变蒸发热：秦皮、茯苓各 5 克，甘草 2.5 克。水煎服。

　　牛皮癣：苦榴皮 50～100 克。加半面盆水煎，煎液洗患处，每日或隔 2～3 天洗 1 次。药液温热后仍可用，每次煎水可洗 3 次。洗至痊愈为止。

养生药膳

秦皮乌梅汤

配方 秦皮 12 克，乌梅 30 克，白糖适量。

做法 将上 2 味药材加适量水煎煮，去渣取汁，临服用时加白糖适

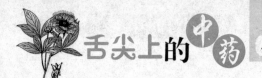

量。每日 2 次，早、晚空腹服，每日 1 剂，连服 5 日。

 功效 清热利湿杀虫。主治滴虫性阴道炎，症见带下黄臭，阴痒。

白头翁秦皮粥

配方 白头翁、秦皮各 15 克，粳米 100 克，水、白糖各适量。

做法 将白头翁、秦皮加适量水煎 30 分钟，去渣取汁，入粳米煮成烂粥，入白糖适量调味食。

功效 清热祛湿，凉血解毒。适用于结肠、直肠癌；症见大便赤白脓血，肛门灼热，口苦，下腹胀闷疼痛。

夏枯草——夏季凉茶的主角

【别　　名】 铁色草、大头花、棒柱头花、羊肠菜、锣锤草、六月干。

【属　　性】 为双子叶植物唇形科夏枯草的干燥果穗。

【产　　地】 全国各地均有分布。

【性味归经】 辛、苦，寒。归肝、胆经。

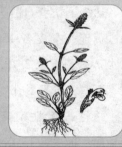

中药小知识

　　夏枯草为多年生草本植物，匍匐根茎，节上生须根。茎高达 30 厘米，基部多分枝，浅紫色。花萼钟形，花丝略扁平，花柱纤细，先端裂片钻形，外弯。花盘近平顶。小坚果黄褐色，花期 4 ~ 6 月，果期 7 ~ 10 月。

　　夏枯草生长在山沟水湿地或河岸两旁湿草丛、荒地、路旁，广泛分布于中国各地，以河南、安徽、江苏、湖南等省为主要产地。夏枯草适应性强，整个生长过程中很少有病虫害。有清火明目之功效，能治目赤肿痛、头痛等。

　　【功效】 清泻肝火、散结消肿、清热解毒、祛痰止咳、凉血止血。用于淋巴结核、甲状腺肿、乳痈、头目眩晕、口眼歪斜、筋骨疼痛、肺结核、血崩、带下、急性传染性黄疸型肝炎及细菌性痢疾等。

夏枯草为清肝火、散郁结的要药。本品配以菊花、决明子，可清肝明目，治目赤肿痛；配以石决明、钩藤，可平降肝阳，治头痛、头晕；配以玄参、贝母、牡蛎等品，可软坚散结，治瘰疬结核。

【用法】煎服，每次用 9~15 克。

【宜忌】脾胃虚寒的人不适合服用夏枯草。

《得配本草》：气虚者禁用。

小偏方总结

赤白带下：夏枯草花开时采，阴干为末。每次服 10 克，食前米饮下。

产后血晕，心气欲绝者：夏枯草捣绞汁，服一盏。

肝虚目睛疼，冷泪不止，筋脉痛：夏枯草 25 克，香附子 50 克。共为末。每次服 5 克，腊茶调下。

口眼歪斜：夏枯草 5 克，胆南星 2.5 克，防风 15 克，钓钩藤 5 克。水煎，点水酒临卧时服。

头目眩晕：夏枯草（鲜）100 克，冰糖 25 克。开水冲炖，饭后服。

羊痫风、高血压：夏枯草（鲜）150 克，冬蜜 50 克。开水冲炖服。

扑伤金疮：夏枯草捣烂，敷上。

急性扁桃体炎，咽喉疼痛：鲜夏枯草 100~150 克。水煎服。

养生药膳

夏枯草瘦肉汤

配方 夏枯草 10 克，猪瘦肉 200 克，海带 20 克，花生油适量。

做法 将夏枯草去杂质，洗净。海带浸发，用清水漂洗干净，切丝。

猪瘦肉洗净，切大块。把夏枯草、海带、猪瘦肉一起放入锅内，加清水适量，武火煮沸后，文火煮 1 小时，调味即可，随量饮汤食肉。

功效 清热祛火。

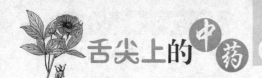
 夏枯草银花饮

配方 金银花 15 克，夏枯草 30 克。

做法 用沸水 1 千升冲泡半小时，待温凉后可当茶水饮用。

功效 有降血压的功效，尤其对治疗肝热肝阳上亢型的高血压效果更好。但因金银花、夏枯草的药性偏寒凉，身体衰弱、脾胃虚弱者慎用。

 夏枯草降脂茶

配方 夏枯草30克，杭白菊、苦丁茶各5钱，决明子4钱。

做法 所有材料以水煎煮，代茶饮。

功效 可降血压，增进毛细血管的通透性，并能改善高血压所引起的头晕昏眩等症状。

黄 柏——清热燥湿的上品

【别　　名】檗木、黄檗、无柏、川黄柏、关黄柏。

【属　　性】为芸香科植物黄皮树或者黄檗的干燥的树皮。

【产　　地】分布于东北、华北、西南及山西、陕西、甘肃等地。

【性味归经】苦，寒。归肾、膀胱、大肠经。

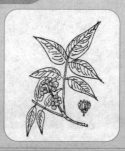

中药小知识

　　黄柏，落叶乔木，高10～20米。树皮淡黄褐色或淡灰色，有不规则深纵沟裂。叶对生，羽状复叶，小叶5～13，卵形或卵状披针形，长5～12厘米，宽3～4.5厘米，边缘具细锯齿或波状，有缘毛，上面暗绿色，下面苍白色。圆锥花序顶生，雌雄异株，花小而多，黄绿色。浆果状核果球形，紫黑色，有香气。花期 5～6 月，果期 9～10 月。

黄柏要生长 15～20 年才可取皮入药，生长周期很长，所以药材来之不易。多年大树，取皮则伤之。

黄柏味极苦色鲜黄，善入中土。其苦寒敛藏之力，善于清解湿热，其通达微润之气，善于流通水湿。湿气郁滞，在上宜汗以发之，在中宜斡旋运之，在下宜流通泻之。黄柏流通之力，善泻下焦湿热，故常用于下焦湿热为病。

【功效】清热燥湿，泻火解毒。用于急性细菌性痢疾，急性肠炎，急性黄疸型肝炎，泌尿系统感染，急性结膜炎，复发性口疮，烧烫伤，湿疹，阴道炎，疮疖等。

【用法】煎汤，1 次 3～12 克；或入丸、散。

【宜忌】脾虚泄泻、胃弱食少者忌服。

小偏方总结

神经性皮炎：黄柏 50 克，用食醋浸泡 6～7 日，取滤液搽患处。

痔疮合并感染：红藤、黄柏各 60 克，加水 200 毫升，煎取 10 毫升。过滤去渣，趁热薰洗患部 15～30 分钟。每日 2～3 次。

宫颈糜烂：黄柏 65%，蜈蚣 64%，雄黄 13%，轻粉 13%，冰片 2.6%。共研细末，外用。

产后会阴伤口感染：黄柏 25 克。煎成 200 毫升汁，加甘油 25 毫升和乙醇 2 升，以之浸泡纱布条放于伤口内，每日换药 1 次，3 日后隔天换药 1 次，直至痊愈。

下肢溃疡：用 1% 双氧水清洗疮面，然后以 0.9% 精盐水冲洗，取二黄粉（黄柏、大黄各等份，为末）适量，以开水调成糊状外敷。每隔 2 日治疗 1 次，直至红肿消散，下凹之肉长平后，再用珍珠散。

肠炎：黄柏、马齿苋、白头翁各 50 克，水煎成 100 毫升，加普鲁卡因 200 毫升备用。每晚睡觉前保留灌肠 1 次。令患者左侧卧位，臀部抬高。药液加热至 40～45℃，吸入注射器。连接导尿管。插入直肠 12～15 厘米左右停留 7～10 分钟。15 日为 1 个疗程。

慢性咽炎：50% 黄柏水煎液上清液 2 毫升，抽入 5 毫升注射器内，药液浓度保持在 28～32℃，以 5 号针头直喷整个咽部及咽后壁。每日 1～2 次，5～6 日为 1 个疗程。

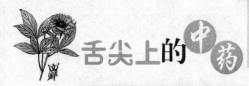

——吃对了，补养全家

养生药膳

 黄柏炖甲鱼

配方 黄柏10克，知母20克，甲鱼1只（500克），料酒10毫升，精盐4克，味精3克，姜5克，葱10克，胡椒粉3克，鸡油25克，上汤1.8升。

做法 将以上药物炮制后，洗净，放入纱布袋内，扎紧口；甲鱼宰杀后，清理干净；姜切片，葱切段。将与药包、姜、葱、料酒、上汤同放炖锅内，置武火上烧沸，再用文火炖35分钟，加入精盐、味精、鸡油、胡椒粉即成。

功效 滋阴降火。适用于肾阴不足、阴虚火旺导致的血精等症。

 知柏地黄汤

配方 黄柏、知母各6克，泽泻、茯苓、牡丹皮各9克，山茱萸、干山药各12克，熟地黄24克。

做法 将诸药放入砂锅内，水煎30分钟，取汁即可。每日1剂，分2次温服。

功效 主治阴虚火旺引起的盗汗、遗精等症。

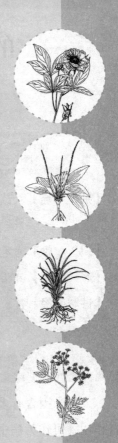

第 5 章

舌尖上的中药

——祛湿利尿类

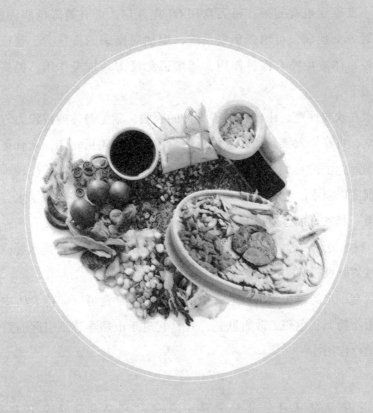

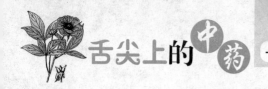

薏 米——利水消肿的冠军

【别　　名】薏苡仁、苡米、苡仁、土玉米、回回米、米仁、六谷子。

【属　　性】为禾本科植物薏苡的干燥成熟种仁。

【产　　地】分布于全国大部分地区。

【性味归经】甘、淡，凉。归脾、胃、肺经。

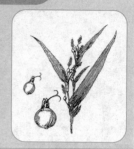

中药小知识

薏米因含有多种维生素和矿物质，有促进新陈代谢和减少胃肠负担的作用，可作为病中或病后体弱患者的补益食品，经常食用薏米食品对慢性肠炎、消化不良等症也有效果。每天食用 60 克薏仁，可有效降低胆固醇，防止心脏血管方面疾病，可增强免疫系统，增加对疾病的抵抗力。薏苡仁油对细胞免疫、体液免疫有促进作用，能增强免疫力和抗炎作用，提高机体的免疫能力。

薏米加水煮软或炒熟，比较有利于肠胃的吸收，常觉身体疲倦没力气的人，可以多吃；将鲜奶煮沸，加入薏仁粉适量，搅拌均匀后食用。常食可保持皮肤光泽细腻，消除粉刺、雀斑、老年斑、妊娠斑、蝴蝶斑；薏仁较难煮熟，在煮之前需以温水浸泡 2~3 小时，让它充分吸收水分，在吸收了水分后再与其他米类一起煮就很容易熟了。

【功效】利水消肿，健脾补中，祛湿疗痹，消痈排脓。用于肾炎水肿，肾盂肾炎，慢性胃肠炎，肺脓疡，阑尾炎，扁平疣等。

薏米中含有一定的维生素 E，是一种美容食品，常食可以保持人体皮肤光泽细腻，消除粉刺、色斑，改善肤色，并且它对于由病毒感染引起的赘疣等有一定的治疗作用。

舌尖上的中药

——祛湿利尿类

【用法】煎汤，1次10～30克；或入丸、散，浸酒，煮粥，做羹。

【宜忌】汗少、便秘者忌食。

适宜胃癌、子宫颈癌、脚气病、水肿、关节炎患者食用。

小偏方总结

润肺益脾：薏苡仁、山药各60克，捣为粗末，加水煮至烂熟，再将柿霜饼25克，切碎，调入溶化，随意服食。源于《衷中参西录》。

脾虚水肿，风湿痹痛：薏苡仁研为粗末，与粳米等份。加水煮成稀粥，每日1～2次，连服数日。源于《本草纲目》。

利水消肿：郁李仁60克，研烂，用水滤取药汁；薏苡仁200克，用郁李仁汁煮成饭。分2次食。

大便秘结，小便短赤：薏苡仁15克，冬瓜子30克，桃仁10克，牡丹皮6克。加水煎服。源于《千金要方》。用于肠痈拘挛腹痛，右下腹可触及肿块等。

胃癌，宫颈癌：薏苡仁、菱角、半枝莲各30克。加水煎汤，分2次服。本方对肿瘤有一定抑制作用。

扁平疣：薏苡仁60克，紫草6克。加水煎汤。分2次服，连服2～4周。

补脾除湿：薏米、粳米各等量，同食即可。薏米与白糖食用可以治疗粉刺，与山楂同食可以健美减肥，与胡萝卜同食可以美容。

养生药膳

 ### 薏米年糕

配方 红豆200克，薏米150克，年糕250克，冰糖50克。

做法 水烧开，放入红豆、薏米、年糕和冰糖。水开后小火煮20分钟，

直到年糕熟透即可。

功效 有利水消肿、解毒排脓、清热去湿的效果。

 ### 薏米红豆粥

配方 红豆100克，薏米50克，

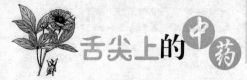

饮用水 1500 克。

做法 红豆和薏米洗净后，放入锅中用清水浸泡 4 小时，后开大火煮至水开，转小火煮。快熟时加冰糖继续熬煮至冰糖融化即可。

功效 有清热利尿作用，对浮肿病人也有疗效。

红 豆——养心消肿的养心谷

【别　　名】小豆、赤豆、猪肝赤、朱赤豆、朱小豆、金红小豆、米赤豆。

【属　　性】豆科植物赤豆或红小豆的干燥成熟种子。

【产　　地】分布于全国大部分地区。多生于山沟、溪边、林中或栽培于庭园。

【性味归经】性微寒，味甘、酸。归心、小肠经。

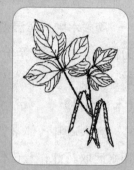

中药小知识

古代李时珍把红豆称作"心之谷"，强调了红豆的养心功效。红豆既能清心火，也能补心血。其粗纤维物质丰富，临床上有降血脂、降血压、改善心脏活动功能等功效；同时又富含铁质，能行气补血。但是，红豆在植物学上是一个大类，至少涉及三种植物，因种子外观相似，很容易弄混淆，具体有以下几种：

1. 藤本相思子，不是王维诗中的红豆（种子半红半黑）。

2. 常绿乔木红豆树，别名相思树，真正的红豆、相思豆（种子全红）。

3. 落叶乔木海红豆，别名相思树，真正的红豆、相思豆（种子全红）。

4. 赤豆，又名红豆，是蔬食红豆，与爱情和相思无关（种子暗红）。

赤小豆与相思子二者外形相似，均有"红豆"之别名。相思子产于广东，外形特征是半粒红半粒黑，过去曾有误把相思子当做赤小豆服用而引起中毒甚至死亡的，食用千万不可混淆。

【功效】利水消肿，解毒排脓。用于水肿胀满、脚气浮肿、黄疸尿赤、风湿热痹、痈肿疮毒、肠痈腹痛。

红豆具有很高的药用价值和良好的保健作用，药用可以清热解毒、健脾益胃、利尿消肿、通气除烦，治疗小便不利、脾虚水肿、脚气病等。李时珍称红豆为"心之谷"；《神农本草论》中认为红豆是食物药，属中品；《药论》载，红豆可"散气令人心孔开，止小便数"；《本草新编》中论述得更为精辟，认为红豆"专利下身之水而不能利上身之湿"。

【用法】内服，煎汤，1 次 15～50 克；或入散剂。

【宜忌】赤小豆能通利水道，故尿多之人忌食。

适宜各类型水肿之人。

小偏方总结

急性出血性小肠炎，突然发热，呕吐，腹胀，腹痛：红小豆、黄连、葛根、地榆、黄芩、白芍、枳壳、赤茯苓、赤芍、荷叶炭各 10 克。加水煎沸 15 分钟，滤出药液，再加水煎 20 分钟，去渣，两煎药液调兑均匀，分服，每日 2 剂。

血栓闭塞性脉管炎，疼痛剧烈：红小豆、紫花地丁、忍冬藤各 30 克，连翘、玄参、当归各 15 克，牛膝、赤芍、川楝子各 10 克，红花、生甘草各 5 克。加水煎沸 15 分钟，滤出药液，再加水煎 20 分钟，去渣，两煎药液调兑均匀，分服，每日 1 剂。

肝硬化腹水：红小豆 30 克，冬瓜子 15 克，玉米须 60 克。加水煎沸 15 分钟，滤出药液，再加水煎 20 分钟，去渣，两煎药液调兑均匀，分服，每日 2 剂。

大小肠痈，湿热气滞瘀凝：赤小豆、薏苡仁、防己、甘草，煎汤服。

腮颊热肿：赤小豆末和蜜涂之，或加芙蓉叶末。

小儿重舌：赤小豆末，醋和涂舌上。

下乳汁：煮赤小豆取汁饮。

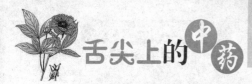
养生药膳

 红豆炖羊脊骨

配方 羊脊骨500克，红豆250克，料酒10克，姜、葱、精盐、鸡精、胡椒粉、鸡油各适量。

做法 将红豆淘洗干净；羊脊骨洗净后从每节骨缝间剁开；姜切成片；葱切成段。将红豆、羊脊骨、姜片、葱段及料酒一同放入炖锅内，加入清水用大火烧沸，再用小火炖煮45分钟，加入精盐、鸡精、鸡油及胡椒粉略煮即可。

功效 具有补肝肾、强筋骨的功效，适于肝肾虚损、腿抽筋、骨折、骨质疏松等症患者食用。

 茅根煮红豆

配方 白茅根250克，红小豆120克。

做法 将上述配料加水煮至水干，除去白茅根，将红小豆分数次嚼食。

功效 白茅根为凉性利尿药，其味甘甜，用以煮豆，既可增强利尿作用，又较适口，故颇为得法。常用于水肿、小便不利及肾炎或营养不良性水肿的辅助治疗。

藿香——夏季祛暑的首选

【别　名】土藿香、猫把、青茎薄荷、排香草、大叶薄荷、绿荷荷、川藿香、苏藿香。

【属　性】为唇形科植物广藿香或藿香的全草。

【产　地】中国各地广泛分布，常见栽培。

【性味归经】味辛，性微温。归脾、胃、肺经。

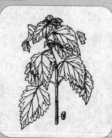

中药小知识

　　藿香为唇形科多年生草本植物，分布较广，常见栽培。喜温旺湿润和阳光充足环境，宜疏松肥沃和排水良好的沙壤土。其全草入药有止呕吐、治霍乱腹痛、驱逐肠胃充气、消暑等效；果可作香料；叶及茎均富含挥发性芳香油，有浓郁的香味，为芳香油原料。藿香亦可作为烹饪佐料，或者烹饪材料，某些比较生僻的菜肴和民间小吃中利用藿香来丰富口味，增加营养价值。此外，藿香还可用作园林或庭院栽植以美化环境。

　　【功效】祛暑解表；化湿和胃。用于夏令感冒，寒热头痛，胸脘痞闷，呕吐泄泻，妊娠呕吐，鼻渊，手、足癣；可用于湿阻中焦、运化失调引起的脘腹痞满、大便溏泄等。常配苍术、厚朴、陈皮同用，是治疗呕逆的常用药；常配苏叶、白芷等，可治疗感冒夹湿引起的胃口差、腹胀。

　　【用法】煎汤，1次用6~45克；或入丸、散。祛暑解表宜用生藿香叶，理气和中宜用藿香梗。

　　【宜忌】阴虚火旺、邪实便秘者禁服。

　　阴虚、湿热体质者应忌食或少食。

小偏方总结

　　暑泻：藿香、苍术、槟榔各1千克，厚朴600克，黄连300克，木香500克，地锦草3千克。加清水80~100升，浸泡1小时，煎至25毫升，冷却后，分装瓶内。成人每次取用5毫升，开水冲服，轻者每日2次，重者每日3次。恶心呕吐重者，可少量多次。

　　中焦湿热证：藿香、陈皮、茯苓各15克，砂仁、厚朴、半夏、槟榔、黄芩各10克，柴胡12克。水煎服，每日1剂。

　　夏令皮炎：藿香、青蒿、黄柏、苦参、地骨皮各9克。水煎服。7日为1个疗程。

　　婴幼儿腹泻：藿香、苍术各6克，野麻草15克，车前子9克，厚朴、陈皮各4克，粉甘草3克，生姜3片，大枣5~7枚。水煎服。

　　急性卡他性结膜炎：藿香15~30

克。水煎服，每日1剂，早、晚各服 | 者，可加入白茅根30克。
1次。如发病3~4日，发炎较厉害 |

养生药膳

藿香江湖鸡

配方 土鸡1只，木耳150克，方竹笋100克，藿香、红酱油、味精、鸡精、盐各适量。

做法 将土鸡煮30分钟左右，切成条状。木耳用水发好后同竹笋一起煮熟，并切成条状备用；鸡块中加入藿香、红酱油、味精、鸡精等调味品，与木耳、方竹笋共同拌制成菜。

功效 有解暑开胃、补中益气之效。

藿香菊花茶

配方 藿香少许，菊花适量，碎干荷叶适量，冰糖少许。

做法 适量抓取藿香、菊花、碎干荷叶，加入少许冰糖，以开水冲泡5~8分钟即可。

功效 清甜润喉，芳香醒脑。有解暑祛湿、开胃止呕之效，适用于夏感暑热、发寒热、头脑昏痛、呕吐泄泻等症。

车前草——利湿通淋的路边草

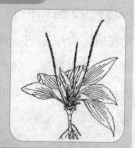

【别　　名】车前实、虾蟆衣子、猪耳朵穗子。

【属　　性】为车前科植物车前草的干燥全草。

【产　　地】车前在我国各地均有分布，平车前主要产于黑龙江、辽宁、河北等省。

【性味归经】甘，寒。归肝、肾、肺经。

中药小知识

车前草治病的典故源于西汉一个叫马武的将军，一次马将军的军队受困在一个荒无人烟的地方，因为饥渴交加而患上尿毒症，但是却无药可治，马武有个马夫，名叫张勇，有一天发现他的三匹马都不尿血了，在跟踪调查之下便发现了这种牛耳形的野草，并用这些牛耳形的野草治愈了军中尿毒症患者。马武大喜，问张勇："牛耳草在什么地方采集到的？"张勇向前一指："将军，那不是吗？就在大车前面。"此时，马武哈哈大笑："真乃天助我也，好个车前草！"

由此，车前草治病的美名就传开了，因为此草爱长在路旁，所以又称为当道草。

【功效】清热利尿，祛痰，凉血，解毒。用于水肿尿少，热淋涩痛，暑湿泄痢，痰热咳嗽，吐血，衄血，痈肿疮毒。

车前草还具有抗病原微生物作用，可以抑制炎症；可以治疗腮腺炎、细菌性痢疾、急性黄疸型肝炎，治疗口舌生疮等。

车前草对胃、肠道也有作用，可以暂时性增加肠液分泌；它还使呼吸变深变大而慢，促进支气管及消化道的分泌，促进肠管、子宫的运动。可以治疗小儿腹泻。

【用法】内服，煎汤，1次5～15克，包煎；或入丸、散。

【宜忌】肾虚寒者尤宜忌之。

小偏方总结

急性肾盂肾炎，尿频尿急：车前草、熟地黄、生地黄、猪苓、牛膝、知母、泽泻、黄柏各10克，白花蛇舌草120克，绿豆1把，龙胆草5克。加水煎沸15分钟，滤出药液，再加水煎20分钟，去渣，两煎药液兑匀，分服，每日1剂。

急性肾盂肾炎，恶寒发热：车前草、金银花、神曲、生石膏、山楂、白茅根、麦芽各30克，连翘20克，滑石、萹蓄各15克，麦门冬、栀子各10克，甘草5克。加水煎沸15分钟，滤出药液，再加水煎 20 分钟，去渣，两煎药液兑匀，分服，每日 1 剂。

慢性肾炎，并发痈、疮：车前草、紫花地丁、白花蛇舌草各 30 克，

白茅根 60 克，七叶一枝花、生地黄、赤芍、牡丹皮、大黄各 10 克，商陆 5 克。加水煎沸 15 分钟，滤出药液，再加水煎 20 分钟，去渣，两煎药液兑匀，分服，每日 1 剂。

养生药膳

茵陈车前草茶

配方 茵陈 9 克，车前草 12 克。

做法 将茵陈、车前草加适量水煎。代茶饮，每日 1 剂，每日煎服 2 次，连服 1 周。

功效 用于清热利湿，预防传染性肝炎。

车前草茶

配方 车前草 3 克，茶叶 5 克。

做法 车前草与茶叶共煎，饮其汁。

功效 清热利尿，祛痰明目。

茯苓——健脾宁心的四时神药

【别　　名】茯菟、云苓、松薯、松苓、松干薯。

【属　　性】为多孔菌科真菌茯苓的干燥菌核。

【产　　地】主产于湖北、安徽、河南、云南、贵州、四川等地。

【性味归经】甘、淡，平。归心、肺、脾、肾经。

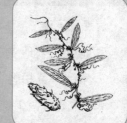

中药小知识

茯苓，寄生在松树根上的菌类植物，外皮黑褐色，里面白色或粉红色。多寄生于马尾松或赤松的根部。古人称茯苓为"四时神药"，因为它功效非常广泛，不分四季，将它与各种药物配伍，不管寒、温、风、湿诸疾，都能发挥其独特功效。

茯苓是一味延年益寿之药，"久服安魂养神，不饥延年"。魏晋、唐宋时期服食茯苓已很普遍。到了清代，茯苓被当做养生益寿要药，尤其是慈禧太后，不但自己食用，还将茯苓制成茯苓饼，赏赐给大臣。有人对慈禧太后的长寿补益药方进行研究，发现使用率最高的一味药就是茯苓，在78%的方中皆有。

【功效】利尿渗湿，健脾和中，宁心安神。用于肾炎水肿，心脏性水肿，营养不良性水肿，胃溃疡，慢性胃炎，慢性支气管炎，神经衰弱等。

中医认为茯苓性味甘淡平，入心、肺、脾经。具有渗湿利水、健脾和胃、宁心安神的功效。

茯苓可治小便不利，水肿胀满，痰饮咳逆，呕逆，恶阻，泄泻，遗精，淋浊，惊悸，健忘等症。茯苓之利水，是通过健运脾肺功能而达到的，与其它直接利水的中药不同。苓桂术甘汤、四君子汤、四苓汤等均是有茯苓配伍的常用方剂。

【用法】内服，煎汤，每次服用10~15克。

【宜忌】虚寒精滑或气虚下陷者忌服。

适宜脾胃虚弱，饮食减少，心神不宁者服用。

小偏方总结

小便多、滑数不禁：白茯苓（去黑皮）、干山药（去皮，白矾水内湛过，慢火焙干）。上2味药材各等份，为细末。稀米饮调服之。

水肿：白水（净）10克，茯苓15克，郁李仁（杵）7.5克。加生姜汁煎。

四肢肿：防己、黄耆、桂枝各

150克，茯苓300克，甘草100克。上5味药材，以水6升，煮取2升，分温3服。

心下有痰饮，胸胁支满目眩：茯苓200克，桂枝，白术各150克，甘草100克。上4味药材，以水6升，煮取3升，分温3服，小便则利。

卒呕吐，心下痞，膈间有水：半夏1升，生姜250克，茯苓150克。上3味药材，以水7升，煮取1升，分温再服。

湿泻：白术50克，茯苓（去皮）35克。上细切，水煎50克，食前服。

心虚梦泄，或白浊：白茯苓末10克。米汤调下，每日2次。

养生药膳

 ### 茯苓龟肉煲

配方 茯苓150克，乌龟1只，味精、鸡精、料酒、姜、葱、盐各5克，骨汤2.5升。

做法 将茯苓洗净，放入煲内，加入骨汤，煲1小时。将乌龟放入盆中，加温水，使其排尽尿液，洗净，用沸水烫死，去头、爪及内脏，连龟甲、土茯苓同放入煲内，再煲2小时。起锅前，加入调料，上桌，既可烫其他菜食用，又可佐餐。

功效 养阴补血，祛风湿，强筋骨。适用于拘挛骨痛、恶疮痈肿、慢性湿疹、牛皮癣、更年期综合征等。

 ### 松节苓仙酒

配方 松节50克，茯苓45克，威灵仙30克，川草薢15克，桃仁、泽兰、全当归、车前子、泽泻各10克，生薏苡仁30克，白酒1000毫升。

做法 将前10味药材捣碎，置容器中，加入白酒，密封。浸泡7～14日后，过滤去渣即成。

功效 降浊泄毒，活血化瘀。适用于急、慢性痛风性关节炎等症。

泽 泻——利水第一品

【别　　名】水泽、如意花、车苦菜、天鹅蛋、天秃、一枝花。

【属　　性】本品为泽泻科植物泽泻的干燥块茎。

【产　　地】产于我国大部分地区，四川、福建有大面积栽培。

【性味归经】甘、淡，寒。归肾、膀胱经。

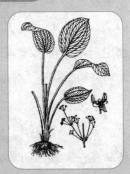

中药小知识

多年生沼泽草本，高 50 ~ 100 厘米。地下块茎球形，外皮褐色，密生多数须根。叶基生，长椭圆形至广卵形，全缘。花葶从叶丛中生出，花茎高约 1 米，花集成轮生状圆锥花序；苞片披针形至条形；萼片 3，绿色；花瓣 3，白色；雄蕊 6，雌蕊多数，离生。瘦果倒卵状，扁平。花期 6 ~ 8 月，果期 7 ~ 9 月。冬季叶枯时采挖，火烤干撞去外皮切片备用。

【功效】利水渗湿，泄热。用于肾炎水肿，风心病水肿，泌尿道感染，急性肠炎，黄疸型肝炎等。

现代医学研究表明，泽泻内含多种四环三萜酮醇衍生物泽泻醇 A、B、C 及其乙酸泽泻 A 酯、B 酯和表泽泻醇 A 等，以及卵磷脂、胆碱、天门冬素、植物甾醇、脂肪酸、树脂、淀粉、蛋白质和钾等成分。由于泽泻本身具有降低胆固醇、降血压、降血脂的作用，对于中老年人，适当用泽泻煎汤饮服既可清湿热、利小便，又可控制体内胆固醇的升高。

【用法】煎汤，用 6 ~ 12 克；或入丸、散。

【宜忌】肾虚精滑无湿热者禁服。

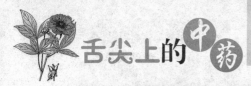

小偏方总结

急性肠炎，腹痛腹泻，恶寒，发热，恶心呕吐：泽泻、猪苓、苍术、车前草、白术、厚朴、白芍、陈皮各10克，茯苓15克。加水煎沸15分钟，滤出药液，再加水煎20分钟，去渣，两煎药均匀调兑。分服，每日1剂。

呕吐：泽泻、竹茹、半夏各10克。湿热加葛根15克，黄连、黄芩各9克；寒湿加防风、荆芥、藿香各10克；暑湿加香薷、扁豆花、六一散各10克；食滞加山楂、莱菔子、神曲各10克。

肠炎：泽泻、神曲、山楂、陈皮、麦芽、茯苓、白术各10克，厚朴、半夏、藿香、苍术、甘草各5克。加水煎沸15分钟，滤出药液，再加水煎20分钟，去渣，两煎药均匀调兑。分服，每日1剂。

胃肠神经官能症，胸腹部气窜痛，胀满不适：泽泻、半夏、枳实、石菖蒲、茯苓、赤芍各10克，甘草、广木香、胆南星、肉桂、竹茹、生姜各5克。加水煎沸15分钟，滤出药液，再加水煎20分钟，去渣，两煎药液均匀调兑。分服，每日2剂。

健脾化痰、利湿降脂：泽泻30克，半夏、橘红、山药、白术、山楂、枸杞子各10克，薏仁、何首乌、车前草各15克。水煎服，每日1剂，分2次服完。

养生药膳

 ### 泽泻茯苓鸡

配方 泽泻、茯苓各60克，母鸡1只，黄酒适量。

做法 将鸡洗净，茯苓、泽泻、黄酒入鸡腹内，鸡背朝下，小火炖2个小时，去浮油，淡食，每次4汤匙鸡汁，鸡肉蘸酱油吃。5日吃完。

功效 利水消肿，补益安神。适用于肝硬化病久虚弱而有腹水者。

 ### 茯苓猪肚

配方 猪肚1只，茯苓200克，淮山药200克，黄酒10克，细盐适量。

做法 猪肚洗净，茯苓装入肚内，淋上黄酒，撒细盐后扎紧口，入锅内加水慢炖 4 小时，至肚子酥烂离火。将熟肚剖开，倒出茯苓、山药，冷却后烘干，研末装瓶。每次 6 ~ 10 克，每日服 3 次，温开水送服。猪肚可切片食用。

功效 补肾益胃，健脾渗湿，平解虚热，缓降血糖。对糖尿病患者尤为相宜。

茵 陈——利胆退黄清湿热

【别　　名】茵陈蒿、石茵陈、绵茵陈、绒蒿。

【属　　性】为菊科多年生草本植物茵陈蒿或滨蒿的幼苗。

【产　　地】全国大部分地区均有，主产于陕西、山西、安徽等地。

【性味归经】苦，微寒。归脾、胃、肝、胆经。

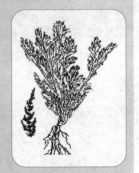

中药小知识

过去，在东北地区的农村，老百姓常把茵陈砸软，编成辫，吊挂在梁上，用火点燃，常用来点烟、生火、驱蚊。不仅如此，茵陈亦被人们当成食物。朴素无华的茵陈遍布我国大江南北，尤其在黑龙江省的三江平原、嫩江两岸和丘陵水旁，因其土地肥沃，四季分明，在此出产的茵陈实为地道药材，为当地群众的健康保健默默地做出了无私的奉献。

茵陈被很多乙肝或者其他肝脏疾病的患者当做治疗用药，但其实茵陈是否能单独用于乙肝治疗还有待考证，因为目前比较普及的乙肝治疗药物中并没有茵陈，相反，有些乙肝患者由于相信了某些江湖郎中的一面之词，因此将茵陈当做了乙肝治疗中的偏方秘方来使用，大量食用茵陈，会引起恶心、腹泻、头晕等症状，所以选用茵陈，要在医生的指导下进行，以免增加身体负面影响。

【功效】退黄疸，清湿热。用于湿疮瘙痒，黄疸尿少，传染性黄疸型肝炎。中医认为茵陈可治湿热黄疸、小便不利、风痒疮疥等，以它配以青蒿、木贼滚鸡蛋汤，略带中药的气味，具有清热解毒、消肿下气的功效，对春夏间闷热的脘腹胀满、大便秘结者十分有效，可改善其症状。

【用法】煎汤，1次用6～15克。外用适量，可煎汤熏洗。

【宜忌】蓄血发黄者，禁用茵陈。《本草经疏》

热甚发黄，无湿气，二者禁用茵陈。《得配本草》

小偏方总结

急慢性肝炎：茵陈、赤芍、黄芪、白芍各15克，夜交藤30克，藿香、当归、杏仁、远志、佩兰叶、郁金、橘红、石菖蒲各10克，黄连5克，琥珀粉末、羚羊角粉末各1克（冲服）。以水煎沸15分钟，滤出药液，再加水煎20分钟。两煎药液兑匀，分服，每日1剂。

肝硬化腹水，虚实夹杂：茵陈、白芍、当归、杏仁、白术、木瓜、陈皮、藕节、泽兰、香附各20克，黄芪100克，赤艾、丹参、茯苓、车前子各30克，生姜10克。以水煎沸15分钟，滤出药液，再加水煎20分钟。两煎药液兑匀，分服，每日1剂。

脉沉细迟，肢体逆冷：茵陈100克，附子1个作8片，干姜（炮）75克，甘草（炙）50克。上为粗末。分作4贴，水煎服。

不多语言，四肢无力：茵陈、白鲜皮各50克。上2味粗捣筛。每服15克，水1盏，煎至六分，去滓，食前温服，每日3次。

胆囊感染：茵陈30克，蒲公英12克，忍冬藤12克，川军10克。水煎服。

养生药膳

麻油茵陈

配方 茵陈嫩茎叶250克，精盐、味精、白糖、麻油各适量。

做法 将茵陈去杂洗净，入沸水锅焯透，捞出洗净，挤干水，切碎放盘中，加入精盐、味精、白糖、麻油，食时拌匀即成。

功效 此菜碧绿清香，甘甜爽口，具有利湿退黄、祛风明目的功效。

茵陈荷叶粥

配方 茵陈25克，新鲜荷叶1张，粳米100克，白糖适量。

做法 先将茵陈和荷叶洗净煎汤，取汁去渣，加入洗净的粳米同煮，待粥将熟时，放入白糖稍煮即成。

功效 具有健补脾胃、利胆退黄的功效。适用于慢性肝炎恢复期。

金钱草——清热利尿，除湿退黄

【别　　名】过路黄、大连钱草、蜈蚣草、大金钱草。

【属　　性】为报春花科植物过路黄的干燥全草。

【产　　地】产于四川、江苏、广西、浙江、湖南等地。

【性味归经】性寒，味甘、咸。归胆、肾经。

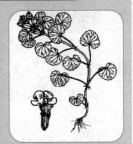

中药小知识

金钱草，中药名。江南各省均有分布。夏、秋二季采收。除去杂质，晒干，切段生用。具有清热解毒、散瘀消肿、利湿退黄之功效，可用于热淋、沙淋、尿涩作痛、黄疸尿赤、痈肿疔疮、毒蛇咬伤、肝胆结石、尿路结石等症。现代研究，该品主要含酚性成分和甾醇、黄酮类、氨基酸、鞣质、挥发油、胆碱、钾盐等。还具有排石、抑菌、抗炎作用，对体液免疫、细胞免疫均有抑制作用。此外，荨麻科植物镜面草，其别名之一，也称金钱草。

【功效】具有清热解毒、散瘀消肿、利湿退黄之功效，可用于热淋、沙淋、尿涩作痛、黄疸尿赤、痈肿疔疮、毒蛇咬伤、肝胆结石、尿路结石等症。金钱草有良好的利湿退黄及排石通淋作用，治肝胆结石及黄疸，可单用该品煎汤代茶饮，或配伍茵陈、郁金、大黄等以增强清利肝胆及排石作用。

《百草镜》载：金钱草"治跌打损伤"。《本草求原》则曰："祛风湿，止骨痛。浸酒舒筋活络，止跌打闪伤。"故本品有舒筋活络之功效。对于跌打损伤、风湿痹痛，筋骨疼痛，均可选用本品治之。

【用法】内服，煎汤，每次15～25克（鲜者50～100克）；或浸酒，捣汁。

【宜忌】虚寒体质者不宜服用。

小偏方总结

肾虚水肿：金钱草30克，茴香6克，猪蹄2只，加水炖服。

泌尿系统结石：大叶金钱草30克，蒸猪腰服用。

疔疮：金钱草捣汁，兑淘米水或酒服用。

跌打损伤：金钱草洗净，捣汁1小杯饮服。

痔疮：金钱草干品30克，水煎服。

利小便：金钱草、龙须草、车前草各25克。煎服。

治疟疾：金钱草75～150克。水煎，分2次服，每日1剂，连服3日。

养生药膳

金钱草米粥

【配方】新鲜金钱草60克，粳米50克，冰糖适量。

组佛：金钱草洗净，切碎，加水200毫升，煎至100毫升，去渣取汁，放入粳米、冰糖，再加水400毫升，煮稀粥。

功效 利尿退黄。

金钱饮

配方 金钱草、车前子、鱼腥草、萹蓄草、鸭跖草各20克，白糖50克。

做法 将前5味中药材洗净，放入锅内，加水3000毫升。将锅置大火上烧沸，再用小火煎煮25分钟，用纱布滤过，在药汁内加入白糖，拌匀即成。

功效 清热解毒，利尿消肿。

木通——清心火，通经乳

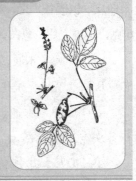

【别　　名】附支、丁翁、通草、活血藤。

【属　　性】木通科植物白木通或三叶木通的木质茎。

【产　　地】主产于吉林、黑龙江、辽宁等省。

【性味归经】苦，微寒。归心、小肠、膀胱经。

中药小知识

　　木通是一种属于木通科的落叶蔓性木本植物，药用它的茎梗。因它的茎梗有细孔，两头都通，所以叫木通。果实及藤入药，能解毒利尿，通经除湿；甜味可食，也可酿酒；茎蔓可用于编制用具，并可代绳。

　　目前所用的木通药材，主要有关木通、川木通、淮通和白木通四类，其中使用最广的关木通为马兜铃科木通马兜铃的木质茎；其次为川木通，为毛茛科小木通绣球藤等的木质茎，而历代本草所记载的木通则为木通科木通，目前很少见用。

【功效】清心火，利尿通淋，通经下乳。对于热淋涩痛、口舌生疮、水肿、经闭、乳少、心烦尿赤有疗效。

木通苦寒入血分，有通利九窍、血脉关节，活血止痛之功，可用治热痹，热痹是由于邪热壅于经脉关节，气血郁滞不通，以致关节疼痛，局部灼热红肿，或伴发热，恶风，烦闷不安。木通苦寒清通，行瘀活络，用之关节郁滞得通，湿热可除。

【用法】内服：煎汤，5～10克；或入丸、散。

【宜忌】内无湿热、津亏、气弱、精滑、溲频者及孕妇忌服。

小偏方总结

水肿，小便不利：木通、猪苓、桑白皮、槟榔各9克，赤苓12克，苏叶6克，生姜3片，葱白3寸。水煎服。

小儿夜啼：木通、生地各6克，灯芯草0.5～1克，栀子9克。水煎服。

乳汁不通：木通、漏芦、王不留行各9克，黄芪15克。水煎服。

小儿心热：生地黄、甘草（生）、木通各等份。上同为末，每次服15克，水1盏，入竹叶同煎至五分，食后温服。

尿血：木通、牛膝、生地黄、天门冬、麦门冬、五味子、黄柏、甘草各等份。同煎服。

小便涩，身体虚肿：乌白皮100克，木通50克，槟榔50克。上件药，捣细罗为散，每服不计时候，以粥饮下10克。

肠鸣腹大：木通（锉）150克，桑根白皮（锉，炒）、石韦（去毛）、赤茯苓（去黑皮）、防己、泽泻各75克，大腹（炮）四枚。上7味，粗捣筛，每服15克，水一盏半，煎至一盏，去滓，食前温服，如入行五里再服。

养生药膳

木通猪脚汤

配方 猪脚2只，木通25克，红枣5枚，米酒少许。

做法 猪脚刮毛去甲，洗净，斩件，放入滚水中煮10分钟，取出用清水漂洗干净；红枣（去核）、木通洗净。把全部用料放入锅内，加清水适量，武火煮滚后，改文火煲 3 小时，汤成加少许米酒，调味温服。

功效 补血通乳。适用于产后血虚之乳汁不通，或乳汁过少、体虚乏力者。

木通粳米粥

配方 木通 15 克，粳米 100 克，生地黄 30 克。

做法 先煎 2 味药，去渣，放入米煮粥，空腹食用。

功效 具有清心利尿的功能。适用于血淋，小便赤涩疼痛；也可治心火口疮，口舌干燥。

灯芯草——清心火，治口疮

【别　　名】赤须、龙须草、灯芯。

【属　　性】为灯芯草科植物灯芯草的干燥茎髓。

【产　　地】分布于长江下游以及陕西、四川、福建、贵州等地。

【性味归经】甘、淡，微寒。归心、肺、小肠经。

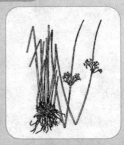

中药小知识

多年生草本，适宜生长在河边、池旁、水沟边、稻田旁、草地上、沼泽湿处。高 0.4 ~ 1 厘米。根茎横走，具多数须根。茎圆筒状，外具明显条纹，淡绿色。无茎生叶，基部具鞘状叶，长者呈淡赤褐色或黑褐色，短者呈褐色，有光泽。复聚伞花序，假侧生，由多数小花密集聚成簇；花淡绿色，具短柄；花被6，2 轮，裂片披针形，背面被柔毛，边缘膜质，纵脉 2 条；雄蕊 3，较花被短；子房 3 室，花柱不明显，柱头 3 枚。蒴果卵状三棱形或椭圆形，先端钝，淡黄褐色。种子多数，斜卵形。花期 5 ~ 6 月。果期 7 ~ 8 月。

【功效】清心火，利小便。用于心烦失眠，尿少涩痛，口舌生疮。

灯芯草茎髓呈细圆柱形，长达 90 厘米，直径 1～3 毫米。表面白色或淡黄白色，有细纵纹。体轻，质软，略有弹性，易拉断，断面白色。无臭，无味。以条长、色白、有弹性者为佳。根据炮制方法的不同分为灯芯草、朱砂灯芯、灯芯草炭，炮制后贮干燥容器内，置通风干燥处。

【用法】秋季采收。割取茎部晒干，或将茎皮纵向剖开，去皮取髓，晒干。

【宜忌】气虚小便不禁者忌服。

小偏方总结

急慢性咽炎，口腔炎：灯芯草、麦冬，泡茶饮用。或灯芯炭 3 克，冰片 0.3 克，共研细粉，吹入患处。

心热烦躁，失眠不寐，小儿夜啼：朱灯芯草 3 克，淡竹叶 9 克。水煎服。

治肾炎水肿：鲜灯芯草 50～100克，鲜车前草、鲜地胆草各 50 克。水煎服。

失眠，心烦：灯芯草 30 克钱。煎汤代茶常服。

小儿热惊：灯芯草 5～10 克，车前草 3 株。酌冲开水炖服。

小儿心烦夜啼：灯芯草 25 克。煎 2 次，分 2 次服。

养生药膳

灯芯草煲瘦肉粥

配方 100 克大米，3 扎灯芯草，适量猪瘦肉，适量盐。

做法 灯芯草洗净；大米洗干净放适量清水，放入灯芯草大火煲；大

火煲开了改小火煲；猪肉切薄片，猪肉用生抽、生粉、一点点油拌匀；粥煲到够绵了，大概煲 20 分钟左右，放入调味的猪肉，搅散开中火煲；煲4～5 分钟猪肉熟了放盐调味。

功效 利水渗湿。

146

灯芯草苦瓜汤

☁️**配方**　苦瓜（去瓤，核）200克，灯芯草5扎，食盐适量。

☁️**做法**　苦瓜洗净后切成块状。将苦瓜块与灯芯草一起放进砂锅内，用适量清水煎煮，加食盐调味便可。每日1~2次，每次150~200毫升。

功效　本食疗方清心降火。适用于夏季风热上攻所引起的目赤肿痛、眼眵增多、口干心烦、小便黄赤等。对皮肤热痱、湿疹也有效。

淡竹叶——生津止渴，治牙痛

【别　　名】竹麦冬、长竹叶、山鸡米。

【属　　性】为禾本科植物淡竹叶的茎叶。

【产　　地】主产于浙江、江苏、安徽、河南、河北、广东、江西等地。

【性味归经】甘，微寒，无毒。归心、胃、小肠经。

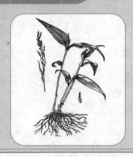

中药小知识

　　淡竹叶，又名竹叶麦冬、山鸡米，为禾本科植物淡竹叶的干燥全草的地上部分。淡竹叶高数寸，茎细叶绿，非常像竹米落地所生的细竹的茎叶。多年生草本，它的根一棵有几十条须，须上结有子，和麦门冬一样，仅是更坚硬而已。生于山坡林下及沟边阴湿处。夏季末抽花穗前采割，晒干备用。

　　关于淡竹叶，还有一个小故事。相传东汉建安十九年时，曹操挟天子以令诸侯，刘备亦已取汉中，在诸葛亮的建议下，发兵讨伐曹操。刘备派出张飞与马超作先锋将军，兵分二路。张飞刚到巴西郡城边，即与曹操所派的大将张郃相遇，张郃自知不敌张飞，便筑寨拒战，张飞急攻不下命士兵到阵前叫骂，但张郃依旧拒战，并于山寨上布置滚木礌石，并喝起酒来。张飞见已对峙数天，气得火冒三丈致口舌生疮，士兵们亦因骂阵多时致热病烦躁不安。诸葛亮得知情况，命人送来50瓮佳酿，实为泻火除烦的汤药淡竹叶汤，并嘱咐张飞依计行事。张飞使出诱敌之计，吩咐众将士席地而坐，打开酒瓮大碗地饮用，划拳行令，张飞更把瓮狂饮。张郃登高见此大怒，传令夜袭张飞军营，结果遭张飞埋伏，张郃大败而回。

【功效】祛心火，除烦热，利小便。治热病口渴，心烦，小便赤涩，淋浊，口糜舌疮，牙龈肿痛。

能清心除烦、利尿通淋，可用于热病心烦口渴、神疲乏力、小便赤涩、口舌生疮等症。民间验方颇多，如治口舌生疮，可采用鲜淡竹叶煎汤当茶饮有良效；夏日消暑也可用淡竹叶适量水煎，作凉茶饮用；民间将它的根苗采来捣汁，与米作酒曲，有浓烈的芳香。

【用法】煎汤，1次6~15克。淡竹叶煮粥服食，或煎汤、泡茶饮服，有清热利湿、养阴止渴、除烦安神之功，既可治疗热盛津伤之证，又可作为夏季预防中暑之用。

【宜忌】无实火、湿热者慎服，体虚有寒者禁服。孕妇忌服。

肾亏尿频者忌服。

不宜久煎，入食以鲜品为佳，煮粥时宜稀薄，不宜稠厚。

小偏方总结

预防中暑：淡竹叶、大青叶、埔姜叶、金银花叶各10克，一枝香6克。水煎（或开水药材淡竹叶泡）当茶饮。

发热，心烦，口渴：淡竹叶10~15克。水煎服。

治尿血：淡竹叶12克，鲜茅根30克，仙鹤草15克。水煎服。

尿路感染：淡竹叶12~15克，叮咚藤、凤尾草各30克，或灯芯草10克。水煎服，每日1剂。

血淋、小便疼痛：淡竹叶、生藕节各30克，生地15克。水煎服，每日2次。

膀胱炎：淡竹叶15克，灯芯草10克，叮咚藤6克。水煎服。

口舌糜烂：鲜淡竹叶30克，车茶草15克，甘草3克。水煎服。

火热牙痛、牙龈溃烂：淡竹叶50克，生姜5克，食盐2克，生石膏30克。水煎，药液频频含咽。

肺炎高热咳嗽：淡竹叶30克，麦冬15克。水煎，冲蜜服，每日2～3次。

小儿发热、惊风：淡竹叶、灯芯、麦冬各6克，乌豆15克，竹心20条，柿饼1块。水煎服。

小儿水痘：淡竹叶、蒲公英、金素英各9克，金银花15克。水煎服。

养生药膳

淡竹叶粥

配方 粳米100克，淡竹叶10克，冰糖30克。

做法 淡竹叶洗净，加水3000毫升，煎煮约20分钟，去渣取汁。再向药汁中加入淘洗干净的粳米，再加水适量，先用武火烧开，再转用文火熬煮成稀粥，可加适量冰糖调味。

功效 清热利湿，平肝化痰。适用于高血压病、冠心病、黄疸型肝炎等。

竹叶地黄茶

配方 淡竹叶、生地黄各6克，绿茶、白砂糖各3克。

做法 将淡竹叶、生地黄、绿茶、白砂糖一同用热水冲泡闷约15分钟，即可饮用。每日1剂，连饮5日。

功效 本品具有清热、利尿、生津之功效，适于前列腺肥大者食用。

竹柴胡淡竹叶液

配方 柴胡、香薷、银花、连翘、厚朴、炒扁豆各10克，黄芩、焦山栀各5克，淡竹叶、藿香各10克。

做法 先用温水浸泡30分钟，水煎，水开后10分钟即可，每日1剂，分3～4次服。

功效 祛暑化湿，退热和中。

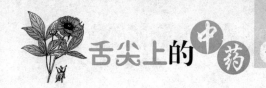
海金沙——治小便不利效果好

【别　　名】海金砂、竹园荽。

【属　　性】为海金沙科蕨类植物海金沙的成熟孢子。

【产　　地】产于广东、浙江、江苏、湖南等地。

【性味归经】性寒，味甘、咸。归小肠、膀胱经。

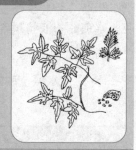

中药小知识

　　海金沙明明是山上的植物，为什么要用"沙"来命名呢？其实，它的命名和它的孢子外形有关，《本草纲目》记载："色黄如细沙也，谓之海者，神异之也。"海金沙一般生长于阴湿的山坡或路边的灌木丛中。

　　海金沙为多年生攀援蕨类植物海金沙的成熟孢子。秋季孢子未脱落时采割藤叶，过早过迟均易脱落。一般选晴天清晨露水未干时，割下茎叶，放在衬有纸张或布的筐内，于避风处晒干，用手搓揉、抖动，使叶背的孢子脱落，再用细筛筛去茎叶，生用入药。海金沙为著名凉茶饮料"加多宝"的主要原料。

　　【功效】清热解毒，利水通淋。治尿路感染，尿路结石，白浊，白带，肝炎，肾炎水肿，咽喉肿痛，疟腮，肠炎，痢疾，皮肤湿疹，带状疱疹。常与滑石、车前子合用治疗热淋、砂淋、血淋、膏淋等症。正如《本草纲目》所载："治湿热肿满，小便热淋，膏淋，血淋，石淋茎痛，解热毒气。"

　　【用法】煎汤，1次4.5～9克；或研末服。

　　【宜忌】小便不利及诸淋由于肾水真阴不足者勿服。

肾脏真阳不足者忌用。

小偏方总结

热淋急痛：将海金沙阴干，碾末。每次取6克，煎生甘草汤调服。药中加滑石亦可。

血淋：海金沙碾为末。每次服3克，红糖水送下。

前列腺增生：海金沙、生蒲黄（如有血尿，改蒲黄炭6克）各10克，穿山甲15克，没药3克（冲服），琥珀1克（冲服）。水煎服，每日1~2剂。

小便不通：海金沙30克，蜡南茶15克。一起捣碎，每次服9克，生姜、甘草煎汤送下，每日2次。

小便膏淋如油：海金沙、滑石各30克，甘草梢7.5克，共碾为末。每次服6克，麦门冬煎汤调服，每日2次。

烫火伤：海金沙茎、叶烧灰存性，研成细末，用麻油调搽患处。

流行性腮腺炎：海金沙藤根30克。水煎服。

上呼吸道感染、扁桃体炎、肺炎、支气管炎：海金沙藤30克，大青叶15克。水煎服。

热淋：鲜海金沙茎叶30克，捣汁，冷开水兑服。

乳腺炎：海金沙根20~30克，黄酒、水各半煎服，暖睡取汗；另用鲜海金沙茎叶、鲜犁头草各等份，捣烂外敷。

养生药膳

核桃金沙米粥

配方 核桃仁10个，海金沙15克，粳米100克，盐适量。

做法 粳米洗净，冷水浸泡30分钟，捞出，沥干水分，核桃仁捣碎，海金沙用布包扎好，加水600毫升，煮约20分钟，去海金沙，入粳米煮粥。粥成后下盐调味即可。每日早、晚，空腹温热服用。

功效 化石排石。适用于尿路结石。

海三金汤

配方 金钱草、海金沙、鸡内金各15克，柴胡、枳实、半夏、大黄、白芍各10克，甘草5克。

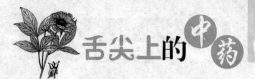
 做法 加水煎沸 15 分钟，滤出药液，再加水煎 20 分钟，去渣，两煎所得药液对匀。分服，每日 1~2 剂。

功效 清热利湿，通淋，排石。

 海金沙竹叶茶

配方 茶叶 5 克，海金沙、竹叶各 15 克，甘草 5 克，生姜 2 片。

做法 以上各味药材一起用水煎服。

功效 清热利湿。

海金三草汤

配方 海金沙、鸡骨草、木贼、车前草各 10 克。

做法 水煎服，每日 1 剂，日服 2 次。

功效 清热利湿，活血舒肝。主治慢性肝炎。

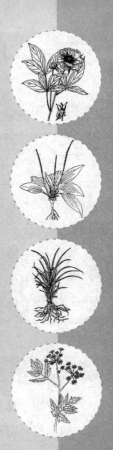

第
6
章

舌尖上的中药

——补益类

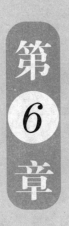

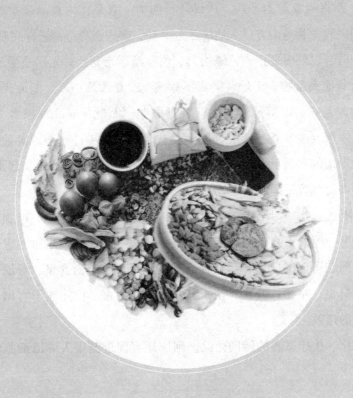

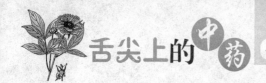

阿 胶——滋阴润燥又补血

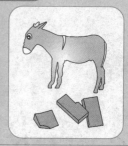

【别　　名】驴皮胶、傅致胶、盆覆胶、阿胶珠。

【属　　性】为马科动物驴的皮经漂泡去毛后煎煮、浓
　　　　　　缩熬制而成的固体胶块。

【产　　地】产于山东、河北、河南、浙江、江苏等地。

【性味归经】性平，味甘。归心、肝、肾经。

中药小知识

　　阿胶距今已有 2500 多年的应用历史，南朝陶弘景说：出东阿，故名阿胶。我国第一部药物学专著《神农本草经》将其列为上品，称久服轻身益气。历代《本草》都将阿胶誉为圣药，从汉唐至明清一直是作为贡品进贡朝廷。数千年来我国民间尤其是南方广大地区冬令滋补、御病强身都会选择阿胶。

　　选购阿胶时，以外形平正、色泽均匀、色乌黑、光亮、对光照呈半透明、无显著油泡及其他夹杂物、干燥、坚实不弯曲、经夏天热不软、断面光滑似玻璃、无异常腥臭味、能溶成水、水溶液近澄明、无显著混浊现象者为佳。可把阿胶贮于木箱（盒）内或者存于密封盒内，底层放少许石灰或其他吸潮剂，如硅胶或专用的食品干燥剂包，这样可防止阿胶因受潮而结饼、起霉花，放阿胶的容器需要放置于阴凉干燥处。

　　【功效】补血止血，滋阴润燥。适用于治血虚萎黄、虚性失血、吐血、咯血、便血、崩漏、胎漏下血、阴虚心烦失眠、肺虚有热燥咳、阴血亏虚之痛厥抽搐等症。阿胶可促进造血，明显提高红细胞及血红蛋白含量，对缺铁性贫血和失血性贫血、咯血、吐血、便血、鼻出血、尿血、功能性子宫出血等出血症有很好的疗效。

　　阿胶为放疗、化疗患者的辅助药品。阿胶还有促进健康人淋巴细胞转化

作用，同时也能提高肿瘤患者的淋巴细胞转化率，可使肿瘤恶化减慢，症状改善，寿命延长。阿胶通过补血而滋润皮肤，有利于皮肤保健，历代被作为女性美容佳品。

【用法】烊化兑服，每次 3 ~ 9 克。用开水或黄酒化服，入汤剂应烊化冲服。

【宜忌】性滋腻，有碍消化，胃弱便溏者慎用。

适宜肺燥型咳嗽、干咳无痰或少痰者食用。

小偏方总结

贫血：阿胶（烊化）、当归各 15 克，熟地黄 25 克。水煎，分 3 次服，隔日 1 剂。

月经不调：阿胶 12 克（烊化），当归、白芍、艾叶各 6 克。水煎，分 3 次服，每日 1 剂。

血虚萎黄：阿胶 500 克，冰糖 1000 克，黄酒适量。阿胶加黄酒适量烊化，加冰糖和匀，每次 2 汤匙，温开水冲服。

久咳咯血：糯米 100 克，加水适量，煮粥，加阿胶 30 克，煮小沸至阿胶烊化，即可食用。

养生药膳

乳鸽炖阿胶

配方 乳鸽 1 只，阿胶 10 克，料酒 15 克，精盐、葱、姜、味精、胡椒粉各适量。

做法 将鸽子宰杀，去毛、内脏以及爪，然后用温水洗净；把姜切成薄片；葱切成段；阿胶烊化成水。将鸽子、葱、姜同放炖锅内，加入料酒、清汤适量。然后将炖锅放置大火上煮沸，舀去上层浮沫，再用小火炖煮 45 分钟，然后加入精盐、味精、胡椒粉、阿胶水，稍煮即可。

功效 滋阴养血。适用于肝肾不足导致的血虚阴虚之证。

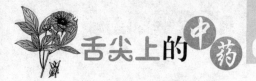

首乌阿胶蛋汤

配方 制何首乌、阿胶各10克，鸡蛋2个，葱、姜、精盐、味精、麻油等调味品各适量。

做法 先将鸡蛋煮至蛋白凝固，去壳，然后用刀在蛋白上划开几道小口。同首乌加清水适量煮沸，再用小火煮半小时，然后调入阿胶、葱、姜、精盐、味精、麻油等，再煮1~2沸，即成。吃蛋喝汤，每日1次。

功效 滋阴补血，润肠通便。

当归——补血活血的明星药

【别　　名】干归、秦哪、西当归、岷当归、金当归、当归身。

【属　　性】为伞形科植物欧当归的根。

【产　　地】分布于陕西、甘肃、湖北、四川、云南、贵州等地，当归尤以甘肃定西市的岷县（位于兰州南方偏东）当归品质最佳，有"中国当归之乡"之称。

【性味归经】性温，味甘、辛。归肝、心、脾经。

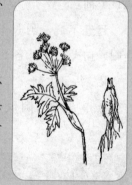

中药小知识

当归是被人们最为熟知的中药之一，有"十方九归"之说，民间有很多关于当归的药膳方和小偏方。当归之所以能成为中药大家族中的"大众明星"，完全是源于其宝贵的药用价值。在许多补养气血的药膳名方中，当归都是重要的成分，诸如当归生姜羊肉汤、十全大补汤、药蒸旱鸡，等等。由此可见，当归确实不愧为"血家圣药"和"妇科要药"。

当归通常在秋末采挖，除去须根及泥沙，待水分稍蒸发后，捆成小把，上棚，用烟火慢慢熏干。全当归根略呈圆柱形，根上端称"归头"，主根称"归身"或"寸身"，支根称"归尾"或"归腿"，全体称"全归"。全当归既能补血，又可活血，统称和血；当归身补血，当归尾破血。一般来说，颜色呈土棕色或黑褐色、根略呈圆柱形、根头略膨大、质较柔韧、断面为黄白色或淡黄色、香气浓郁的为最佳。当归应该存放于低温、干燥、通风、阴凉的地方，同时避免烈日暴晒，防虫蛀。

【功效】补血，活血，调经止痛，润燥滑肠。能起到消肿止痛、排脓生肌的功效。有温通经脉、活血止痛的功效。无论虚寒腹痛，或风湿关节疼痛，或跌打损伤瘀血阻滞疼痛，都可使用当归。

当归能抑制黑色素的形成，对治疗黄褐斑、雀斑等色素性皮肤病收效良好，具有抗衰老和美容作用。

【用法】煎汤，1次6~12克；或入丸、散；或浸酒；或敷膏。

【宜忌】儿童不宜服用当归。

女性月经过多、怀孕期间不宜服用当归。

阴虚内热者及慢性腹泻或腹部发胀者不宜服用当归。

当归属甘、温、润之补品，热盛出血者禁服，温阻满及大便溏泄者慎服。

有些当归注射液穴位注射可能引起过敏性休克，须特别注意。

不可服用当归的精华油，因其有少量的致癌物质。当归不宜与南茹、菖蒲、海藻、牡蒙、生姜同食。

小偏方总结

经闭不行：当归、白芍各10克，川芎6克，熟地15克。水煎服。

面色白：当归10克，黄芪30克。水煎服。

产后肠燥便秘：火麻仁、生地各12克，苦杏仁、桃红、当归各9克，枳壳6克。水煎服。或上述药材各30克，同捣为细末，蜂蜜调丸如梧桐子般大。每次服9克，温水送服。

下腹绞痛、下赤白：当归、黄连、黄柏各10克，干姜5克。将上述药材碾末，用乌梅汁调服，每日3次。

遗尿：当归60克，车前子30克，

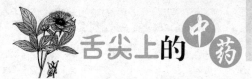

炙麻黄10克。上述药材加水500毫升煎至200毫升。每次用量：14岁以下者100毫升，14岁以上者200毫升，睡前1小时服。7日为1个疗程。

大便不通：当归、白芷各20克，同碾末。每次服10克，米汤调服即可。

养生药膳

 ### 川芎当归粥

配方 川芎、当归、人参、茯苓、白术、白芍、桂枝各5克，小米50克。

做法 将前7味药材洗净；小米淘净。锅内放入7味药材，加适量清水，小火煎煮25分钟，去渣取汁。砂锅内放入小米、药汁，倒入适量清水，大火烧沸，改用小火煮30分钟即成。

功效 适合经常腹泻的人食用，对各种消化道溃疡也有一定的疗效。

 ### 当归羊肉汤

配方 当归、生姜各25克，羊瘦肉500克，大茴香、桂皮、精盐各适量。

做法 当归、生姜切片装入调味袋；羊瘦肉切块，放入砂锅中。加入调味袋、大茴香、桂皮、精盐，烧沸后用小火炖至羊肉熟烂，拣去调味品即成。

功效 养血健脾。

西洋参——增强体质美容颜

【别　　名】洋参、花旗参、五叶人参。

【属　　性】为五加科植物西洋参的干燥根。

【产　　地】主产于美国、加拿大及法国，我国亦有栽培。

【性味归经】苦、甘，寒。归心、肺、肾经。

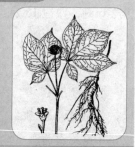

中药小知识

多年生草本。全体无毛。根肉质,纺锤状,有时呈分枝状,根茎短。茎圆柱形。掌状5出复叶,小叶广卵形至倒卵形。伞形花序,花多数;总花梗由茎端叶柄中央抽出;萼片钟形;花瓣5,绿白色。浆果扁圆形,熟时鲜红色。花期5~6月,果期6~7月。秋季采挖,生长5~6年的根,除去分枝及须尾,晒干;也可撞去外皮,用硫黄熏后晒干。

西洋参是人参的一种。美国旧称为花旗国,花旗参由此得名。原产于美国北部到加拿大南部一带,以威斯康辛州为主。通常照产地分成(一般所称的)花旗参与加拿大参;两者虽然同种,但因为气候影响,前者的参面横纹比后者更明显,有效成分含量也较高。服用后有提神的效果,可用来作为日常保健用的食品。

【宜忌】补气养阴,清热,生津,用于体虚阴亏,内热,喘咳痰血,虚热烦燥,口燥咽干。西洋参中的皂苷可以有效增强中枢神经,达到静心凝神、消除疲劳、增强记忆力等作用,可适用于失眠、烦躁、记忆力衰退及老年痴呆等症状。

西洋参作为补气保健首选药材,可以促进血清蛋白合成、骨髓蛋白合成、器官蛋白合成等,提高机体免疫力,抑制癌细胞生长,有效抵抗癌症。

【用法】煮服法:将西洋参切片,取3克放入砂锅内,加水适量,用文火煮10分钟左右,趁早饭前空腹,将参片与参汤一起服下。

炖服法:将西洋参切片,每日取2~5克放入瓷碗中,加适量水浸泡3~5小时,碗口加盖,再将其置于锅内,隔水蒸炖20~30分钟,早饭前半小时服用。

【宜忌】中阳衰微,胃有寒湿者忌服。

适宜阴虚胃痛者食用。

小偏方总结

补气养阴,清火生津:将西洋参研为细末,每次5克,用纱布包好,用沸水冲泡,代茶饮。

体虚神倦:西洋参6克,石斛、

麦冬、沙参各15克。水煎服。每日1剂。

心肌炎后遗症：西洋参、生姜各6克，麦门冬、白芍、生地黄、大枣各12克，五味子、桂枝、炙甘草、火麻仁各10克，黄芪20克，阿胶15克。水煎服。每日1剂。

体质虚弱：西洋参6克，冬虫夏草5克，生地黄20克，麦门冬、何首乌、黄精各15克。水煎服。每日1剂。

健体美颜：西洋参3克，大枣10枚，粟米100克。西洋参洗净，入清水中浸泡1夜，切碎；大枣洗净。将

西洋参、大枣、粟米及浸泡西洋参的清水一起倒入砂锅内，再加入适量清水，用文火熬60分钟。每日1次，早晨服用。

糖尿病：西洋参3克。用沸水冲泡，代茶饮。

肺结核：西洋参6克，知母、川贝母各8克。水煎，取阿胶15克，烊化冲服。

高血脂：西洋参5克，山楂15克。水煎服。每日1剂。

鼻咽癌化疗反应：西洋参、甘草各5克。水煎，代茶饮。

养生药膳

西洋参酒

配方 西洋参650克，米酒500毫升。

做法 西洋参入瓶内，用酒浸泡6日，每次空腹饮1杯，每日2次。

功效 养阴清热。适用于咳喘痰血，阴虚火旺；气阴两伤，烦倦口渴，津液不足。

西洋参粥

配方 西洋参8克，淡竹叶5克，麦冬10克，粳米30克。

做法 麦冬、淡竹叶煎汤，去渣取汁，同粳米煮粥；粥快熟时，加西洋参切片，煮到粥熟。

功效 益气，养阴清热。适用于气阴不足，有虚热烦渴、乏力气短等症者。

熟 地——益气补血防盗汗

【别　　名】熟地黄、干地黄、怀生地、地髓等。

【属　　性】为玄参科植物地黄的干燥根。

【产　　地】产于河南、河北、内蒙古及东北等地。

【性味归经】性微温，味甘。归肾、肝经。

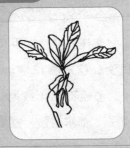

中药小知识

熟地，处方名为熟地黄、熟地和大熟地，是一种上好的中药材，它和生地是同样的来源。熟地和生地，都是玄参科植物地黄的块根，只是熟地经过了加工，而生地是直接采挖后使用和经过烘干的。熟地通常是用酒、砂仁和陈皮为辅料反复地蒸晒地黄的块根，直到它变成由内到外的颜色全黑且油润，质地柔软黏腻才是熟地。经过加工后，熟地呈现不规则的圆块或者长圆形，两头稍微细一点，中间膨大，而且不易折断，带有光泽，断面呈乌黑色，一般是切成厚片使用。

熟地富含辛醇、地黄素、甘露醇、维生素 A 类物质和糖类、氨基酸等等的成分，功效很多，还是非处方药六味地黄丸的主要成分之一。一般都被称为统货，不分等级和品种，以形状和重量大，且柔软油润、味道甜的熟地为佳品。

【功效】养血滋阴，补精益髓。可用于血虚萎黄、眩晕、心悸、失眠、月经不调、崩漏等症，亦可用于肾阴不足的潮热、盗汗、遗精、消渴等症。

熟地味甘微温质润，如熟地配以当归、白芍、川芎，就是大名鼎鼎的治疗血虚证的"四物汤"。熟地配白芍能养肝，配柏子仁养心，配龙眼能养脾，配麻黄则通血脉。

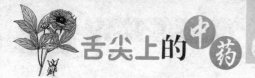
【用法】水煎服，每次 9～15 克，大剂量可至 30 克；亦可入丸、散；或浸酒。

【宜忌】伤寒不宜用，脾虚痰多气郁之人慎服。

小偏方总结

盗汗：熟地、甲鱼壳、乌龟壳各 15 克，枸杞根 12 克。水煎服。

心烦不眠：熟地 30 克，酸枣仁 15 克，加水适量，煮取药汁，加粳米 100 克，煮粥服食。

小便不畅：熟地 20 克，白茅根 30 克，小蓟草 15 克。水煎服。

腰腿酸软：乌骨鸡 1 只，熟地 200 克，饴糖 150 克。所有材料放鸡肚内，蒸食。

妊娠胎痛：熟地 62 克，当归 31 克，微炒后碾为细末。调蜂蜜做成绿豆般小丸。每次用温黄酒服 30 丸。

须发早白：熟地、何首乌、黑芝麻各 15 克，小黑豆 30 克。

养生药膳

 熟地鲍鱼汤

配方 熟地 10 克，党参 12 克，鲍鱼 50 克，菜胆 100 克，鸡汤 100 毫升，盐 5 克，味精 3 克。

做法 熟地洗净切薄片；党参切段；鲍鱼切薄片；菜胆洗净，切 5 厘米长的节。把熟地、党参、鲍鱼、菜胆、盐、味精放入炖锅内，加入鸡汤，用大火烧沸，小火炖煮 25 分钟即成。

功效 滋阴补血。

 熟地补血汤

配方 熟地 24 克，当归 12 克，白芍 19 克，鸡血藤 15 克。

做法 将上述 4 味药材一同用水煎，水沸 1 小时后，取汤温服。

功效 补益精血。

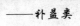
白 芍——以花为药，养血调经

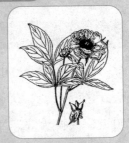

【别　　名】白芍、花子、白芍药、金芍药、杭芍、大
　　　　　　白芍、生白芍。

【属　　性】为毛茛科多年生草本植物芍药的根。

【产　　地】栽培于浙江、安徽、四川等地。

【性味归经】性微寒，味苦、酸、甘。归肝、脾经。

中药小知识

　　白芍又被称为白花芍药，它是毛茛科芍药属多年生草本或者亚灌木植物。白芍在我国具有悠久的栽培历史，主要分布在我国的黑龙江、辽宁、安徽、吉林、山西、内蒙古内地。白芍一般生长在一定海拔的山坡、山谷草丛中，它的花大而美丽，根不仅能够食用，还具有一定的药用价值。

　　中医认为白芍能够使皮肤润泽光滑、白皙而富有弹力；另外，白芍在临床中也有一定的应用，入药能够调经养血，理气止痛；白芍还可抗菌止痛、疏肝理气、柔肝养血、缓中止痛、平肝敛阴，常用于肝胃不和所致的胸胁胀痛、脘腹疼痛，月经不调、经行腹痛、崩漏，以及自汗、盗汗、头痛、眩晕等病症。

　　【功效】白芍有抗炎的作用，临床上对慢性胃炎、消化性溃疡、慢性肠炎、急性黄疸型肝炎、慢性乙型肝炎、肝纤维化和肝硬化、坐骨神经痛、头痛、癫痫、冠心病、类风湿关节炎均有一定的作用。白芍的有效成分是芍药苷，它具有增加冠脉流量、改善心肌血流、扩张血管、对抗急性心肌缺血、抑制血小板聚集等功效。

　　【用法】夏、秋采挖已栽植 3～4 年的芍药根，除去根茎及须根，洗净，刮去粗皮，入沸水中略煮，使芍根发软，捞出晒干。

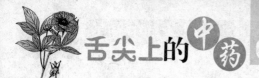

舌尖上的中药——吃对了，补养全家

【宜忌】白芍性寒，虚寒性腹痛泄泻者以及小儿出麻疹期间不宜食用；虚寒性腹痛泄泻者忌食白芍。

小偏方总结

妇女妊娠腹痛：川芎、当归各90克，白芍500克，茯苓120克，泽泻250克。共捣为散，每次2克，用黄酒和服。

大小便不通：大黄、白芍各60克。碾末，调蜂蜜为丸，如梧桐子般大。每次服4丸，每日3次。

牙痛：白芍、甘草各15克，蒲公英30克，细辛3克。水煎服，每日1剂。

习惯性便秘：白芍24～40克，生甘草10～15克。水煎服，每日1剂。

养生药膳

白芍粳米粥

配方 白芍30克，粳米100克，麦芽糖适量。

做法 白芍加水煎取汁液3次，再用其药汁加粳米熬煮成粥，临出锅前加入麦芽糖拌匀即可。

功效 养血调经，平肝止痛。

白芍川芎炖鱼头

配方 白芍、川芎各10克，甘草6克，鲤鱼头1只，料酒、姜、葱、精盐各适量。

做法 白芍、甘草、川芎润透切片；鲤鱼头洗净，去鳃；姜切片；葱切段。鱼头抹上料酒、精盐，放入炖锅内，加入白芍、甘草、川芎，注入清水800毫升，放入姜片、葱段。炖锅置于武火烧沸，再用文火炖煮20分钟即成。每日1次，每次吃鱼头50～100克。

功效 行气补血，镇静止痛。

黄 芪——体弱多喝黄芪水

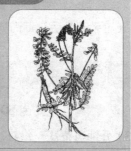

【别　　名】绵芪、东北黄芪、北芪、白芪。

【属　　性】为豆科植物蒙古黄芪、膜荚黄芪的干燥根。

【产　　地】产于全国大部分地区。

【性味归经】性温，味甘。归脾、肺、胃经。

中药小知识

清朝绣宫内称其为"补气诸药之最"，民间也流传着"常喝黄芪汤，防病保健康"的顺口溜，意思是说经常用黄芪煎汤或用黄芪泡水代茶饮，具有良好的防病保健作用。

黄芪和人参均属补气良药，人参偏重于大补元气，回阳救逆，常用于虚脱、休克等急症，效果较好。而黄芪则以补虚为主，常用于体衰日久、言语低弱、脉细无力者。有些人一遇天气变化就容易感冒，中医称为"表不固"，可用黄芪来固表，常服黄芪可以避免经常性的感冒。

黄芪属约有 2000 种，除大洋洲外，全世界亚热带和温带地区均产，但主要产于北温带。中国产 270 余种，分布于东北至西南部。

【功效】补阳提升，益卫固表，敛疮生肌，利水消肿。适用于脾气虚引起的气短乏力、食欲不振、大便稀溏；还适用于脾肺气虚引起的气短咳嗽、痰多稀白、体虚多汗、表虚自汗等症。

现代医学证明，黄芪具有降低血液黏稠度、减少血栓形成、降低血压、保护心脏、双向调节血糖、抗自由基损伤、抗衰老、抗缺氧、抗肿瘤、增强机体免疫力作用，可用来治疗心脏病、高血压、糖尿病等症。黄芪还能扩张血管，改善皮肤血液循环和营养状况，故对慢性溃疡久不愈合者有效。其还能消除肾炎患者的蛋白尿，保护肝脏，防止肝糖原减少。

【用法】水煎服，每次 10 ~ 15 克，大剂量可用至 30 ~ 60 克；也可炖服，每次 15 ~ 20 克。

【宜忌】腹胀、风热咳嗽、感冒者；表实邪盛，气滞湿阻，食积停滞，痈疽初起或溃后热毒尚盛等实证，以及阴虚阳亢者忌食。

小偏方总结

胃溃疡： 黄芪 50 克，沸水冲泡 30 分钟当茶饮。每日 1 剂，30 日为 1 个疗程，适用于幽门螺旋杆菌阳性胃溃疡。

慢性萎缩性胃炎： 黄芪 30 克，茯苓、白术、白芍各 10 克，桂枝 5 克，甘草 3 克，大枣 10 枚。煎取药液，分早、中、晚服用。

急性肾小球肾炎： 黄芪 30 克，沸水冲泡代茶饮。每日 1 剂，20 日为 1 个疗程。

慢性结肠炎： 黄芪 30 克，党参 10 克，白术 10 克，木香 5 克，甘草 3 克。水煎，分早、中、晚服用。

慢性肝炎： 黄芪 30 克，茵陈 10 克，柴胡 5 克，大枣 10 枚。水煎服。

老人便秘： 黄芪、陈皮各 16 克，同碾为末，每次服 9 克。另取火麻仁 9 克，捣烂，加水揉出浆汁，煎至半干，调入 1 匙蜂蜜，再煮沸，把黄芪、陈皮末加入调匀，空腹服下。症状严重者再服即愈。

养生药膳

黄芪蒸乌鸡

配方 乌鸡 1 只，大枣 7 枚，黄芪、莲子、料酒、葱各 10 克，姜、精盐各 5 克，上汤 500 毫升。

做法 黄芪润透切片；乌鸡宰杀后去毛、内脏和爪；姜拍松，葱切段；大枣去核，莲子去心。把乌鸡放在蒸盆内，身上抹上盐，把莲子、黄芪、大枣、姜、葱放入鸡腹内，在鸡身外面抹上料酒，加入上汤 500 毫升。把乌鸡上蒸笼用大火蒸 1 小时即成。

功效 升提中气，生津止渴。

做法 煎水取汁，以蜂蜜调味。

　黄芪蜂蜜饮

功效 用于气虚阴伤，自汗口渴，咳嗽久不止。

配方 黄芪 30 克，麦冬 15 克，五味子、乌梅各 6 克，蜂蜜适量。

人 参——益气安神的百草之王

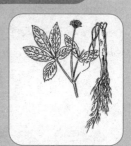

【别　　名】野山参、移山参、生晒参、皮尾参、糖参、红参、石柱参、吉林参等。

【属　　性】为五加科植物人参的干燥根。

【产　　地】产于我国东北三省及朝鲜、日本等地。

【性味归经】性微温，味甘、微苦。归脾、肾、肺经。

中药小知识

　　人参被人们称为"百草之王"，在古代雅称黄精、地精、神草，是闻名遐迩的"东北三宝"（人参、貂皮、鹿茸）之一，也是驰名中外、老幼皆知的名贵药材。人参是多年生草本植物，喜阴凉、湿润的气候，多生长于昼夜温差较小、海拔 500～1100 米的山地缓坡或斜坡地的针阔混交林或杂木林中。由于根部肥大，形若纺锤，常有分叉，全貌颇似人的头、手、足和四肢，故称为"人参"。

　　【功效】大补元气，复脉固脱，补脾益肺，生津止渴，安神益智。主治：劳伤虚损、食少、倦怠、反胃吐食、大便滑泄、虚咳喘促、自汗暴脱、惊悸、健忘、眩晕头痛、阳痿、尿频、消渴、妇女崩漏、小儿慢惊及久虚不复，一切气血津液不足之证。

【用法】人参不可滥用。人参是一种补气药，如没有气虚的病症而随便服用，是不适宜的。体质壮实的人，并无虚弱现象，则不必进服补药。如误用或多用，反而导致闭气，而出现胸闷腹胀等症。

【宜忌】实证、热证而正气不虚者忌服。

反藜芦、畏五灵脂、恶皂荚，应忌同用。

尤适宜身体虚弱者、气血不足者、气短者、贫血者、神经衰弱者。

小偏方总结

心力衰竭、心源性休克：人参15克，制附子12克。上药用水煎服。

心腹不适：人参、白术、干姜、甘草各15克。上述药材加水800毫升，煎取300毫升。每次100毫升，日服3次。

终日昏闷：人参30克。加水1千升，煎至700毫升，去除参渣，待温凉后分多次服用。参渣可再次煎服。

神经衰弱：人参50克（切碎），60度白酒500毫升。人参入白酒中密封浸15日以上，每日振摇1次。随饮随添加白酒适量，每日晚餐饮用10～30毫升。

养生药膳

人参茯苓饮

配方 人参、白术、茯苓各15克，炙甘草9克，姜10克，红枣5枚，白砂糖适量。

做法 人参、白术、甘草、姜分别洗净，切片；茯苓烘干，磨成粉；红枣洗净，去核。炖锅中放入上述药材，加适量水，小火煎煮25分钟，去渣取液，加入白砂糖，搅匀即可。

功效 补元气，增食欲，止呕吐。适合胃溃疡、胃癌患者服用。

人参鸡汤

配方 母鸡1只，水参1根，枣2枚，大蒜3瓣，江粟米、荏胡麻各1大勺，生姜半瓣，盐、胡椒粉各适量。

做法 将水参、枣、蒜、生姜、

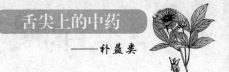

江粟米、莪胡麻洗干净后装在鸡肚内，扎好后放进锅内，加水没过鸡，大火烧开烹煮。将鸡肉和汤一起盛在陶器锅内，均匀撒上盐、胡椒粉即可。

功效　大补元气，固脱生津，安神。

党参——补中益气兼益血

【别　　名】东党、台党、潞党、口党、黄参、防党参、上党参。

【属　　性】为桔梗科植物党参、素花党参、川党参的干燥根。

【产　　地】主产于山西、陕西、甘肃、四川、重庆等地。

【性味归经】性平，味甘。归肺、脾、肾经。

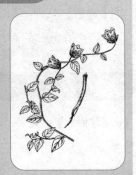

中药小知识

党参属植物全世界约有 40 种，中国约有 39 种，药用有 21 种、4 变种。中药党参为桔梗科多年生草本植物党参、素花党参、川党参及其同属多种植物的干燥根。党参为中国常用的传统补益药，古代以山西上党地区出产的党参为上品，具有补中益气、健脾益肺之功效。

选购党参，首先看颜色和大小，颜色较白的党参大部分是硫黄熏过的，颜色较黄的党参一般没有被硫黄熏过。买党参一定要先品尝一下，这是最重要的一个鉴别方法。党参含糖量高，比较甜。如果硫黄熏过，一定是酸的，没有一点甜味。党参应置于通风阴凉处，避免阳光直射。在低温干燥条件下，应是最能保证中药质量的，充分干燥是贮存好党参的前提条件。

【功效】补中益气，健脾益肺。用于脾肺虚弱，气短心悸，食少便溏，虚喘咳嗽，内热消渴。

党参对神经系统有兴奋作用，能增强机体抵抗力；能扩张周围血管而降低血压，又可抑制肾上腺素的升压作用。

党参的主要功效是补中益气，补气兼能养血，这是它的又一大特点。所以气血两虚，气短心悸，疲倦乏力，面色苍白，头昏眼花，胃口不好，大便稀软，容易感冒的人，也宜服用党参。

【用法】内服：每次6～10克，大剂量可用至30克；水煎，或入丸、散。

【宜忌】气滞、肝火盛者禁用；邪盛而正不虚者不宜用。

适宜体质虚弱，气血不足，面色萎黄，以及病后、产后体虚者。

小偏方总结

脾肺气虚：党参500克（切片），沙参250克（切片），龙眼肉120克。水煎浓汁收膏，每次食用1小酒杯，以沸水冲服，也可冲入煎剂里。

低血压：党参、黄精各30克，炙甘草10克。每日1剂，水煎服，每日2次。

功能性子宫出血：党参30克。水煎服，每日1剂，分早、晚各1次服，月经期连服5日。

肾炎：猪肾1个，党参、黄芪、芡实各20克。将猪肾剖开去其筋膜，洗净，与其余药材同煮，至猪肾熟。酌情加适量酱油，吃肉饮汤。

月经不调：锦鸡儿根、党参各15克。水煎服。

养生药膳

 党参红枣牛肉汤

配方 牛肉半斤，党参、生黄芪各10克，白术、生姜各5克，红枣10枚。

做法 将牛肉洗净，入滚水中煮3分钟捞起，切成小块；生姜切片；黄芪、党参、白术洗净后切片，放入纱布袋中。汤锅中加水适量，放入牛肉，煮沸后加进药袋及姜片、红枣，继续煮 30 分钟后，改用小火炖 2 小时，至牛肉熟透，调味后即可食用。

【功效】益气补肺，养心安神，强身健体。

党参炒鲜贝

【配方】党参 20 克，鲜贝、西芹各 100 克，料酒 15 克，葱 10 克，姜、精盐各 5 克，味精 3 克，食用油 50 克。

【做法】把党参洗净，切成 2 厘米长的段；西芹去叶，切成 1 厘米长的段；姜切片，葱切花。把炒锅置大火上烧热，加入食用油烧至六成热时，下入姜、葱爆香，随即加入鲜贝、西芹、料酒、党参、精盐、味精，炒熟即成。

【功效】补气血，降血压。

白术——补气健脾可美白

【别　名】于术、冬术、浙术、种术、山蓟、杨抱蓟、山芥、天蓟、山姜。

【属　性】为菊科植物白术的根茎。

【产　地】原生于山区丘陵地带，野生种在原产地几已绝迹。现广为栽培，安徽、江苏、浙江、福建、江西、湖南、湖北、四川、贵州等地均有，而以浙江栽培的数量最大。

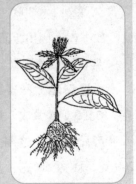

【性味归经】性温，味苦。归脾、胃经。

中药小知识

　　白术是著名的抗老强身药物之一，历代方书及医案记载颇多。如《神农本草经》说白术"作煎饵久服，轻身延年不饥"。《慈禧光绪医方选议》中收载了 23 个长寿、补益方剂，白术出现比率为 69%，在 64 种药物中居第二位。

白术根茎呈不规则肥厚团块，长 3 ~ 13 厘米，直径 1.5 ~ 7 厘米。表面灰黄色或灰棕色，具瘤状突起及断续的纵皱纹和沟纹，并有须痕，顶端有残留茎基和根芽。质坚硬，不易折断，断面不平坦，黄白色至淡棕色，有棕色油点状油室散在，烘干者断面角质样，色较深，有裂隙，气清香，味甘，微辛，嚼之略带黏性。以个大，质坚实，断面黄白色，香气浓者为佳。

【功效】补脾益胃，燥湿和中。适用于脾胃虚弱之食少便溏、倦怠乏力、脾虚水肿、痰饮、表虚自汗、脾虚气弱之胎动不安等症。

白术中的丙酮提取物可明显减少胃液量，提高胃酸碱度，降低胃蛋白酶活性，保护胃黏膜，对压力性胃溃疡有显著的抑制作用。

白术也可以扩张血管，对心脏则有抑制作用，剂量过大可导致停搏。

【用法】每次 3 ~ 15 克，水煎服。

【宜忌】阴虚内热、津液亏耗者慎服；胃胀腹胀、气滞饱闷者慎服。

小偏方总结

久泻：白术 300 克，水煎浓缩成膏，放 1 夜，倾出上面清水。每次服 1 ~ 2 匙，蜂蜜汤调服。

中风口噤，不省人事：白术 200 克，加酒 3 升，煮成 1 升，1 次服完。

产后中寒，遍身冷直：用白术 200 克、泽泻 50 克、生姜 25 克，加水 1 升煎服。

头忽晕眩，四体消瘦，饮食无味：用白术、曲各 1.5 千克，捣乱筛净，加酒和丸，如梧子大，每服 20 丸，1 日服 3 次，忌食菘菜、桃、李、青鱼。

中湿骨痛：用白术 50 克，加酒 3

杯，煎成 1 杯，1 次服完，不喝酒的人，可用水煎服。

小儿蒸热：用白术、白茯苓、白芍药各 50 克，甘草 25 克，加姜枣煎服。

皮疹：白术研细，每服 1 茶匙，酒送下。

盗汗：用白术 200 克，分别以 50 克同牡蛎炒，同石斛炒，同麦麸炒，共研为末，每服 15 克，米汤送下，1 日服 3 次。

产后呕吐：用白术 60 克，生姜 75 克，加酒和水各 2 升，煎成 1 升，分 3 次服。

养生药膳

白术猪肚粥

配方 猪肚1个，白术30克，槟榔10克，粳米100克，生姜少量。

做法 洗净猪肚，切成小块，同白术、槟榔、生姜煎煮取汁，去渣，用汁同米煮粥，猪肚可取出蘸麻油、酱油佐餐。

功效 补中益气，健脾和胃。

白术茯苓鸡汤

配方 白术、白茯苓、白芍各5克，甘草3克，鸡翅500克，枸杞10克，四季豆50克。精盐适量，姜3片，清水12杯。

做法 将鸡翅洗净斩块备用。锅中加沸水烧沸，下入鸡翅焯透，打去浮沫捞出，其他原料洗净。砂煲内加清水煮沸，将各种原料全部放入，大火煲至20分钟，转至小火煲2小时，撇出浮油，加精盐调味即可。

功效 适宜于脾胃气弱、消化不良、不思饮食、倦怠少气等症。

百合——润肺止咳入肺经

【别　　名】野百合、喇叭筒、山百合、药百合、家百合。

【属　　性】为百合科植物卷丹百合或细叶百合的干燥肉质鳞叶。

【产　　地】主产区为甘肃兰州、江苏宜兴、河南洛阳、湖南龙牙四大百合产地，除兰州外其他产地的百合味苦，以药用为主，唯有兰州百合色、香、味、形俱佳。

【性味归经】味甘微苦，性平。入心、肺经。

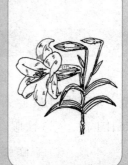

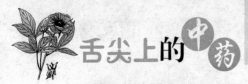

中药小知识

百合花，是一种从古到今都受人喜爱的世界名花。它原来出生于神州大地，由野生变成人工栽培已有悠久历史。早在公元 4 世纪时，人们只作为食用和药用。及至南北朝时代，梁宣帝发现百合花很值得观赏，他曾诗云："接叶有多种，开花无异色。含露或低垂，从风时偃抑。甘菊愧仙方，蕣兰谢芳馥。"赞美它具有超凡脱俗、矜持含蓄的气质。至宋代种植百合花的人更多。大诗人陆游也利用窗前的土丘种上百合花。他也咏曰："芳兰移取遍中林，余地何妨种玉簪，更乞两丛香百合，老翁七十尚童心。"

自古以来，百合的美，常是诗人墨客和歌者吟咏的对象，一般人对它喜爱有加，无论是栽植于庭园或瓶插于室内，它都与众不同地散发出一股清纯高雅的气息，至于百合名称的由来，则因其鳞茎由许多白色的鳞片层抱而成，状以白莲，取其"百年好合"之意，因此百合花具有百年好合的寓意。

【功效】有润肺止咳、清心安神之功，可用于热病后余热未消、虚烦惊悸、神志恍惚和肺痨久咳、咯血、肺脓疡等症。

现代分析表明，百合主要含秋水仙碱等多种生物碱和蛋白质、脂肪、淀粉、钙、磷、铁及维生素 B_1、维生素 B_2、维生素 C、β-胡萝卜素等营养物质，有良好的营养滋补之功，特别是对病后体弱、神经衰弱等症大有裨益。一般可用鲜百合 120 克，和蜜蒸软，时时含 1 片食之。或以新鲜百合数个，捣汁，冲以温开水饮服，也可煮食。

【用法】内服，1 次 6 ~ 12 克。

【宜忌】脾胃虚寒、腹泻的人不宜饮用。

小偏方总结

肺阴虚之咯血：百合、藕节各 20 克。水煎取汁后冲入白及粉 10 克，每日 1 剂，分 3 次服。

干咳、口干咽燥：百合 50 克，沙参 15 克，麦冬 10 克。水煎服，每日 1 剂，分 3 次服或当茶饮。

更年期综合征：百合 100 克。水煎服，每日 1 剂，分 3 次服或当茶饮。亦可用百合 50 克，粳米 100 克同煮粥食用。

热病后期诸症：百合 30 克，知母 15 克。水煎服，每日 1 剂，分 3 次服。

身体虚弱：百合 100 克，瘦猪肉（亦可用鸡肉、羊肉）500 克。共炖熟佐餐食用，可调补身体。

贫血：鲜百合 60～100 克，红枣 9 枚。共蒸熟食用，每日 1 剂，分 3 次服，可长期调食。

失眠：百合 100 克，蜂蜜 50 克。拌匀蒸熟，睡前顿服。亦可用百合 15 克，酸枣仁 15 克，远志 10 克，水煎服，每日 1 剂，分 3 次服。

胃痛：百合 30 克，乌药 10 克。水煎服，每日 1 剂，分 3 次服。

养生药膳

百合炖鸡肉

配方 百合 100 克，鸡肉 500 克，精盐、葱、姜各适量。

做法 鸡肉洗净斩块，与百合共炖熟佐餐食用。

功效 适用于身体虚弱者及慢性支气管炎、浮肿患者作调补之用。

百合粥

配方 百合 50 克，粳米 100 克，冰糖适量。

做法 粳米洗净与百合同煮，加冰糖调味食用。

功效 有润肺止咳、养心安神作用。

桑寄生——祛风湿，强筋骨

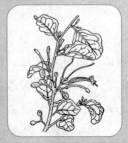

【别　　名】寄生、桑上寄生。

【属　　性】为桑寄生科植物桑寄生的带叶茎枝。

【产　　地】产于福建、台湾、广东、广西、云南等地。

【性味归经】苦、甘、平。归肝、肾经。

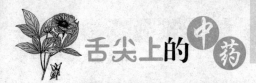

中药小知识

古时候，有个财主的儿子患风湿病多年，每逢阴湿寒冷天气便腰膝酸痛，行动十分困难。据说南山上有一个郎中会治风湿病，财主便派长工前去求医。经此郎中诊治多次，效果不佳。

又到一年冬天，财主儿子的风湿痛日见加重，长工又被派去请那个郎中。这天，北风呼号，冰雪封山，行走十分困难，长工走了不远已气喘吁吁，就在一棵老桑树旁的山洞里歇息。想来路还遥远，正在发愁，抬头忽见那棵老桑树上缠绕的小枝条，很像前几次买回来的草药，何不掐几根带回去当药给财主的儿子治病。哪知吃这枝条后十多天，财主儿子的病居然好了起来。财主前去答谢郎中，郎中莫名其妙，仔细询问长工才知原委。郎中便采了些寄生在桑树上的枝条回去，试之，果然有效，遂取名为"桑寄生"。

【功效】补肝肾，强筋骨，祛风湿，安胎元。用于风湿痹痛，腰膝酸软，筋骨无力，崩漏经多，妊娠漏血，胎动不安，高血压。

桑寄生对风湿痹痛、肝肾不足、腰膝酸痛最为适宜，常与独活、牛膝等配伍应用。对老人体虚、妇女经多带下而肝肾不足、腰膝疼痛、筋骨无力者，亦每与杜仲、续断等配伍应用。用于肝肾虚亏、冲任不固所致胎漏下血、胎动不安，常与续断、菟丝子、阿胶等配伍。此外，本品又有降压作用，近年来临床上常用于高血压。

【用法】内服，煎汤，1次9～15克。

【宜忌】本品性平和，无寒热，无毒性，且有补益之用，故可用于阴阳、寒热多种证候，而无特殊宜忌之例。

小偏方总结

风湿腰痛：桑寄生12克，党参、秦艽、熟地黄、杜仲、牛膝各9克，独活、防风、当归、白芍药、茯苓各6克，川芎、甘草各3克，细辛、桂心各1.5克。水煎服。

乙型肝炎：桑寄生配乌梅，水煎服。

肝肾不足引起的风湿痹痛：桑寄生30～50克。水煎频服。

高血压：桑寄生50克。水煎服。

眩晕症：桑寄生60～120克。水煎频服。

养生药膳

桑寄生鸡蛋茶

配方 桑寄生 50 克，麦冬 5 克，红枣 20 枚，鸡蛋 2 个，冰糖适量。

做法 红枣用清水浸软。鸡蛋隔水蒸熟后去壳备用。桑寄生、麦冬洗净，与鸡蛋、红枣放入炖盅中炖 1 小时，加入适量冰糖调味即可。

功效 有安胎的功效。

桑寄生红莲蛋茶

配方 桑寄生 40 克，普洱熟茶 2 克，干白莲 100 克，鸡蛋 4 个，蜜枣 4 枚，去核红枣 16 枚，黄金糖片 1 块。

做法 干莲子提前泡发，使用前洗净去莲心。鸡蛋煮熟后去壳。桑寄生和普洱茶用茶包装好。将茶包、蜜枣、红枣、鸡蛋加清水大火煮开转小火煲 30 分钟。加入莲子煮 10 分钟左右。加入黄金糖片，待糖溶化后关火即可。

功效 强筋壮骨。

甘 草——治疗咳嗽效果好

【别　　名】国老、甜草、乌拉尔甘草、甜根子。

【属　　性】为豆科植物甘草、胀果甘草、光果甘草的干燥根茎。

【产　　地】产于东北、华北、西北等地。

【性味归经】性平，味甘。归心、肺、脾、胃经，通手足十二经。

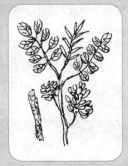

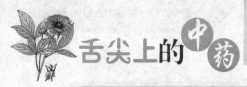

舌尖上的中药 ——吃对了，补养全家

甘草是味普通而又重要的药物。说它普通，是因其药源丰富、药价低廉；说它重要，是因为在众多的中药方剂里，起着诸多方面的微妙作用。从远古开始，甘草就被医家所重视，我国现存的古代第一部中药学专著《神农本草经》把甘草列为"上品"。此外，因为甘草能调和诸药，所以还有"国老"的美称。

家种甘草9月上旬开始采挖，并延续至11月底。野生品一般在春秋两季采挖，以秋冬季为主。有性繁殖的甘草一般生长3～4年后采收，育苗移栽一般生长2～3年后采收。采挖以秋季为好。甘草喜光照充足，雨量较少，夏季酷热，冬季严寒，昼夜温差大的生态条件，具有喜光、耐旱、耐热、耐盐碱和耐寒的特性。甘草的生产一般不受自然灾害的影响。

【功效】可泻火解毒、缓急止痛；炙用偏温，能散表寒，补中益气。此外，甘草还善于调和药性，解百药之毒。甘草有明显的镇咳作用，能保护发炎的咽喉和气管黏膜，祛痰作用也较显著，适用于咳嗽患者。

甘草常用来治疗随更年期而来的症状，因为甘草含有甘草素，是一种类似激素的化合物，它有助于平衡女性体内的激素含量。

【用法】无论将甘草放在袋中还是密封罐中，都要将袋口或罐口密封好，以免受潮。如果一次购买的量要很久才能用完，最好将它放到冰箱中冷藏，可以延长保存期限。

【宜忌】湿盛胀满、水肿者不宜用。肾病、高血压、充血性心力衰竭患者慎用；痢疾初作、醛固酮增多症、低钾血症患者禁用。

久服较大剂量的生甘草，可引起水肿等。

甘草反大戟、芫花、甘遂、海藻，不可与猪肉同食。

甘草不可与鲤鱼同食，否则会中毒。

神疲肢软：甘草15克，豨莶草、当归、山药、薏苡仁、怀牛膝、白芍、桑枝、继断各9克，伸筋草6克。水煎服，每日1剂，分3次温服。

脾胃虚弱：炙甘草、白术、茯苓各9克，党参6克。水煎服，每日1

剂，分早、晚 2 次服用。

痰咳哮喘：甘草 6 克。研末，每日 2 次，用温开水送服。

心悸：炙甘草 10 克，桂枝、人参各 9 克。水煎服。每日 1 剂。

清热解毒：乌梅肉、生甘草、沙参、麦冬、桔梗、玄参各 10 克。捣碎研末，每次取用 15 克，用沸水冲服。

益气养阴：黄芪 15 克，麦冬 10 克，甘草 3 克。水煎服。每日 1 剂。

养生药膳

甘草蜜枣汤

配方 蜜枣 10 枚，甘草 6 克。

做法 共放入砂锅内，加水 2 碗，煮至 1 碗（约 300 毫升），去渣饮服，每日 2 次。

功效 具有补中益气、润肺止咳的功效，常用于治疗慢性支气管炎所致的咳嗽、咽干喉痛等症。

甘麦大枣汤

配方 生甘草 10 克，大枣 10 枚（去核），小麦 50 克。

做法 共放入砂锅内，加水煮至小麦开花，去大枣即可食用。

功效 具有益气养血、清心安神的功效，是治疗女性更年期综合征的良方。

枸 杞——常吃枸杞眼神亮

【别　　名】枸杞红实、甜菜子、西枸杞、地骨子、血枸子、枸杞豆、血杞子。

【属　　性】为茄科植物枸杞的干燥成熟果实。

【产　　地】分布于西北、华北等地，其他地区也有栽培。

【性味归经】甘，平。归肝、肾经。

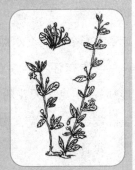

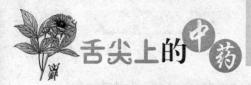
中药小知识

枸杞是一种小灌木，约1米多高。枝条细长；叶片披针形或长椭圆状披针形，互生或丛生，叶腋有锐刺；7~8月开淡紫红色或粉红色的花；花萼通常2裂至中部；花冠5裂，裂片边缘无毛，雄蕊5枚；9~10月结果，成熟时红色，卵形或长椭圆形，长6~21毫米，直径3~10毫米，味甜；种子多数。

枸杞，既可以当做中药材，又可以入食。是养生滋补的好食材。很多家庭都会选择熬汤时放入枸杞，不少注重养生的人也都会用枸杞来泡茶供日常饮用。枸杞是一味非常好的中药药材，泡茶、泡酒、炖汤都可以。枸杞含有丰富的蛋白质、维生素C等营养元素，可以大大满足人体日常的需求。

【功效】滋补肝肾，益精明目。用于虚劳精亏，腰膝酸痛，眩晕耳鸣，内热消渴，血虚萎黄，目昏不明。

枸杞子尤其擅长明目，所以还俗称"明眼子"。历代医家治疗肝血不足、肾阴亏虚引起的视物昏花和夜盲症，常常使用枸杞子。著名方剂杞菊地黄丸，就以枸杞子为主要药物。民间也习用枸杞子治疗慢性眼病，枸杞蒸蛋就是简便有效的食疗方。

【用法】内服：煎汤，1次5~15克；或入丸、散、膏、酒剂。

【宜忌】外邪实热、脾虚有湿及泄泻者忌服。

小偏方总结

虚热烦闷：石斛、麦冬、生地黄、玄参、黄芪各9克，茯苓、远志、甘草各6克。水煎服。每日1剂。

温热有汗，热病伤津：鲜石斛、连翘各15克，天花粉10克，鲜生地黄、麦冬各20克，参叶4克。水煎服。每日1剂。

口干思饮，恶心，食欲不振：鲜

石斛、沙参各15克，玉竹、麦冬各12克，山药10克，甘蔗汁250毫升。将前5味药材加水适量，煎汁，兑入甘蔗汁，代茶饮。

虚热盗汗：石斛12克，玄参、沙参、麦冬各10克，五味子6克。水煎服。每日1剂。

肝火上炎型高血压：石斛15克，

石决明 30 克，先煎，再加入桑寄生 15 克，草决明 10 克。水煎服，每日 1 剂，早、晚分 2 次服。

补肝肾，舒筋脉：石斛、怀牛膝、木瓜各 15 克，枸杞子 30 克，菟丝子 10 克。水煎服，每日 1 剂。

养生药膳

枸杞黄芪鸡

配方 枸杞、黄芪各 50 克，鸡 1 只（约 600 克）。

做法 将枸杞、黄芪洗净，鸡洗净剁成两半，放入砂锅，加水 1 升，熬煮 50 分钟，待温即可食用。分 3 日吃完，早、晚趁温服食。

功效 益气血，填精髓，补气升阳，固表止汗。适用于久病体虚、气血不足、营养不良的贫血者。

枸杞粥

配方 枸杞 30 克，粳米 100 克。

做法 先将枸杞洗净，放入锅内；将粳米洗净，放入锅内，加水 1 升熬煮。分 2 次食用。

功效 补益肝肾，和养胃气。适用于身体虚弱、久病、手术后调养者。

黄 精——常用可延年益寿

【别　　名】黄姜、老虎姜、鸡头参、节节高。

【属　　性】为百合科植物黄精、多花黄精的干燥根茎。

【产　　地】分布于全国各地。

【性味归经】性平，味甘。归肺、脾、肾经。

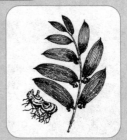

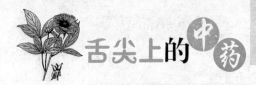
中药小知识

　　黄精是中医传统补中益气药，"久服轻身延年不饥"，属药食两用中药，服用安全。《本草纲目》认为其"得坤土之精，为补养中宫之胜品"。因其味甘、性平、无毒，宜于久服，单用即有抗衰延年的作用，如古方黄精饼、黄精膏、黄精丸等是一味传统的延缓衰老中药。

　　根据原植物和药材性状的差异，黄精可分为姜形黄精、鸡头黄精和大黄精三种，三者中以姜形黄精质量最佳。黄精性平和，作用缓慢，可作久服滋补之品，补脾气，兼补脾阴，又有润肺生津、益肾补精的作用，并且无大补温燥之品可能带来的副作用。

　　【功效】补气养阴，健脾，润肺，益肾。用于脾胃虚弱，体倦乏力，口干食少，肺虚燥咳，精血不足，内热消渴等症。

　　【用法】煎汤，1 次 10～30 克。煎膏滋，浸酒。

　　【宜忌】中寒泄泻及痰湿痞满者禁服。

小偏方总结

　　慢性肝炎：丹参 30 克，黄精、糯稻根须各 25 克。水煎服。

　　贫血：黄精、党参各 30 克，炙甘草 10 克。水煎顿服，每日 1 剂。

　　肺结核：黄精、夏枯草各 15 克，北沙参、百合各 9 克，百部 12 克。水煎服。

　　肺燥咳嗽：黄精 15 克，北沙参 12 克，杏仁、桑叶、麦冬各 9 克，生甘草 6 克。水煎服。

　　消渴：黄精、山药、天花粉、生地黄各 15 克。水煎服。

　　足癣、体癣：黄精 30 克，丁香、百部各 10 克。煎水外洗。

养生药膳

 黄精党参猪肘汤

 配方 黄精 9 克，党参 6 克，大枣 10 克，猪肘肉 750 克，姜 15 克，棒子骨汤 2500 毫升，精盐、味精、鸡精各适量。

做法 将猪肘肉除净毛，刮洗干净；黄精切成薄片，先用温水浸泡4小时；党参切成4厘米长的节；大枣洗净；姜洗净，拍破。将以上药材和食材同放高压锅内，加入棒子骨汤，置大火上烧沸，30分钟后停火，晾凉，倒入煲内，加入调料，然后置大火上烧沸即可上桌。

功效 补脾润肺。

黄精粥

配方 黄精30克，粳米100克，冰糖适量。

做法 黄精煎水取汁，入粳米煮至粥熟。加冰糖适量吃。

功效 用于阴虚肺燥，咳嗽咽干，脾胃虚弱。

山药——药食两用瘦身菜

【别　　名】署蓣、薯蓣、山芋、诸署、署豫、怀山药、野白薯，淮山。

【属　　性】为薯蓣科多年蔓生草本植物薯蓣的干燥块茎。

【产　　地】分布于华北、西北、华东和华中地区。

【性味归经】甘，平。归脾、肺、肾经。

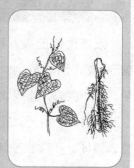

中药小知识

　　多年生草质缠绕藤本。块根肉质，略呈圆柱形，垂直生长，长40～90厘米，直径2～9厘米，外皮土黄色，须根多数，断面白色、带黏性。茎细长，光滑无毛，有细纵棱，常带紫色。叶在茎下部互生，至中部以上对生；叶片三角状卵形或三角形，花期7～9月，花极小，黄绿色。果期9～11月，果实

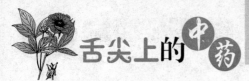

三棱，表面有白色粉状物。种子周围有薄膜质翅。

每年冬季茎枯萎后采挖，切去根头，洗净，除去外皮及须根，用硫黄熏后，干燥，俗称为毛山药；选择肥大顺直的毛山药，放于清水中，浸泡到无干心，闷透，用硫黄熏后，用木板搓成圆柱形，切齐两端后，晒干，打光，即为光山药。

【功效】补脾养胃，补肾涩精，生津益肺。用于脾虚食少，肺虚喘咳，久泻不止，带下，尿频，肾虚遗精，虚热消渴。

山药含有多种人体必需氨基酸、蛋白质、淀粉、维生素及钙、磷、铁、碘等矿物质，能够提供给人体多种营养。山药减肥食谱的做法有很多，可以拌、炒、炖、焖、烤，用山药做粥吃还有养生的功效。山药最大的特点是能够提供人体大量的黏液蛋白，可以减少皮下脂肪沉积，避免出现肥胖。

【用法】烹饪后食用。

【宜忌】山药有收涩作用，故便秘者不宜食。

小偏方总结

溃疡性口腔炎：山药 20 克，冰糖 30 克，制成煎剂。每日 1 剂，分早、晚 2 次服，连服 2~3 日。

糖尿病：山药、花粉、沙参各 15 克，知母、五味子各 10 克。水煎服。

尿频：山药 30 克，茯苓 15 克。水煎服。

咳嗽：山药 30 克，麦冬、百部各 15 克。水煎服。

阳痿：山药、杜仲、苁蓉各 15 克。水煎服。

斑秃：山药 30 克，配枸杞 24 克，生地 18 克，山萸肉、首乌各 15 克，煎汤分服。

便秘：山药 30 克，配芡实、莲须各 15 克，白芍 24 克，水煎，分 3 次服。

肺燥：山药、糯米、百合各 30 克，西洋参 10 克，冰糖 60 克。煮粥服，每日服 1 次，治肺燥或鼻咽癌放疗引起的咽干、鼻干，或咳嗽无痰，或唇干发裂，均可获良效。

气虚感冒：山药 30 克，配黄芪 45 克，大枣 6 枚，水煎服。

养生药膳

 山药兔肉

配方 兔肉500克，山药（干）100克，料酒15毫升，精盐8克，味精2克，植物油75克，胡椒粉、酱油各适量。

做法 山药研成粉。兔肉洗净切块，放入碗内。用料酒、精盐、酱油及味精将兔肉拌匀。再将兔肉外裹山药粉，然后放入油锅中炸至金黄色。起锅撒少许胡椒粉即成。

功效 补中益气，补肺健脾。适用于肢体倦怠乏力，声低懒言，食欲不振，大便溏薄，肺虚咳嗽等症。

 山药豆腐羹

配方 山药50克，豆腐100克，鸡蛋液10克，香菇、香菜、鲜汤、盐、味精、鸡精、胡椒粉、水淀粉各适量。

做法 山药去皮切小丁并焯水，豆腐切成与山药等大的小丁。香菜洗净切末，香菇洗净切丁。锅中加鲜汤，调入主料，然后加盐、味精、鸡精、胡椒粉调味。汤沸腾时用水淀粉勾芡至浓稠状，淋入蛋液并撒香菜末即可。

功效 补气养血，益智，健脾开胃。

鹿茸——壮肾阳，强筋骨

【别　　名】黄毛茸，花茸，斑龙珠。

【属　　性】为鹿科动物梅花鹿或马鹿的雄鹿未骨化，密生茸毛的幼角。

【产　　地】东北、华北、华东、西北、西南等地有出产。

【性味归经】甘、咸，温。入肾、肝经。

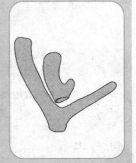

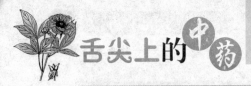

中药小知识

梅花鹿是陆栖兽类，是一种中型的鹿。雄鹿有角，每角具四叉，雌鹿无角。鼻端裸露部分不超过鼻孔间宽，眶下腺明显，呈裂缝状；耳大直立，颈细长，颈部和胸部下方有长毛。尾短，臀部有一块明显的白斑。雄鹿第二年开始生角，不分叉，以后每年早春脱换新角，增生一叉，至生四叉。眉叉斜向前伸，与主干成一钝角，第二枝不明显，主干在其末端再分两小枝。冬毛厚密，呈棕灰色或棕黄色，四季均有白色斑点，夏季白斑更明显。鹿茸于夏秋季锯取，经加工后，阴干或烘干备用。鹿角多于春季拾取骨化的或锯茸后次年春季脱落的角基，除去泥沙，风干备用。

【功效】壮阳益精，强筋健骨，固崩止带，温补托毒。用于腰膝酸软，发育不良，神经衰弱，再生障碍性贫血，性机能减退等。

【用法】内服，1次1～5克。

【宜忌】服用本品宜从小量开始，缓缓增加，不宜骤用大量，以免阳升风动，或伤阴动血。阴虚阳盛者忌用。

小偏方总结

老年性遗尿症：鹿角霜60克，五味子30克。共碾为细末，装瓶备用，每晚用黄酒冲服6克，10日为1个疗程。

通乳汁：鹿角霜研粉，每服3克，以热黄酒冲服。本品煎汤内服每日量为5～10克，或研末服，外用磨汁涂或研末敷。

尿路结石：以鹿角霜为主药，每剂30克，疗效显著。

慢性淋巴结炎：鹿角霜90克。研极细末，用麻油调敷患处，每日涂2次。

养生药膳

炖鹿茸

配方 鹿茸20克，鸡肉100克。

做法 先刮去鹿茸毛，切片。鸡肉洗净切小块。鹿茸片、鸡肉块同放入盅内，隔水炖3个小时，即可食用。

功效 适宜春、冬季节食用，每星期吃2次，对身体大有益处。炖鹿茸具有治疗血气不足的功效。

鹿茸香菇菜心

配方 香菇（鲜）200克，油菜心300克，玉兰片50克，鹿茸、味精、精盐各2克，白酒20克，料酒5毫升，淀粉（豌豆）、姜各3克，猪油适量。

做法 将鹿茸片加白酒浸泡；玉兰片泡发，切片，备用。将淀粉以水调成湿淀粉，姜切成末备用。将铁锅烧热，加入猪油，油热时先取适量姜末下锅略炸，再将香菇、青菜心下锅煸炒。加入适量味精、料酒、精盐和鹿茸浸泡酒液。搅匀收汁，汁浓时投入玉兰片，用水与淀粉勾芡。起锅装盘，鹿茸片点缀在菜上即可食用。

功效 温肾助阳，补气养血。用于治疗年老体弱或久病，元气虚衰，阳痿，滑精，腰膝酸冷，眩晕耳鸣，气短乏力，食欲不振。

锁 阳——改善体质，增强抵抗力

【别　　名】乌兰高腰、地毛球、羊锁不拉、锈铁棒、锁严子。

【属　　性】为锁阳科植物锁阳的干燥肉质茎。

【产　　地】新疆、青海、宁夏、甘肃、内蒙古、陕西等省区有出产。

【性味归经】性味甘，温。归脾、肾、大肠经。

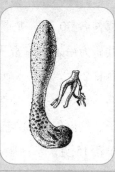

中药小知识

　　锁阳是一种寄生植物，寄生于白刺的根部。白刺生于西部戈壁和沙漠。锁阳的繁衍过程不同于一般植物，与人和动物极为相似。每年五六月份，锁阳开始露出地面，至七八月份开始成熟。同株的雄性和雌性部分相互授粉、结籽。锁阳籽极小，显微镜下观察其形状似人体受精卵，千粒重仅为2克左右。由于锁阳头部布满鳞甲，因而种籽被包裹得十分严实，无法脱落。这时，从锁阳根部会生出一种白色的小虫，专家将其命名为锁阳虫。锁阳虫开始从底部沿锁阳内部逐渐向上，一点一点吃空锁阳，直至顶部。这时内部就形成空洞，锁阳籽沿洞掉入底部。随着倒流的内部水分，通过锁阳和白刺连结的约2毫米左右粗细的通道进入白刺根部。在白刺根部沿着水分的流动进入到适合其寄存的部位。这时冬季来临了，白刺停止了生长。锁阳籽吸收白刺的养分，迅速成长、壮大。寄生部分鼓出一个拳头大的包。经过一个冬天孕育，来年三月份开始发芽，一举破土而出，数十天就可长大、授粉、结籽，又开始新一轮的生长周期。

【功效】补肾阳，益精血，润肠通便。用于腰膝痿软，阳痿滑精，肠燥便秘。

【用法】内服，1次7.5～15克；入丸、散或熬膏。

【宜忌】阴虚火旺，阳事易举，脾虚泄泻及实热便秘者禁服。

小偏方总结

肾阳不足，遗精滑泻：锁阳、桑螵蛸各30克，龙骨、茯苓各10克。共研为粉末，炼蜜为丸。每次10克，每日2次。

肾虚阳痿：锁阳、肉苁蓉、枸杞子、核桃仁各12克，菟丝子9克，淫羊藿15克。水煎服，每日1剂。

神经衰弱：锁阳、山茱萸各9克，何首乌、枸杞子各90克。共研为细末，每次取用6克，每日2次，用开水冲服。

消化不良：锁阳15克。水煎，分3次服，每日1剂。

泌尿系感染，尿血：锁阳、金银花藤各15克，白茅根30克。水煎服，每日1剂。

老年人气弱阴虚，大便燥结：锁阳、桑葚各15克。水煎取汁，加蜂蜜30克，分2次服。

养生药膳

锁阳苁蓉膏

配方 锁阳、肉苁蓉各等量，炼蜜适量。

做法 将2种中药加水煎取浓汁，加约等量的炼蜜，混匀，一同煎沸，收膏即可食用。每次吃1~2匙。

功效 补肾阳，益精血，润肠通便。

锁阳粥

配方 锁阳30克，大米适量。

做法 大米与锁阳共煮，煮成粥后拣出锁阳即可食用。

功效 壮阳固精，养血强筋。

女贞子——养肝明目宜补阴

【别　　名】冬青子、女贞实、白蜡树子。

【属　　性】为木犀科植物女贞的干燥成熟果实。

【产　　地】分布于华南、华东、华中及西南各省。

【性味归经】性凉，味甘，微苦。归肝、肾经。

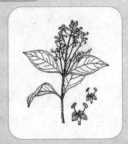

中药小知识

女贞子，考其名称，说是古代鲁国一位名叫贞女的女子，因女贞子树"负霜葱翠，振柯凌风，而贞女慕其名，或树之于云堂，或植之于阶庭"，故名；而李时珍《神农本草经》则谓："此木凌冬青翠，有贞守之操，故以贞女状之。"

女贞子无臭，味甘、微苦涩，为养阴的常用药。女贞子最早见于《神农本草经》，列为上品，谓其能"主补中，安五脏，养精神，除百病，久服肥健，轻身不老"。《本草纲目》说："女贞实乃上品无毒妙药。"原生于中国长江流域及南方各地、河南、陕西、甘肃等地，北方不太寒冷的地方也有引种，在朝鲜南方、印度也有分布。

【功效】女贞子具有滋补肝肾、明目乌发的功能。女贞子的特点在于药性较平和，作用缓慢，久服始能见效。现代临床上还用于视神经炎、白细胞减少症、慢性肝炎、高脂血症、冠心病、高血压、儿童中毒听力减退、神经衰弱、面神经麻痹、脱发等。

女贞子药用价值高，根据《本草经疏》记载："女贞子，气味俱阴，正入肾除热补精之要品，肾得补，则五脏自安，精神自足，百病去而身肥健矣。"

【用法】煎服，每次 10 ~ 15 克。

【宜忌】该品寒滑，脾胃虚寒泄泻及阳虚者不宜服用。

小偏方总结

脱发：女贞子 15 克，熟地 30 克，制首乌 20 克。水煎服。

白发，斑秃，全秃：女贞子 500 克，巨胜子 250 克。熬膏。每次服 20 毫升，温水送下，每日 2 ~ 3 次。

咳嗽：沙参、麦冬各 9 克，玉竹 6 克，生甘草 3 克，冬桑叶、生扁豆、花粉各 4 ~ 5 克。水 5 杯煮至 2 杯，每日 2 次。对于长期咳嗽者，加 9 克地骨皮配服，效果更佳。

眼疾：用女贞叶捣烂，加朴硝调匀贴眼部。

口舌生疮，舌肿胀出：取女贞叶捣汁，含在嘴里，1 分钟后吐掉。

化疗、放疗后白细胞减少：枸杞子 30 克，桑葚、女贞子各 15 克，黄芪 20 克。水煎服。

养生药膳

枸杞女贞子汤

配方 枸杞子各 30 克，甲鱼 1 只，女贞子、熟地各 15 克，鸡汤、料酒、葱、姜、熟猪油各适量。

做法 将甲鱼宰杀，去内脏，放入热水中浸泡，去皮膜、甲壳，然后切为 6 块，放入开水锅内焯去血水，捞出洗净。将甲鱼、枸杞子、女贞子、熟地、料酒、葱、姜放入炖盅内，然后加入适量鸡汤煮沸，煮至甲鱼熟烂，拣去葱、姜，淋上熟猪油即成。

克，白糖适量。

 功效 用于治疗肝肾阴虚、消瘦乏力、腰膝酸软、头晕目眩等症。

做法 将女贞子洗净，放入锅中，加清水适量，水煎取汁，再加大米煮粥，待熟时调入白糖，再煮一两沸即成，每日1剂。

女贞子粥

配方 女贞子15克，大米100

功效 适用于肝肾阴虚所致的头目眩晕、视物昏花、眼目干涩、视力减退、腰膝酸软等症。

麦冬——清心润肺，补血养颜

【别　　名】麦门冬、沿阶草。

【属　　性】本品为百合科植物麦冬（沿阶草）的干燥块根。

【产　　地】主产于四川、贵州、云南、浙江、湖北、广西、福建、安徽等地。

【性味归经】甘、微苦，微寒。归心、肺、胃经。

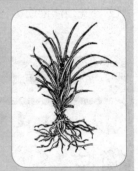

中药小知识

多年生常绿草本，有匍匐茎。须根顶端或其一部分膨大成块状。叶多数丛生，线形，长15~30厘米，宽可达1厘米。花茎从叶间抽出，上部生多数淡紫色花。浆果球形，蓝黑色。8~9月开花，9~10月结果。夏季采挖，洗净，反复曝晒、堆置，至七八成干，除去须根，干燥。

【功效】养阴生津，润肺清心，养胃。用于慢性胃炎、肺结核咯血、糖尿病、便秘等症。

【用法】水煎服，1次10～15克。

【宜忌】麦冬性寒，功专清心润肺，强阴益精，故胃寒之人不宜食用。

小偏方总结

慢性咽炎，咽痒干燥，灼热疼痛：北沙参15克，麦冬12克，马勃、甘草各6克，蒲公英30克。水煎服。

消谷善饥明显之糖尿病：生地黄、熟地黄各30克，生石膏30克，知母12克，麦门冬15克。水煎服。

暑天汗出虚脱：麦冬、人参各10克，五味子6克。水煎服，每日2剂。对汗出虚脱、心慌心悸、血压过低、汗多口渴、体倦乏力等症有良效。

肠燥便秘：麦冬、生地、玄参各15克。水煎服，每日1剂。有润肠通便的作用。

冠心病，心绞痛：麦冬45克，加水煎成30～40毫升，分多次服用，连服3～18个月。

慢性胃炎：麦冬、黄芪各9克，党参、玉竹、黄精各10克。水煎服，每日1剂。对胃阴不足者有良效。

养生药膳

 ### 麦冬粥

配方 麦冬30克，白粳米50克。

做法 先将麦冬捣烂煮汁，去滓，用汁煮粥，晨起食用。

功效 补血红颜，延缓皮肤衰老，生津止渴。适用于热病后因气津被耗而引起的气短、咽干、心烦、少寐等症。

 ### 山楂麦冬饮

配方 山楂、麦冬各20克。

做法 用水500毫升煎至250毫升。分2次服。

功效 行气散瘀，消食健胃，平肝阳。

灵芝——固肾益精精神好

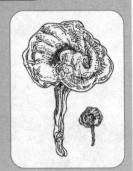

【别　　名】赤芝、紫芝、菌灵芝、本灵芝、石灵芝、灵芝草。

【属　　性】为多孔菌科真菌紫芝或赤芝的子实体。

【产　　地】主产于浙江、江西、湖南、广西、福建、云南、安徽、四川等地。

【性味归经】性平，味甘。入心、脾、肺经。

中药小知识

灵芝甘平无毒，是性质温和良好的药草，所以并没有什么食用搭配禁忌，几乎能和所有食品、药品同吃，但最好控制在服药半小时后再食用。需要注意的是，老人和小孩的抵抗力和免疫力都比较弱，肝功能也比不上一般成人，若老人、小孩服用灵芝，应适当减少用量。小孩的适用量为成人的2/3，体重轻而虚弱型的老人，适用量也为成人的2/3。孕妇食用灵芝能够减轻孕吐，但孕妇在怀孕3个月内时，胎儿尚不稳定，建议先不要服用灵芝，待4个月以上，胎儿稳定下来，再食用灵芝。此外，手术前后1周内，或正在大出血的病人慎食灵芝。

灵芝味道比较苦，但是有一种淡淡的清香，可以适当加入蜂蜜调味，味道独特而美味。灵芝食用后，根据个人的不同体质，有些人吃了会有口干头晕、皮肤瘙痒、大小便频急等反应，这是正常的，没什么大问题。

【功效】补肝气，益心气，养肺气，固肾气，益精气。适用于心神不安、失眠多梦、气血不足、脾胃虚弱、咳嗽、哮喘等症。

祖国医药所载，灵芝能"安神""增智慧""不忘"。据报道，灵芝制剂对神经衰弱、失眠有显著疗效，总有效率高达87.14%～100%。一般用药后 10 ～ 15 日即出现明显疗效，表明为睡眠改善，食欲、体重增加，心悸、头痛、头晕减轻或消失，精神振奋，记忆力增强。属气血两虚者疗效更好。所以，灵芝对于中枢神经系统有较强的调节作用，具有镇静安神的功效，对于神经衰弱和失眠患者是必备佳品，国家药典中，灵芝就是有效的安眠宁神之药。

【用法】水煎服，每次 3 ～ 15 克；或碾末冲服，每次 1.5 ～ 3 克。

【宜忌】手术前后 1 周内，或正在大出血的人不宜吃灵芝。

灵芝不适于正常孕妇吃，因为灵芝过分滋补，有诱发流产的可能。

小偏方总结

头发早白：灵芝、黑桑葚（晒干）各 500 克。碾细为末，炼蜜为丸，如弹子大，每次 1 丸，用温黄酒吞下，每日 2 次。

失眠：灵芝 30 克，白酒 500 毫升，浸泡密封半月，每日搅动数次。每次服 10 毫升，每日 1 ～ 2 次。肝功能差者每次服 5 毫升以下，急性肝炎禁用。

冠心病：灵芝 30 克，丹参 5 克，

田七 5 克，白酒 500 毫升。灵芝、丹参、田七洗净，同入坛加白酒，盖上坛盖。每日搅拌 1 次，浸泡 15 天即成。每次服适量。

鼻衄：灵芝 9 克，鸭蛋 1 个。同煮，喝汤吃蛋及药。

肠风痔瘘：每次取灵芝 18 ～ 30 克，猪瘦肉 90 克，加盐适量，隔水蒸熟。上午蒸 1 次，喝汤；下午蒸 1 次，全吃尽。

养生药膳

灵芝老鸭汤

配方 灵芝 10 克，鸭 1 只，丁香、草豆蔻、肉桂各 5 克，卤汁 3.8 升，姜、葱、精盐、鸡精、香油各适量。

做法 将鸭宰杀，去毛、内脏及爪，洗净；灵芝、丁香、草豆蔻、肉桂分别洗净；姜拍松，葱切段。将卤汁、灵芝、丁香、草豆蔻、肉桂、姜、葱、精盐、鸡精同入炖锅内，煮沸，加入鸭，用小火卤煮 45 分钟停火。将鸭捞出，沥干卤汁，用香油涂抹在鸭身上，然后随意剁成块即可。

【功效】温中和胃，暖肾助阳，调节血糖。适用于肾阳虚患者食用。

灵芝米粥

【配方】灵芝、糯米各50克，小麦60克，白糖30克。

【做法】将糯米、小麦、灵芝洗净；再将灵芝切成块用纱布包好，一起放入砂锅内，加水400毫升，用小火煮至糯米、小麦熟透，加入白糖即可。每日1次，一般服5~7次有效。

【功效】养心，益肾，补虚。

石 斛——生津止渴，养胃益肾

【别　　名】吊兰、林兰、禁生、杜兰、悬竹、千年竹。

【属　　性】为兰科草本植物环草石斛、马鞭石斛等多种石斛的茎。

【产　　地】产于西南地区和广东、广西、安徽等地。

【性味归经】味甘，性微寒。入胃、肾经。

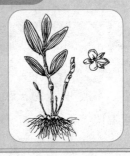

中药小知识

石斛，兰科石斛属的一种。附生植物，多生于树上或岩壁上。茎肥厚，成簇，圆柱形，上部稍扁，具节，节上生叶。叶扁平，近革质，花期有叶或无叶。石斛属约有1400种，主要产亚洲热带至大洋洲，其中约60种分布于中国南部，石斛便是较常见的种类之一。中国产的同属植物中，有不少种类的茎均可加工成药材"石斛"，多于夏秋间采收，晒干，切段生用。

【功效】益胃生津，滋阴清热。用于阴伤津亏，口干烦渴，食少干呕，病后虚热，目暗不明等症。

《神农本草经》将石斛列为具有"轻身延年"作用的商品药物。现代研究表明，石斛含有多种微量元素，这些微量元素与人体的健康长寿有着密切的关系，因此，石斛对人体的抗衰老作用比一般的药物对人体的抗衰老作用更广泛，更全面。

鲜石斛清热生津力强，温热病邪入营血，高热烦热者当用；干石斛滋阴清补为长，热病后期，阴亏虚热者适宜。铁皮石斛、金钗石斛，药力较强；霍山石斛，适于老人、虚人，阴液不足者；耳环石斛，生津而不寒凉，以之代茶，开胃健脾。石斛与玉竹，均有养阴生津作用，功能近似。但石斛甘咸而寒，补中有清，以养胃肾之阴为长，玉竹甘平质润，补而不腻，以养肺胃之阴为优。

【用法】煎汤，1次6~15克，鲜品加倍；或入丸、散；或熬膏。

鲜石斛可栽于砂石内，以备随时取用。

【宜忌】热病早期阴未伤者，湿温病未化燥者，脾胃虚寒者（指胃酸分泌过少者），均禁服。

小偏方总结

口舌干燥、肺燥咳嗽：石斛10克，水煎30分钟，取汁，1日内分2次温服。

生津止渴，清热退热：鲜石斛、生地、远志、茯苓各30克，炙甘草15克，生姜5克。将除生姜外的药物捣碎，与生姜一同放入砂锅中，水煎30分钟，取汁即可。每日1剂，分3次温服。

燥热烦渴，祛烦养胃：石斛15克，熟石膏、南沙参、玉竹各12克，天花粉、山药、茯苓各9克，麦冬6克，半夏4.5克，广皮3克，甘蔗30克。将诸药放入砂锅中，水煎30分钟，取汁即可。每日1剂，分3次服用。

养生药膳

石斛炖鸭

【配方】老鸭1只，石斛10克，虫草25条，姜片、葱段、料酒、盐、鸡精各适量。

【做法】老鸭宰杀洗净；药材洗净。

将老鸭放入瓦煲，依次加药材、姜片、葱段、料酒和适量清水，武火煮沸，改文火煲 2 小时，加盐、鸡精调味即可。

功效 生津止咳，益气解暑。夏天或上火时服用最好。

 石斛乌鸡汤

配方 乌鸡 1 只，铁皮石斛 15 克，西洋参 30 克，山楂 15 克，姜片、葱段、料酒，盐、鸡精各适量。

做法 乌鸡宰杀洗净，斩块；药材洗净。锅内水烧开后放入乌鸡鸡肉煮 5 分钟，捞出洗净放入瓦煲，加入药材、姜片、葱段、料酒和适量清水，大火煮沸，改小火煲 2 小时，加盐、鸡精调味即可。

功效 补中益气，生津，恢复体力，抗疲劳。

覆盆子——酸酸甜甜的黄金水果

【别　　名】覆盆莓、托盘（东北）、泡儿、树莓、野莓、木莓等。

【属　　性】为蔷薇科植物华东覆盆子的未充分成熟的果实。

【产　　地】全国大部分地区均有分布，其中以湖南炎陵县山区最多。常生于低海拔至中海拔地区，在山坡、路边阳处或阴处灌木丛中常见。

【性味归经】甘、酸，温。归肝、肾经。

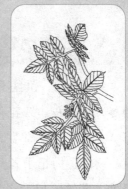

中药小知识

　　覆盆子的果实是一种聚合果，有红色、金色和黑色，在欧美作为水果，在中国大量分布但却只有一部分人食用，仅在东北地区有少量栽培，市场上比较少见。覆盆子果实味道酸甜，植株的枝干上长有倒钩刺。果实柔嫩多汁，色泽宜人，营养丰富，是目前风靡世界的"第三代水果"，

"覆盆子"之名出自李时珍之口。因它生于向阳山坡、路边、林边及灌丛中，吃了它，有夜尿症的人晚上都可以不用尿盆子了，也就是说尿盆子可以翻过来不用了，所以它叫"覆盆子"。

同时，覆盆子也是一种美味可口的水果，它柔嫩多汁、香味浓郁、风味独特、色泽诱人，既可食用鲜果，也可制成果酱、果汁、食品添加剂等多种产品。

【功效】益肾，固精，缩尿。用于肾虚遗尿，小便频数，阳痿早泄，遗精滑精。覆盆子在国际市场上被誉为黄金水果。覆盆子植物可入药，有多种药物价值，其果实有补肾壮阳的作用。覆盆子油中的不饱和脂肪酸，可促进前列腺分泌荷尔蒙。

【用法】作水果食用；药用每次 7~10 克。

【宜忌】肾虚火旺、小便短赤者及怀孕初期妇女慎食。

适宜肝亏虚者、阳痿者、遗精者、不孕不育者、小便频繁者、视物不清者。

小偏方总结

外阴白斑：覆盆子、地骨皮、麦门冬、牡丹皮、红花各 10 克，益母草、女贞子、桑寄生、墨旱莲各 30 克，续断、枸杞子各 20 克，何首乌 15 克，菟丝子 12 克。加水煎沸 15 分钟，过滤取液，留渣再加水煎 20 分钟，滤过去渣，两次滤液调兑均匀，分早、晚 2 次服，每日 1 剂。

白带腰痛，肾虚遗尿：覆盆子 90 克，菟丝子 120 克，韭菜子 15 克。研成细末，炼蜜制成药丸，每丸重 8 克，每日 3 次，1 次服用 1 丸。

服避孕药后引起的闭经：覆盆子、黄精、熟地黄、菟丝子、淫羊藿、仙茅、紫石英、川续断各 12 克，党参、当归、香附、何首乌、白术、白芍、枸杞子、川楝子各 8 克。加水煎沸 15 分钟，过滤取液，留渣再加水煎 20 分钟，滤过去渣，两次滤液调兑均匀，分早、晚 2 次服，每日 1 剂。

养生药膳

覆盆子炖牛肉

配方 覆盆子 30 克，牛腩 1 千克，精盐适量。

做法 牛腩切后，各物共入锅中，加水没过各物。慢火炖至肉烂。随意吃肉饮汤。

功效 可以补虚固精，缩尿止带。对肾虚阳痿，小便清长，遗精，或妇女白带清稀，身倦腰酸有效。

白果覆盆子煲猪肚

配方 白果（鲜）100 克，覆盆子（干）10 克，猪肚 150 克。

做法 将白果、覆盆子、猪肝洗净。将白果炒熟去壳，猪肝切成小块。将白果、覆盆子、猪肚放入锅内，加入清水 500 克，煮熟即成。

功效 适用于小儿尿床。

仙 茅——祛寒除湿治风湿

【别　　名】独茅、独脚仙茅、蟠龙草、地棕、茅爪子、婆罗门参。

【属　　性】为石蒜科植物仙茅的干燥根茎。

【产　　地】分布于中南、华东、西南等地。

【性味归经】辛，热，有毒。归肾、肝、脾经。

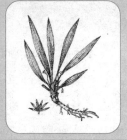

中药小知识

　　仙茅的干燥根茎为圆柱形，略弯曲，两端平，长 3～10 厘米，直径 3～8 毫米。表面棕褐色或黑褐色，粗糙，皱缩不平，有细密而不连续的横纹，并散布有不甚明显的细小圆点状皮孔。未去须根者，在根茎的一端常丛生两端细、中间粗的须根，长3~6厘米，有极密的环状横纹，质轻而疏松，柔软而不易折断。根茎质坚脆，易折断，断面平坦，微带颗粒性（经蒸过者略呈透明角质状），皮部浅灰棕色或因糊化而呈红棕色，靠近中心处色较深。微有辛香气，味微苦辛。以根条粗长、质坚脆、表面黑褐色者为佳。

另外，民间用仙茅全草治疗跌打损伤，印度民间将仙茅用于流产。大叶仙茅在四川民间用于治疗慢性气管炎，在福建民间用于治疗急性肾炎、风湿性关节炎，傣医用其治疗肾结石。短葶仙茅在广西民间用于治疗水肿。

【功效】温肾壮阳，祛寒除湿。可治肾阳虚衰，腰痛阳痿，精冷不育，宫寒不孕，风湿冷痹，腰膝冷痛，筋骨无力。常用于治疗性功能低下，阳痿，早泄，骨质疏松，风湿性关节炎，退行性骨关节炎，老年性痴呆，肾病综合征等。

仙茅是男女肾阳不足、命门火衰的常用药。唐代人认为它是一种非常神奇的仙药，并加以保密。仙茅原产于西域，梵音呼为"河轮勒伦"，因西域婆罗门僧献方给唐玄宗，所以又称为"婆罗门参"。

【用法】内服，每次7.5~15克，或入丸、散。

【宜忌】凡阴虚火旺者忌服。

小偏方总结

老年性贫血：仙茅、当归、菟丝子、陈皮、代赭石各10克，鸡血藤、熟地黄各15克，熟附子5克，大枣10枚。水煎服用，每日2剂。

小便失禁，女子性欲低下：仙茅5克，红茶3克。200毫升开水冲泡后饮用，冲饮至味淡。

壮筋骨，明目：仙茅1千克，苍术1千克，枸杞子500克，车前子1千克，白茯苓（去皮）、茴香（炒）；柏子仁（去壳）各400克，生地黄（烤）、熟地黄（烤）各200克。为末，酒煮糊丸，如梧桐子大。一次服50丸，温酒送下，1天2次。

定喘，下气：仙茅25克，团参0.5克，阿胶30克。共研末，每次25~50克。

阴阳俱虚，筋骨痿软：仙茅、枸

杞子、山茱萸、何首乌、天门冬、麦门冬、淫羊藿、菟丝子、党参、黄芪、当归、白芍、鸡血藤各 20 克，附子、甘草、肉桂各 10 克。加水煎沸 15 分钟，滤出药液，再加水煎 20 分钟，去渣，将 2 次煎好的药液调兑均匀，分服，每日 1 剂。

心肾不足，气逆虚喘：仙茅 15 克，阿胶 30 克，元参 0.3 克，鸡内金 1 个。共研为末，每次用 6 克，糯米汤调服。

小儿疳积：土党参 12 克，仙茅 2 ~ 4 克，猪瘦肉 60 克。上物加水炖，服汤食用。

阳痿：仙茅、杏叶防风、淫羊藿根各 30 克，泡于 500 毫升酒中。每次服药酒 15 毫升，每日 2 次。

养生药膳

仙茅瘦肉汤

配方 猪肉 500 克，仙茅、金樱子各 15 克。

做法 猪肉洗净后切块。仙茅、金樱子洗净，捣碎，用纱布包好。仙茅、金樱子与猪肉一起加适量水，置文火上炖煮至肉熟烂。

功效 补肾阳，强筋骨，祛寒湿。适用于阳痿、耳鸣等症。

仙茅羊腰汤

配方 仙茅、淫羊藿、枸杞子、薏苡仁、杜仲各 20 克，羊腰 2 个，姜、葱各 10 克，料酒 6 毫升，精盐、味精、胡椒粉各 3 克，高汤 800 毫升。

做法 将羊腰一切两半，去白色臊腺，洗净，切成 3 厘米见方的腰花；将前 5 味中药用清水煎煮成 300 毫升的汁液；姜拍松，葱切段。将羊腰花、药汁、姜、葱、料酒同放炖锅内，加入高汤和水 500 毫升，置大火上烧沸，再用小火炖 30 分钟，加入精盐、味精、胡椒粉即成。

功效 补肾壮阳。适用于阳痿、早泄、遗精等症。

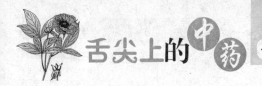

肉苁蓉——养肾补阳的常用药

【别　　名】甜苁蓉、咸苁蓉、甜大芸、盐大芸、苁
　　　　　　蓉、淡大芸。

【属　　性】列当科植物肉苁蓉的干燥带鳞片的肉质茎。

【产　　地】常生于荒漠沙丘上，多于春季刚出土时采
　　　　　　挖。产于内蒙古、华北、西北等地。

【性味归经】性温，味甘、咸。归肾、大肠经。

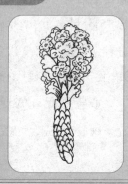

中药小知识

　　肉苁蓉是一种寄生在沙漠树木根部的寄生植物，从树根寄主中吸取养分及水分。素有"沙漠人参"之美誉，具有极高的药用价值，是中国传统的名贵中药材。肉苁蓉药食两用，长期食用可增加体力、增强耐力以及抵抗疲劳，同时又可以增强人类及动物的性能力及生育力。肉苁蓉在历史上就被西域各国作为上贡朝廷的珍品，也是历代补肾壮阳类处方中使用频度最高的补益药物之一。

　　【功效】具有补肾壮阳、填精补髓、养血润燥、悦色延年等功效。适用于肾虚、精血不足之阳痿、不孕、腰膝酸软、筋骨无力及阴虚津枯之肠燥便秘等症。肉苁蓉为纯天然滋补佳品，可直接食用。将肉苁蓉洗净浸泡在酒中，约一周后其有效成分便可进入酒中，饮此酒可起滋补之效。将泡酒后的肉苁蓉切片取出可炒菜或煲汤，入锅3分钟即熟。

　　【用法】肉苁蓉的治疗用量比较大，一般是每日10~20克，养生保健用量只需每日3~5克。

　　【宜忌】大便溏薄者不宜食用。

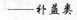

体虚便秘、产后便秘、病后便秘及老年便秘者适宜食用；

男子遗精、早泄、阳痿、精子稀少不育等病症者适宜食用。

小偏方总结

便秘：肉苁蓉、何首乌各 10 克。水煎服。

遗精：肉苁蓉、桑螵蛸、芡实各 15 克，莲米 18 克，黑芝麻 30 克。上述药食材料一起碾为末，炼蜜为丸。早、晚服，每次 9 克，开水送下。

前列腺增生症：肉苁蓉 20 克，牛膝、黄芪、通草各 10 克，将上述药材水煎 2 次，合并药液，分早、中、晚服用。

颈椎病：威灵仙、肉苁蓉、熟地、青风藤、丹参各 15 克。水煎服，每日 1 剂，水煎 2 次，合并药液，每日分 2 次服用。

养生药膳

 肉苁蓉焖羊肉

配方 肉苁蓉 30 克，羊肉 250 克，葱、姜、食用油各适量。

做法 肉苁蓉加水煎煮，煮烂后去渣留汁。羊肉切片入食用油锅炒熟，加入肉苁蓉汁稍焖片刻，再加适量葱、姜即成。温热服食。

功效 温肾助阳。

 肉苁蓉羊肉羹

配方 肉苁蓉 30 克，甘薯 50 克，羊肉 100 克，葱、生姜、精盐各适量。

做法 将肉苁蓉刮去鳞，用酒洗，去黑汁，切成薄片，甘薯、羊肉洗净后各切成薄片，共放入锅中，加入姜片和水适量，先用武火煮沸，再用文火煎煮 35 分钟，放入葱、盐即成。

功效 适用于肾阳虚衰、肝血不足所致的阳痿、腰痛、头晕目暗、耳鸣等。

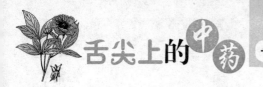
牛 膝——活血通经降血压

【别　　名】怀膝、牛茎、百倍、铁牛膝、脚斯蹬、怀
　　　　　　牛膝、杜牛膝、真夕。

【属　　性】为苋科多年生草本植物怀牛膝的根。

【产　　地】除东北外全国各地均有。生长于海拔 200
　　　　　　米至 1750 米的地区，常生长在山坡林下，
　　　　　　目前尚未由人工引种栽培。

【性味归经】苦、甘、酸，平。归肝、肾经。

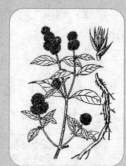

中药小知识

　　多年生草本，高 30～110 厘米。茎直立，方形，有疏柔毛，茎节膨大。叶对生，椭圆形或阔披针形，顶端锐尖，基部锐尖，基部楔形，全缘；幼时密生毛，成长后 2 段有疏毛。穗状花序顶生和腋生，每花有 1 苞片，膜质，上部突出成刺；小苞片 2，坚刺状，略向外曲；花被片 5，绿色，披针形；雄蕊 5；花丝带状，基部连合成筒。胞果长圆形。花期 8～9 月，果期 10～11月。于立冬至小雪间茎叶枯萎时采挖，除去地上茎、须根及泥沙，捆成小把，晒干，用硫黄熏 2 次，将顶端切齐，晒干。

　　【功效】《药品化义》中说："牛膝，味甘能补，带涩能敛，兼苦直下，用之入肾。盖肾主闭藏，涩精敛血，引诸药下行。"可见其具有活血通经、补肝肾、强筋骨、利水通淋、引血下行的功效，能够治疗肝阳眩晕、腰膝酸痛、筋骨无力、小便不利、牙龈肿痛等症。生食可散瘀血，消痈肿；熟食可补肝肾，强筋骨。牛膝具有降血压作用，还有止痛及轻度的利尿作用，而中医认为它具有引导其他药材药性往下发挥药效的作用。

【用法】煎汤，1 次 5 ~ 15 克；或浸酒；或入丸、散。

【宜忌】孕妇及月经过多者忌用。

肾虚滑精者不宜服用。阴虚火旺、泻痢脾虚导致腿膝酸痛者不宜服用。

忌与鳖甲、白芍、羊肉同食。恶萤火、龟甲、陆英，故不宜配伍。

小偏方总结

牙齿疼痛：牛膝碾末含漱，也可将牛膝烧灰敷于患处。

偏正头风：牛膝 9 克，白芷 6 克。同碾为末，取黄牛脑 1 个，和药在牛脑内，加黄酒炖熟。趁热和酒食之，以微醉为度。

脱发：牛膝 60 克，木瓜 20 克，木香、巴戟天、小茴香（炒）各 30 克，肉桂 15 克。上述药材（除木瓜）同碾为末，与木瓜共捣，制丸如梧桐子般大。每次取用 20 丸，饭前空腹温酒吞服，每日 3 次。

手术后肠粘连：牛膝、木瓜各 50 克。两药浸泡于 500 毫升白酒中，7 日后饮用。每次量根据个人酒量而定，以能耐受为度。上述药量可连续浸泡 3 次，用药 1 ~ 6 个月。

小儿幽门痉挛呕吐：牛膝、赭石各 10 克。两药碾成极细末，等分成 24 包。每次 1 包，每日 2 ~ 3 次，口服。一般情况下，呕吐停止 2 ~ 3 日即可停服。

养生药膳

牛膝猪蹄汤

配方 猪蹄 1 只，牛膝、当归、黄芪各 6 克，杜仲 9 克，竹笋 60 克，香菇 3 个，香油、精盐、大葱、姜、大蒜各适量。

做法 将猪蹄用热水洗净，再加适量清水，放入捣碎的姜、大葱和大蒜，以小火炖煮。药材放在一起，用 2 碗水煎至 1 碗。香菇用水浸软去蒂，与药汁一起加入炖猪蹄的锅内，约煮至 4 碗水，加精盐、香油调味即可。

功效 活血化瘀，填肾精，健腰脚。

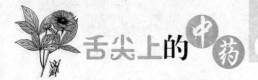

木瓜牛膝酒

配方 木瓜 35 克，牛膝 25 克，白酒 600 克。

做法 将木瓜、牛膝放入容器中，注入白酒，密封浸泡 2 周后即可。每日 2 次，每次饮服 10 克。

功效 舒筋活络，祛风除湿。适用于腰背酸痛、关节僵硬、活动不便等患者。

淫羊藿——益精，补肾，壮阳

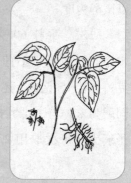

【别　　名】三枝九叶草、仙灵脾、牛角花、三叉风、羊角风、三角莲。

【属　　性】为植物淫羊藿的全草。

【产　　地】山西、陕西、甘肃、青海、广西、湖南、安徽均有分布。一般生于山坡草丛中、水沟边、林下、灌丛中及岩边石缝中，目前尚未由人工引种栽培。

【性味归经】性温，味辛、甘。归肝、肾二经。

中药小知识

李时珍曰：淫羊藿味甘气香，性温不寒，能益精气，真阳不足宜之。

至于为何称它为淫羊藿呢？原因于西川北部，村民多有牧羊者，羊食此草后，一天交尾百遍而不殆，故人称它为淫羊，淫羊之所以为淫羊因常食当地似豆叶（豆叶曰藿）之草故名淫羊藿。临床对男子真阳不足而引起阳痿者，为常用之药。

质量好的淫羊藿茎细秆状，平滑或略有棱，具光泽；叶片近革质，卵圆形，略有光泽，较脆，味微苦。将淫羊藿放在干燥的容器内，密闭，置阴凉干燥处，注意防潮。

【功效】具有补肾壮阳、祛风除湿、强健筋骨的功效。主治肾虚阳痿、遗精早泄、精冷不育、尿频失禁、肾虚喘咳、腰膝酸软、筋骨挛急、风湿痹痛、麻木拘挛、半身不遂、四肢不仁、更年期高血压、小便淋沥、喘咳等。

淫羊藿能促进性功能是由于精液分泌亢进，精囊充满后，刺激感觉神经，间接兴奋性欲而引起。淫羊藿主要成分淫羊藿能明显促进幼年小鼠附睾及精囊腺的发育，淫羊藿具有雄性激素样作用。

【用法】内服，煎汤，1 次 3~9 克。

【宜忌】有口干、手足心发热、潮热、盗汗等症状，属中医学阴虚相火易动者，则不宜服用淫羊藿。

小偏方总结

老人小便失禁：淫羊藿 15 克，狗肉 250 克。水煎顿服。

外阴白斑：淫羊藿 100 克，研极细末，以鱼肝油软膏适量调匀，洗净外阴后以该药涂于患处，每日 2 次，痊愈为止。

白细胞减少症：将淫羊藿制成冲剂，每包相当生药 15 克，第 1 周每日 3 包，第 2 周每日 2 包，共治疗 30~45 日。

排卵期出血：淫羊藿 10~15 克，温开水洗净，开水泡 10 分钟饮用，泡饮 3~5 次无苦味时停用。自月经第 9 日起，每日饮 1 剂，连用 1 周为 1 个疗程，月经第 15 天后停用，下 1 个月经周期重复使用。

养生药膳

淫羊藿牡蛎汤

配方 淫羊藿 9 克，牡蛎 50 克，太子参 24 克，大枣 20 枚，姜片、盐各适量。

做法 淫羊藿、太子参、牡蛎肉、姜片、大枣洗净放入锅内，加清水适量，大火煮沸后，小火煮 2 小时，加

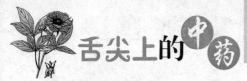

盐调味即可。

【功效】补肾壮阳，安神强志。

淫羊炖狗肉

【配方】狗肉 150 克，淫羊藿、仙茅各 10 克，肉桂、小茴香、生姜各 5 克。

【做法】狗肉洗干净，切成中块；其他药物浸洗干净。所有用料同时放入炖盅内，加入 1 碗半沸水，炖盅加盖，隔水炖之。先用大火炖 30 分钟，再用中火炖 50 分钟，后用小火炖 1.5 小时。将药渣捞出，放入食盐、味精，喝汤食肉。

【功效】本品具有温补肾阳、生精强身作用。用于阳痿、小便频数，肾气亏损者。

杜仲——腰膝酸痛用杜仲

【别　　名】木绵、丝连皮、丝绵皮。

【属　　性】为杜仲科落叶乔木杜仲的树皮。

【产　　地】分布于陕西、河南、浙江、甘肃、湖北、贵州、四川、云南等地。

【性味归经】性温，味甘、微辛。归肝、肾经。

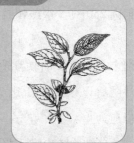

中药小知识

　　杜仲药材为平坦的板片状或卷片状，大小厚薄不一，一般厚约 3 ~ 10 毫米，长约 40 ~ 100 厘米。外表面灰棕色，粗糙，有不规则纵裂槽纹及斜方形横裂皮孔，有时可见淡灰色地衣斑。但商品多已削去部分糙皮，故外表面淡棕色，较平滑。内表面光滑，暗紫色。质脆易折断，断面有银白色丝状物相连，细密，略有伸缩性。气微，味稍苦，嚼之有胶状残余物。以皮厚而大，糙皮刮净，外面黄棕色，内面黑褐色而光，折断时白丝多者为佳。皮薄、断面丝少或皮厚带粗皮者质次。

【功效】能补肝肾，强筋骨，安胎。用于肝肾不足，腰膝酸痛，下肢痿软，阳痿尿频；肝肾虚弱，妊娠下血，胎动不安，或习惯性流产；高血压病。杜仲主要含有杜仲胶、杜仲苷、松脂醇二葡萄糖苷、桃叶珊瑚苷、鞣质、黄酮类化合物等。对原发性高血压和肾性高血压有一定疗效，特别对头晕头痛、身体困重等高血压症状有较好的治疗效果。

杜仲能促进肾上腺皮质功能，提高体内激素水平，改善肾小球血流等，长期服用可减少蛋白尿；有明显增强机体免疫功能的作用，有细胞免疫的双向调节作用。

【用法】内服 10~15 克。或入丸、散，亦可制酒。

【宜忌】阴虚火旺者慎服。

对杜仲过敏者忌用。

不宜与蛇皮、元参同服。

小偏方总结

高血压：杜仲35克，白酒500毫升。杜仲研磨后浸泡于白酒中，3日后过滤取药酒，每次5毫升，1日3次水冲服。

胎动不安：杜仲、白术、当归、阿胶、党参各10克。水煎服，1日分3次服完。

劳累、久坐所致腰背酸痛：炒杜仲35克，切碎，浸于500毫升黄酒内，1星期后，每日3次，每次2~3匙。

腰痛：炒杜仲、八角茴香、川木香各5克，加水200毫升、酒半盅煎服（渣可再煎）。

小便余沥，阴囊湿痒：炒杜仲200克，炒小茴香100克，炒车前子25克，炒山茱萸肉150克。研为末，炼蜜丸，每天早晨取25克，白开水送服。

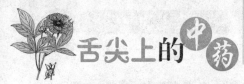

养生药膳

 ### 羊肾杜仲五味汤

配方 杜仲 15 克，五味子 6 克，羊肾 2 克，精盐、味精、黄酒各适量。

做法 将羊肾剖开，放入开水中去臊腺、筋膜，洗净切片。杜仲、五味子用纱布包扎，与羊肾一同放入砂锅内，加入黄酒及水适量，炖至熟透后，加入精盐、味精调味即可。

功效 温补肾阳，强筋壮骨。适用于肾虚腰痛、腰膝酸软、筋骨无力等症。

 ### 杜仲桂皮狗肉汤

配方 杜仲 12 克，桂皮 9 克，狗肉 200 克，精盐适量。

做法 将狗肉洗净切块，与桂皮、杜仲共放入砂锅内，加水适量，大火煮沸后改小火慢炖至狗肉烂熟，去药渣，加精盐调味即可。

功效 补养肝肾，坚筋强骨。

第7章 舌尖上的中药

——活血散瘀类

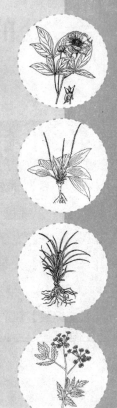

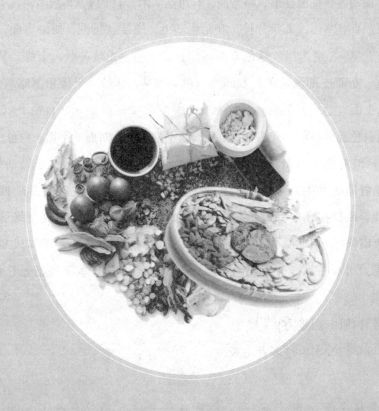

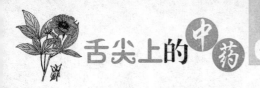
伸筋草——舒筋活血的神仙草

【别　　名】石松、牛尾菜、大顺筋藤、大伸筋、百部伸筋、水摇竹等。

【属　　性】为石松科植物石松的干燥全草。

【产　　地】分布于广西、湖南、湖北、江西、陕西等地。

【性味归经】性辛、温，味微苦。归肝、脾、肾经。

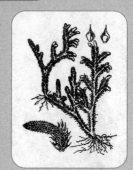

中药小知识

　　伸筋草匍匐茎呈细圆柱形，略弯曲，长可达 2 米，直径 1～3 毫米，其下有黄白色细根。直立茎作二叉状分枝。叶密生茎上，螺旋状排列，皱缩弯曲，线形或针形，长 3～5 毫米，黄绿色至淡黄棕色，无毛，先端芒状，全缘，易碎断。质柔软，断面皮部浅黄色，木部类白色。无臭，味淡。干燥根茎略弯曲，呈结节状，上面具茎痕，下面具多数细长的根，长 12～32 厘米，直径 1～3 毫米，表面黄白色或黄棕色，有细皱纹。质韧，不易折断，断面不平坦，白色。

　　【功效】伸筋草因有舒筋活络作用而得名。具有祛风除湿、通经活络、消肿止痛、舒筋活血的功效。可治风寒湿痹、关节酸痛、皮肤麻木、四肢软弱、水肿、跌打损伤。并有一定的降压作用，可治中风后偏瘫及络脉不通引起的瘫痪侧手足拘挛。对于肌肤麻木，多见体虚之人外受病气风寒内侵血脉而成，用本品可行气血、通经络；用于跌打损伤，本品可活血祛瘀、消肿止痛。

　　【用法】内服，用量为 9～15 克。

　　【宜忌】孕妇及出血过多者忌服。

小偏方总结

风痹筋骨不舒：伸筋草 15～50 克，煎服。

关节酸痛：伸筋草 15 克，虎杖根 25 克，大血藤 15 克。水煎服。

手足麻痹：伸筋草 50 克，丝瓜络 25 克，爬山虎 25 克，大活血 15 克。水、酒各半煎服。

小儿麻痹后遗症：凤尾伸筋、南蛇藤根、松节、寻骨风各 25 克，威灵仙 15 克，茜草 10 克，杜蘅 3 克。煎服。

风湿关节疼痛：伸筋草 30 克，穿山龙 15 克，老鹳草 15 克，防己 10 克。水煎服。

颈椎病：伸筋草 20 克，羌活 12 克，葛根 12 克，桑枝 15 克。水煎服。适于头晕目眩、手指发麻者。

腰痛：伸筋草 30 克，五加皮 20 克，豨莶草 20 克，木瓜 20 克。研为粗末，加入白酒 500 毫升中浸泡 7 日。每次 15 毫升，每日服 2 次。

四肢浮肿：伸筋草 15 克，石见穿 15 克，白茅根 15 克，槟榔 6 克。水煎服。

跌打损伤：伸筋草 15 克，骨碎补 15 克，红花 10 克，没药 10 克。水煎服。

养生药膳

伸筋草猪蹄汤

配方　猪蹄 250 克，伸筋草 10 克，生姜片、盐、鸡精各适量。

做法　将伸筋草洗净；猪蹄去毛，洗净，斩件。锅内烧水，水开后放入猪蹄滚去表面血迹，再捞出洗净。煲内加入清水适量，再将全部材料放入炖盅。加入开水适量。以文火隔水炖

4 个小时，调味即可。

功效　舒筋活血。适用于筋骨受伤后关节不灵便者。

伸筋草酒

配方　伸筋草 100 克，白酒 1 升。

做法　将伸筋草拣净杂质，筛去灰屑，切段，放入干净的器皿中，倒入白酒浸泡，密封。14 日后开启，过

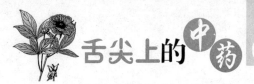
滤后即可饮用。每次 30 ~ 50 毫升，每日 1 次。

> **功效** 祛风散寒，舒筋活络，除湿祛积。

丹 参——改善血液循环的良药

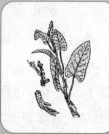

【别　　名】赤参、红丹参、紫丹参、红根、血参根。

【属　　性】为唇形科草本植物丹参的根和根茎。

【产　　地】产于江苏、安徽、河北、四川等地。

【性味归经】性微寒，味苦。归心、肝经。

中药小知识

丹参是我国传统常用中药材，始载于《神农本草经》，有近 2000 年的应用历史。中国药典记载，本品为唇形科植物丹参的干燥根和根茎，有活血祛瘀、通经止痛、清心除烦、凉血消痈的功效。《日华子本草》谓："其养神定志，通利关脉，治冷热劳，骨节疼痛，四肢不遂，排脓止痛。"丹参是一味常用中药，别名红根、紫丹参、血参根等，这是因其药用的根部呈紫红色的原因。

购买时，以色紫红、质坚脆、条粗壮、易折断者为佳。丹参需装入密闭的储物罐中或用纸袋封装，置于阴凉干燥处保存。注意防潮、防蛀。

【功效】活血调经，祛瘀止痛，凉血消痈，清心除烦，养血安神。主治月经不调，经闭痛经，疮疡肿痛，心烦不眠；肝脾肿大，心绞痛。

丹参能扩张外周血管，降低门静脉压力，改善肝内血液循环，增加肝细胞的营养和氧的供给，进而改善肝脏的生理功能，对迁延性肝炎和慢性肝炎有一定的作用。丹参能使主动脉粥样斑块形成面积明显减少，血清总胆固醇、甘油三酯均有一定程度的降低，在临床上广泛地用于治疗心绞痛、慢性冠状动脉缺血病变等。

【用法】春、秋采挖，洗净，晒干。切片、段，生用或酒炒用。

【宜忌】月经过多而无瘀血者禁服，孕妇慎服。

适宜月经不调、经闭、痛经、心悸失眠患者。

小偏方总结

经血不调：丹参碾粉，每服6克。

胸痹：丹参30克，党参10克，参三七粉2克（冲服），白菊花15克。沸水泡服当茶饮。

肝炎：丹参60克，茵陈30克，红糖15克。水煎服。

神经衰弱：丹参200克，白酒1升。丹参碾粗粉，加白酒，密封浸渍14日，每次服用10毫升，每日2次。

养生药膳

 ### 丹参首乌汤

配方 何首乌40克，猪腿肉240克，丹参20克，精盐4克。

做法 何首乌、丹参、猪腿肉分别用水洗净；将何首乌、丹参切片。放入全部药食材（除盐外），加适量水，大火煲至水沸。改用中火继续煲2小时。加精盐调味，即可饮用。

功效 滋补血气，养心安神，活血祛瘀，乌须黑发。

 ### 丹参粥

配方 丹参10克，大米100克，白糖适量。

做法 将丹参择净，放入锅内，加清水适量，浸泡10分钟后，水煎取汁，加大米煮粥，待煮至粥熟后，白糖调味服食，每日1剂。

功效 活血化瘀，凉血消痈，养血安神。适用于月经不调、血滞经闭、产后腹痛、恶露不净等。

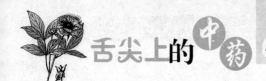

川芎——祛风止痛的明星

【别　　名】香果、抚芎、胡芎、台芎、惯芎、杜芎、
　　　　　　芎藭、坎川芎等。

【属　　性】为伞形科多年生草本植物川芎的根茎。

【产　　地】主产于四川、贵州、湖北、陕西、云南
　　　　　　等地。

【性味归经】性温，味辛。归肝、胆、心包经。

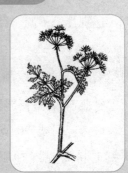

中药小知识

　　川芎是一种中药植物，常用于活血行气，祛风止痛。川芎辛温香燥，走而不守，既能行散，上行可达巅顶，又可活血祛瘀，适宜瘀血阻滞各种病症，还可祛风止痛，效用甚佳，可治头风头痛、风湿痹痛等症。

　　【功效】活血祛瘀，行气开郁，祛风止痛。主治月经不调，经闭痛经，产后瘀滞腹痛，胸胁疼痛，头痛眩晕，风寒湿痹，跌打损伤，痈疽疮疡。川芎能抑制血管平滑肌收缩，扩张冠状动脉，增加冠脉血流量，对冠心病、高血压、动脉硬化、血清胆固醇过高都有很好的疗效；对宋内氏痢疾杆菌、大肠杆菌及变形、绿脓、伤寒、副伤寒杆菌等有抑制作用。川芎还能降低血小板表面活性，抑制聚集，可预防血栓的形成。

　　【用法】水煎汤，每次3～6克；或入丸、散。

　　【宜忌】川芎活血且性温，阴虚火旺、月经过多、有出血性疾病者忌用，孕妇忌用。

　　川芎不宜与黄芪、山茱萸、狼毒、硝石、滑石、黄连、黎芦等同食。

小偏方总结

冠心病、心绞痛，心前区压痛频发：取川芎、红花、丹参、降香、赤芍等同用。

气血瘀滞：取川芎、当归、炮姜、杜仲、肉桂等同用。

跌打损伤、局部肿痛：取川芎、栀子、桃仁、红花等同用。

急性鼻炎：川芎 20 克，绿茶 5 克，红糖适量。用沸水 400 毫升煎至 250 毫升，去渣取汁，饮用。

右心衰竭：川芎、赤芍、丹参、鸡血藤、泽兰各 15 克，党参、益母草、麦门冬各 25 克，附子、五加皮各 10 ~ 15 克。水煎服。

阴血亏虚：川芎、生地、当归、黄芪、防风、天麻、秦艽、全蝎、白术、荆芥等，碾末制成蜜丸，每次 6 克，每日 3 次。

药物性皮炎：生甘草、白芍、熟地各 30 克，川芎、地肤子各 15 克。水煎服，每日 1 剂。

养生药膳

 ### 川芎煮田螺

配方 川芎 3 克，田螺 50 克，姜片、葱段、料酒、盐、鸡精、香油各适量。

做法 川芎浸软切片，田螺去壳及肠杂，洗净。将川芎、田螺、葱段、姜片、料酒、盐、鸡精、香油同放锅内，加水适量，大火烧沸后以小火煮约 2 分钟至熟。

功效 活血化瘀。适用于气滞血瘀型颈椎病。

 ### 川芎鸭

配方 川芎 5 克，鸭肉 200 克，姜丝、盐、植物油各适量。

做法 鸭肉洗净，剁块。锅中放油烧热后，爆香姜丝，接着放入鸭块略炒，加水适量，放入川芎，以小火炖 1 小时，最后加盐调味。

功效 活血行气，祛瘀。

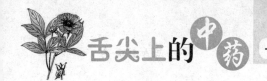

三七——散瘀止血的"明珠"

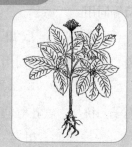

【别　　名】田七、汉三七、金不换、人参三七。

【属　　性】为五加科植物三七的干燥根茎。

【产　　地】产于云南、广西等地。

【性味归经】性温，味甘、微苦。归肝、胃经。

中药小知识

　　著名的药学家李时珍称三七为"金不换"。清朝药学著作《本草纲目拾遗》中记载："人参补气第一，三七补血第一，味同而功亦等，故称人参、三七，为中药中之最珍贵者。"扬名中外的中成药"云南白药"和"片仔黄"，即以三七为主要原料制成。三七因播种后需要三至七年挖采而且每株长三个叶柄，每个叶柄生七个叶片，故名三七。其茎、叶、花均可入药。

　　三七是起源于古热带的残余植物，对生长的环境条件有特殊要求，适宜于冬暖夏凉的气候，不耐严寒与酷热，喜半阴和潮湿的生态环境。故其分布范围仅局限于中国西南部海拔 1500～1800 米，北纬 23.5°附近的狭窄地带，包括云南省文山州和广西与文山交界的几个地方。云南省文山州为原产地和主产地。据有关文献记载，三七使用历史近 600 年，栽培历史近 500 年。

　　【功效】具有散瘀止血、消肿定痛的功效。可治疗咯血，吐血，衄血，便血，崩漏，外伤出血，胸腹刺痛，跌打肿痛。

　　【用法】水煎服，每次 3～10 克；碾末冲服，每次 1～3 克。

　　【宜忌】身体虚寒者及女性经期、孕期不宜使用。

小偏方总结

胃出血：三七 7～10 克，郁金、熟大黄、牛膝各 10 克。水煎服。

上消化道出血：三七粉，每次 1～1.5 克，温开水送服，每日 2～3 次。

心绞痛：三七粉，每次 1～1.5 克，每日 3 次，温开水送服。

褥疮：三七鲜叶洗净甩干，捣烂敷于伤口表面，纱布包扎，1～2 日更换 1 次，至愈合。

胃及十二指肠溃疡：三七粉 12 克，白及 9 克，乌贼骨 3 克。一起碾为细末，每日服 3 次，每次 3 克，开水送服。或用三七单味碾末内服。

贫血、月经不调、产后恶露不尽：取三七 6 克，鸡肉适量。一起炖煮服用。

疮毒痛肿：三七适量，水煎当茶饮。

胃热吐血：三七粉 3 克，鲜藕汁 1 杯，鸡蛋 1 个。藕汁加水煮沸，鸡蛋打入碗中，放三七粉调匀，入沸汤中煮成羹食。

养生药膳

三七乌鸡汤

配方 三七 10 克，乌鸡 1 只，姜片 3 克，葱段 3 克，料酒、盐、味精、香油各适量。

做法 三七碾末；乌鸡宰杀后去毛、内脏及爪。以上药食材与姜片、葱段、料酒同放锅内，加水适量，置大火上烧沸，再用小火炖煮约 35 分钟至熟，加入盐、味精、香油调味。

功效 止血散瘀。

三七瘦肉汤

配方 猪瘦肉 250 克，龙眼肉 15 克，三七 6 克，姜、盐各适量。

做法 猪瘦肉洗净，切块；三七、龙眼肉分别洗净。将所有食材（除盐）一起放入锅中，加适量清水，大火煮沸，改小火再煮 3 小时，放盐调味即可。

功效 养心安神，去瘀止痛。

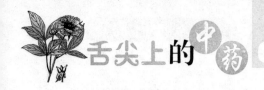
红花——妇科疼痛的克星

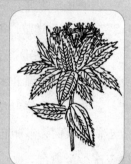

【别　　名】红蓝花、草红、刺红花、杜红花、金红
　　　　　　花、草红花。

【属　　性】为菊科植物红花的干燥花。

【产　　地】主产于河南、湖北、四川、云南、浙江
　　　　　　等地。

【性味归经】性温，味辛。归心、肝经。

中药小知识

　　全国适合种植红花的地区较多，目前主要产区集中在新疆的吉木萨尔、英吉沙、霍城、察布查尔、呼图壁、裕民县等地区，其中吉木萨尔及其周边地区种植最为集中，产量最大并形成了集散市场。云南丽江等地也有一定规模的种植，但总产量少于新疆产区。

　　古代常用红花做染料。红色曾是隋唐时期的流行色，唐代李中的诗句"红花颜色掩千花，任是猩猩血未加"，形象地概括了红花非同凡响的艳丽效果。根据现代科学分析，红花中含有黄色和红色两种色素，其中黄色素溶于水和酸性溶液，在古代无染料价值，而在现代常用于食物色素的安全添加剂；而红色素易溶解于碱性水溶液，在中性或弱酸性溶液中可产生沉淀，形成鲜红的色淀沉积在纤维上，获得具有一定牢度的红色衣物。

　　【功效】早在2000多年前的东汉时期，红花已经作为中药材应用于临床治疗，张仲景就曾用红花治疗妇女病，并将其记载于《金匮要略》中："妇人六十二种风，及腹中血气刺痛，红蓝花酒主之。"红花有活血通经、化瘀止痛的功效，擅长通经，治疗妇女血瘀痛经、经闭、产后瘀阻有较好的功效，另外也可用于血瘀型的冠心病、心绞痛及跌打损伤等病症。

【用法】内服，煎汤用 3~10 克。养血和血宜少用；活血祛瘀宜多用。

【宜忌】孕妇慎用。

小偏方总结

痛经：红花适量，加黄酒煎汤服。

鸡眼：地骨皮、红花各等份，同碾细末，香油调敷。若已割去者敷之，次日即痂落。

产后腹痛：红花 10 克，以米酒 1 碗煎减余半，分 2 次温服。

扁平疣：红花 9 克，沸水冲泡。饮用红色汁水，汁水饮完后可再次冲服，至红色极淡为止，1 日内服完。次日重新冲泡，连续 10 日为 1 个疗程。

肿块：红花 5 克，隔水蒸 10 分钟，捣汁服用，每日 1 次。

养生药膳

 ### 红花炒虾仁

配方 大虾仁 600 克，红花 5 克，鸡蛋 2 个，花生油、料酒、盐、味精、干淀粉、鸡汤、葱各适量。

做法 将鸡蛋取蛋清，加入虾仁、干淀粉调匀。将炒锅烧热加入花生油，五成热时入虾仁拨散滑透，倒入漏勺内。再将锅放火上，倒入虾仁，加葱花、料酒、味精、红花、鸡汤适量烹炒均匀，即可食用。

功效 适于气滞血瘀所致的痛经、腰痛或乳汁分泌不足等病症。

 ### 红花莲心饮

配方 红花、莲心各 15 克，冰糖适量。

做法 将红花、莲心分别洗干净，沥干水分。一同放入砂锅内，加清水适量，置于旺火上煮 30 分钟，去渣取汁，加入冰糖，再上火稍滚即成。

功效 本品具有活血祛瘀、清心安神之功效。

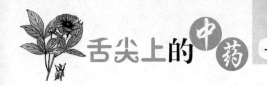
白 及——可观赏的美白祛印药

【别　　名】连及草、甘根、白给、箬兰、朱兰、紫
兰、紫蕙、百笠。

【属　　性】为兰科植物白及的干燥块茎。

【产　　地】主产于贵州、四川、湖南、湖北、安徽、
浙江、江苏、陕西等地。

【性味归经】苦、甘、涩，微寒。归肺、肝、胃经。

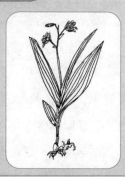

中药小知识

　　多年生草本。叶4~5片，狭矩圆形或披针形，基部下延成鞘，抱茎。总状花序顶生，有花3~8；苞片1，早落；花大，紫色或淡红色；萼片狭矩圆形，与花瓣近等长，长2.8~3厘米；唇瓣白色或具紫脉，先端3裂，中裂片边缘有波状齿，先端内凹；中央具5褶片，侧裂片合抱蕊柱；蕊柱两侧有窄翅，柱头顶端有1雄蕊；子房下位，扭曲。蒴果圆形柱，具6纵肋。花期4~5月，果期7~9月。8~11月采挖，将块茎浸入水中约1个小时左右，洗净泥土，除去须根，经蒸煮到内面无白心时取出，晒至表面干硬不黏结时，用硫黄熏后，炕干或晒干，然后撞去残须，使表面呈光洁淡黄白色，筛去杂质。

　　【功效】收敛止血，消肿生肌。用于肺结核及支气管扩张咯血，胃溃疡，外伤出血，手足皲裂等。白及的块茎，其假鳞茎为名贵的抗杆菌、真菌及止血、治咳嗽药物。对阴虚咳嗽、肺热咳嗽、百日咳、肺结核咳嗽以及其他难治性咳嗽都有良好的止咳作用，可治疗鼻窦炎。白及富含淀粉、葡萄糖、挥发油、黏液质等，外用涂擦，可消除脸上的痤疮留下的痕迹，让肌肤光滑无痕。球茎含白及胶质、淀粉、挥发油等；药用，有收效、补肺止血、消肿等作用，外敷治创伤出血、痈肿、烫伤、疔疮等；花美丽，栽培供观赏。

【用法】内服，1 次用 6～15 克，研粉吞服 3～6 克。

【宜忌】不宜与乌头类药材同用。

小偏方总结

白内障：白及、麦门冬、赤芍药各 12 克，珍珠母、大血藤各 30 克，刺蒺藜 18 克，当归、黄芩、木通各 10 克。加水煎沸 15 分钟，滤出药液，再加水煎 20 分钟，去渣，两煎药液调兑均匀，每日 1 剂。用于外伤性白内障，属慢性期，去黄芩，加红花、海藻、昆布各 10 克。

外伤小血管破裂出血：白及 2 克，白矾 1 克，向阳花 5 克。将各药研磨成极细粉末，混合均匀，贮瓶内备用。将药粉撒在创面上。

外伤出血：白及、煅石膏，等份为末，洒伤口上。

肺痿：白叶猪肺 1 具，白及片 30 克。猪肺挑去血筋、血膜，洗净，同白及入瓦罐，加酒，淡煮熟，食肺饮汤。

肺结核：白及 50 克，灸枇杷叶、藕节、阿胶珠各 25 克。共为细粉，以生地黄汁为丸，每次服用 6 克。

养生药膳

 ### 白及燕窝羹

配方 白及、燕窝各 15 克，冰糖 20 克。

做法 把白及洗净，放入炖杯内，加入适量的水。用小火炖半小时，滤去渣，留汁待用。燕窝水发透，去燕毛；冰糖打碎，待用。把白及汁放入炖杯内，放入燕窝，用大火烧沸，小火炖煮半小时，加入适量冰糖即可。

功效 本品具有滋阴润肺、消肿止血的功效。适宜于肝硬化吐血患者食疗之用。

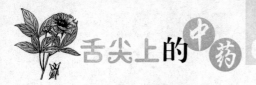

白及粳米粥

配方 白及 10 克，粳米 100 克。

做法 将白及洗净，切成 2 厘米见方的小块；粳米淘洗干净。将粳米、白及放入锅内，加水适量，置武火上烧沸，再用文火煮 30 分钟即成。

功效 养胃，止血，消肿。对大肠溃疡、便血患者尤佳。

白茅根——可以嚼着吃的凉血药

【别　　名】茅根、兰根、茹根、地菅、地筋、白茅菅、白花茅根、茅草根。

【属　　性】为禾本科植物白茅的干燥根茎。

【产　　地】全国各地均有分布。

【性味归经】甘，寒。归肺、胃、膀胱经。

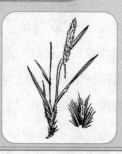

中药小知识

　　白茅根，因其叶子形状如长矛，所以人们称之为"矛"；它的花和根是白颜色的，所以被称为"白茅根"。白茅根的芽、花、根都有很高的药用价值，尤其它的根是用来治疗各种出血症的良药。

　　白茅根是广东民间春夏间常用以入汤羹的药食兼备之品。春天气温渐暖，人若调适不当、休息不好、压力过大等，很容易"上火"。而此时，正是白茅根旺长之季，路旁、山坡、草地上皆可见。中医认为，白茅根有清火生津、凉血止血等功效。因此可以采些新鲜茅根来煎水当茶喝。据《本草纲目》记载，白茅根对除口臭、解酒毒、降血压有良好的效果。

　　【功效】 清热利尿，凉血止血。用于鼻衄，血小板减少性紫癜，上消化道出血，黄疸，热病烦渴。白茅根主要用于因风、热、燥等外邪侵犯人体，邪热损伤脉络，迫血妄行，或久病或热病导致的血证。

多食辛热肥甘之品，或嗜酒太过，酿成湿热，下注膀胱，使膀胱气化失司，或因下阴不洁，秽浊湿邪侵入膀胱，酿成湿热，发而为淋。用白茅根具有清热利尿的功效。

【用法】干品 9 ~ 30 克，鲜品 30 ~ 60 克。以鲜品为佳。

【宜忌】白茅根忌犯铁器。切制白茅根忌用水浸泡，以免钾盐丢失。

临床可单用该品，或与小蓟、栀子、侧柏叶、牡丹皮等配伍，以增清热凉血止血之效。

小偏方总结

胃出血：白茅根、鲜荷叶各 30 克，侧柏叶、藕节各 10 克，黑豆少许。水煎服。

热病烦渴：白茅根 30 克，淡竹叶 15 克，石斛 10 克，甘草 6 克。水煎服。

肾炎水肿：鲜白茅根 120 克。水煎，每日 1 剂，分 2 次服。连用 1 ~ 2 周。

发热咳嗽：白茅根 15 克，百合、山芝麻各 10 克。水煎，加适量白糖，冲服。

风热感冒：白茅根、鬼针草各 30 克，嫩桑枝、山芝麻根、积雪草各 15 克。水煎服。

养生药膳

 茅根盐水鸭

配方 鸭 1 只，白茅根 50 克，葱、姜、精盐各适量。

做法 鸭子洗净备用。把白茅根包于单层纱布内，填入鸭子腹腔，再把鸭与葱、姜、精盐一起放入装有适量沸水的容器中。用小火煮沸至肉烂，取出鸭腹内的白茅根，食鸭肉、喝汤即可。

功效 滋阴益胃，清热止血。主治肺癌、食道癌、胃癌、膀胱癌等有阴虚内热证，咳嗽，咯血或吐血，尿血，口渴烦热等。

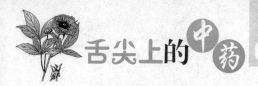

茅根荸荠茶

【**配方**】白茅根、荸荠各50克，白糖适量。

【**做法**】将荸荠洗净切碎，与鲜白茅根一同放入500毫升开水中，煮20分钟，去渣，加白糖适量即成。每日1剂，分2次饮用。

【**功效**】清热化痰，生津止渴，潜阳利尿。对上火引起的头晕、咳嗽、口渴、尿黄有良效。

益母草——女性的补血法宝

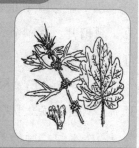

【别　　名】益母、益母蒿、月母草、地母草。

【属　　性】为唇形科植物益母草的地上部分。

【产　　地】我国大部分地区均有分布。

【性味归经】苦、辛，微寒。归肾、肝、心包经。

中药小知识

　　益母草，民间妇女的补血良剂，是诸多中医药方中必不可少的一剂配方，也是很多食疗菜谱心仪的食材佳选。《本草汇言》中提到："益母草，行血养血，性学而不伤心血，养血而不滞疯血，诚为血家之圣药也。"《本草正》中对益母草也有着极高的评价："益母草，性滑而利，善调女人胎产诸证，故有益母之号。"

　　【功效】活血，祛瘀，调经，消水。可治疗月经不调、浮肿下水、尿血、泻血、痢疾、痔疾。现代研究表明，益母草含益母草碱、水苏碱、月桂酸、氯化钾、胡萝卜素等物质，对子宫有兴奋作用，能使子宫的振幅、收缩率、紧张度增加，还能增加冠脉血流量，降低冠脉阻力，对心肌有保护作用，并有利尿、降压、抑菌等作用。是妇科经产诸症常用之品，也是女性的护肤美容养颜佳品。

【用法】内服用 10 ~ 30 克，煎汤；鲜品 12 ~ 40 克。

【宜忌】孕妇禁用。无瘀滞及阴虚血少者忌用。

小偏方总结

月经不调、痛经：益母草 15 克。水煎，妇女经前服用。

子宫脱垂，脱肛：益母草、防风各 15 克。水煎服。

妇女卵巢囊肿：益母草 15 克，车前子 10 克。开水冲泡代茶饮。

闭经：益母草 15 克，赤芍 10 克，红糖 50 克。水煎服。每日 1 次，连服数次。

功能性子宫出血：益母草 15 克，香附 10 克，鸡蛋 2 枚。加水适量同煮。蛋熟后去壳再煮片刻，去药渣，吃蛋饮汤。每日 1 次，连服 4 ~ 5 日。

恶露不绝：益母草 15 克，黑木耳 10 克，红糖 10 克。水煎服。每日 1 剂，每日 2 次，连服 5 ~ 7 日。

养生药膳

 ### 益母延胡索蛋汤

配方 益母草 40 克，延胡索 20 克，鸡蛋 2 个。

做法 将益母草、延胡索浸泡半个小时，与鸡蛋加水同煮。煮熟之后，鸡蛋去壳，去汤渣，吃蛋饮汤即可。经前每日 1 次，连续服用 5 ~ 6 天。

功效 可以治疗痛经。

 ### 益母草炖鸡

配方 益母草 20 克，鸡肉 250 克，酱油 6 克，料酒 6 毫升，精盐、味精各 2 克，葱段、姜片各 6 克。

做法 炖至鸡肉熟烂，加调味料，即可佐餐食用。

功效 活血化瘀，通血止痛。

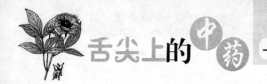

郁金——行气化瘀有良效

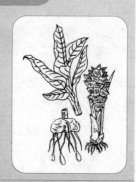

【别　　名】马莲、玉金、温郁金、广郁金、桂郁金、黄丝郁金、绿丝郁金、白丝郁金。

【属　　性】为姜科植物温郁金、姜黄、广西莪术或蓬莪术的干燥块根。

【产　　地】主产于我国广西、四川、浙江、江西等地。

【性味归经】辛、苦，寒。归肝、胆、心经。

中药小知识

　　温郁金的新鲜根茎切片称"片姜黄"，能行气破瘀，通经络，用于风湿痹痛、心腹积痛、胸胁疼痛、经闭腹痛、跌打损伤等血瘀气滞的证侯。煮熟晒干的根茎称"温莪术"，能破血散气，消积，用于闭经、痛经、癥积，对于治疗子宫颈癌、子宫颈糜烂及多种皮肤病有一定疗效。煮熟晒干的块根称"温郁金"，能疏肝解郁，行气祛瘀。

【功效】清心解郁，行气化瘀，利胆退黄。对于经闭痛经、胸腹刺痛胀痛、癫痫发狂、热病神昏、黄疸尿赤有疗效。

【用法】煎汤，用7.5～15克；磨汁或入丸、散。

【宜忌】阴虚失血及无气滞血瘀者忌服，孕妇慎服。

小偏方总结

胃脘痛：郁金、百合、柴胡、乌药、川楝子、黄芩、丹参各10克，甘草6克。水煎服。

痛经：郁金、延胡索、香附、厚朴、赤芍各适量。水煎服，连服5剂。

胁痛：郁金、鸡内金、海金沙、金钱草、茵陈、枳壳、莪术、炮山甲、皂角刺各适量。水煎服。

呃逆：郁金 15 克，柴胡 10 克，枳壳 10 克，赭石 30 克，旋覆花 10 克，甘草 3 克。水煎，每日 1 剂，3 剂即可治愈。

癫痫抽搐：郁金 15 克，明矾 2 克，全蝎 5 克，石菖蒲、半夏、橘红、茯神、钩藤各 10 克。水煎，每日 1 剂，连用 14 天。

肾结石：郁金 40 克，金钱草 30 克，海金沙 30 克，车前子 20 克，滑石 30 克，鸡内金 25 克，大黄 15 克。水煎，每日 1 剂，7 日即可显效。

慢性咽炎：郁金 15 克，当归 10 克，桔梗 10 克，浙贝母 10 克，胖大海 10 克。水煎代茶频频饮服。

瘀血肿胀：郁金 15 克，丹参 30 克，三棱 10 克，莪术 12 克，川芎 15 克，桃仁 10 克，红花 10 克，透骨草 30 克，伸筋草 25 克。水煎熏洗患处，每日分早、晚分服，每次 20 ~ 30 分钟。7 日为 1 个疗程。

养生药膳

郁金荷叶粥

配方 荷叶 20 克，郁金 15 克，桂枝 30 克，粳米 100 克，冰糖 5 克。

做法 将粳米、桂枝、荷叶洗净；把一整张荷叶撕成小块，放入开水中煎煮；放入郁金，用大火煮 10 分钟左右；把煮透的荷叶和郁金捞出来；把桂枝、粳米和冰糖放进用荷叶和郁金熬出的汤汁里，大火煮 20 分钟，再换小火煮 10 分钟。

功效 理气活血。

郁金鸭

配方 嫩鸭半只，郁金、山楂、金针菜各 10 克，胡椒、精盐各适量。

做法 嫩鸭洗净后剁成 5 ~ 6 块，用胡椒适量涂搽，然后静置 2 个小时。郁金浸软，洗净，把鸭入锅，放入郁金、山楂、金针菜，并加少量精盐及清水，用小火煮 90 分钟即可食用。

功效 清热，利湿，调经。主治肝炎、月经不调。

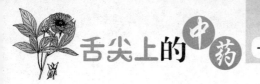

王不留行——善于行血的通乳圣药

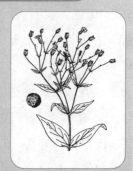

【别　　名】禁宫花、剪金花、金盏银台、奶米、大麦牛、不母留、王母牛、王不留、麦蓝菜。

【属　　性】为石竹科植物麦蓝菜的干燥种子。

【产　　地】广泛分布于我国的东北、华北、华东、西北及西南各地。

【性味归经】性平，味苦。归肝、胃经。

中药小知识

　　王不留行是石竹科植物麦蓝菜的成熟种子，为一年或二年生草本，生于路旁、山坡，尤以麦田中生长最多。有栽培。分布于华南地区以外的全国各地。6～7月果实成熟未裂时割取全株，晒干，收集种子，晒至足干。

　　王不留行有活血通乳、下乳、消痈、利水通淋的功效，有"通乳圣药"之称。因其善通利血脉，行而不住；上可通利血脉而通乳汁、消痈，下能通利血脉而通经，以善于行血而知名，故取"虽有王命不能留其行"的意思，称之为"王不留行"。李时珍在《本草纲目》中说："王不留行能走血分，乃阳明冲任之药。俗有'穿山甲，王不留，妇人服了乳长流'之语，可见其性行而不住也。"王不留行入药历史悠久，在西晋时期起，民间就有使用者，并在古代战场上作为救死扶伤的良药。

　　【功效】行血通经，催生下乳，消肿敛疮。治妇女经闭，乳汁不通，难产，血淋，痈肿，金疮出血。通经下乳：用于经闭及乳汁不下。王不留行治乳汁多而不通；如乳汁少之虚证，则需配用补益气血之药。活血消肿：用于瘀血肿块及疮痈肿毒。

【用法】内服，煎汤用 4.5～9 克。

【宜忌】孕妇忌服；《本草汇言》：失血病、崩漏病并须忌之。

小偏方总结

治难产逆生：王不留行、酸浆草（死胎焙用）、芫蔚子、白蒺藜（去刺）、五灵脂（行血俱生用）。各等份为散。每次服 15 克，取利。山水一盏半。入白花刘寄奴子 1 撮，同煎温服。

血淋不止：王不留行 50 克，当归身、川续断、白芍药、丹参各 10 克。分作 2 剂，水煎服。

痈肿：王不留行（成末）2 升，甘草 250 克，冶葛 100 克，桂心、当归各 200 克。上 5 物，治合下筛。以酒服方寸匕，日 3 夜 1。

乳痈初起：王不留行 50 克，蒲公英、栝楼仁各 25 克，当归梢 15 克。酒煎服。

疔肿初起：王不留行子为末，蟾酥丸黍米大。每服 1 丸，酒下。汗出即愈。

粪后下血：王不留行，研磨为散，水煎服 5 克。

养生药膳

王不留行汤

配方 王不留行 30 克，茜草 30 克，红牛膝根 15 克，红糖 100 克。

做法 先将王不留行、茜草、红牛膝根洗净。将王不留行、茜草、红牛膝根放入瓦煲中，加入清水，用慢火煎 15 分钟至出味。再加入红糖，煎片刻即成。每日服 1 剂，连服 5 日。

功效 行血通经，化瘀调经。适宜于瘀血阻滞致月经过少或闭经患者饮用。

王不留行鲫鱼冬瓜汤

配方 王不留行 15 克，鲫鱼 2 条（约 400 克），冬瓜、冬笋、香菇、姜片、葱段、米酒各适量。

做法 先把姜片炒香，然后加入

米酒、王不留行、冬瓜、冬笋、香菇共煮沸约20分钟。将鲫鱼放入沸汤内煮熟。加入葱段及佐料即可。

【功效】 有活血通脉、下乳利水的作用。

蒲 黄——善涩敛，治出血

【别　名】水蜡烛、毛蜡烛、蒲棒。

【属　性】为香蒲科水生草本植物狭叶香蒲或香蒲属其他植物的花粉。

【产　地】我国各地均产。以浙江、江苏、山东、安徽、湖北等地产量为多。

【性味归经】味甘、微辛，性平。归肝、心经。

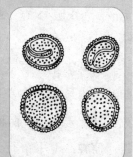

中药小知识

　　蒲黄原植物叶扁平，线形，宽4～10毫米，质稍厚而柔，下部鞘状，穗状花序圆柱形，长30～60厘米，雌雄花序间有间隔1～15厘米，雄花序在上，长20～30厘米，较柱头短，茸毛早落，约与小苞片等长，雄花有早落的佛焰状苞片，花被鳞片状或茸毛状，雄蕊2～3。5～6月花刚开放时，采收蒲棒上部的黄色雄花序，晒干碾压，筛取粉末，生用或炒用。

　　【功效】 止血化瘀，通淋。用于吐血，衄血，咯血，崩漏，经闭痛经，脘腹刺痛，外伤出血，跌扑肿痛。

　　【用法】 内服，用5～9克。外用适量，敷患处。

　　【宜忌】《本草经疏》：一切劳伤发热，阴虚内热，无瘀血者禁用。

小偏方总结

风湿性关节炎：蒲黄 80 克，附子 10 克。共碾为细末，每次服 3 克，每日 3 次。

蛲虫病：蒲黄、石榴树根皮、大黄各 1.5 克，海人草 5 克，黄柏 1 克。一同研磨成细末。每次冲服 4 克。睡前服。

泌尿系结石：蒲黄、五灵脂、赤芍、延胡索、川芎、制没药、当归各 10 克，干姜、小茴香、肉桂各 3 克。加水煎沸 15 分钟，滤出药液，再加水煎 20 分钟，去渣，两煎药液兑匀，分服，每日 2 剂。

产后心腹痛：蒲黄（炒香）、五灵脂（酒研，淘去沙土）各等份。共研为末，入水煎，趁热服下。

便血不止：蒲黄（微炒）100克，郁金（挫）150 克。上 2 味药材捣为散，每次服 5 克。最好用小米粥调服。

养生药膳

 蒲黄蜜玉竹

配方 鲜玉竹 500 克，蜂蜜 50 克，生蒲黄、香油各 6 克，白砂糖 10 克，淀粉适量。

做法 把鲜玉竹去须根洗净，切成 3 厘米长的段。炒锅放火上，放入香油、白砂糖炒成黄色，加适量开水，并将蜂蜜和生蒲黄加入，再放入玉竹段，烧沸后用小火焖烂，捞出玉竹段。用少许淀粉勾芡，浇在玉竹段上即成。

功效 清润肺胃。

 蒲黄粥

配方 蒲黄 10 克，大米 100 克，白糖适量。

做法 将蒲黄择净，布包，放入锅中，加清水适量，浸泡 5～10 分钟后，水煎取汁，加大米煮粥，待粥熟时调入白糖，再煮 1～2 沸即成。或将蒲黄 3 克研为细末，待粥熟时调入粥中服食，每日 1 剂，连续 3～5 日。

功效 收敛止血，行血去瘀。

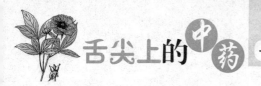
仙鹤草——功效显著的收敛止血药

【别　　名】龙芽草、脱力草、子母草、路边黄、毛鸡根。

【属　　性】为蔷薇科植物龙牙草的干燥茎叶部分。

【产　　地】全国各地均有出产。

【性味归经】味辛涩，温，无毒。归心、肝经。

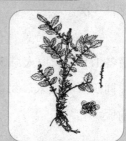

中药小知识

　　多生于田野、路旁。多年生草本，高 0.4～1.2 厘米。全株有白色长毛。茎出自根端，圆形。叶互生，奇数羽状复叶，小叶大小不等，顶生小叶和 1～3 对侧生小叶较大，长约 6 厘米，边缘有锯齿，在大型小叶之间有数对小叶；叶柄基部有 2 片卵形叶状托叶，抱茎。花期夏季，枝梢叶腋开黄色小花，总状花序。瘦果小，包在有钩刺的宿存花萼内。夏、秋季茎叶生长茂盛时采收为佳，除去杂质，鲜用或晒干备用。

　　【功效】收敛止血，截疟，止痢，解毒。用于咯血，吐血，崩漏下血，疟疾，血痢，痈肿疮毒，阴痒带下。全草为强壮性收敛止血药，有强心、升血压、凝血、止血、凉血、抗菌等作用，市售仙鹤草素制剂为止血药；地下冬芽或带细根的冬芽能治牛绦虫、猪绦虫；全草制成 200% 的浓缩液，可治阴道滴虫，作农药可用来防治蚜虫、小麦秆锈病等。

　　【用法】内服，用 15～30 克，大剂可用至 60 克，可研末服，或入煎剂。亦可用仙鹤草煎汤，送服其他止血药散。

　　【宜忌】非出血不止者不用。

小偏方总结

消化道出血： 侧柏叶（炭）、白及、大黄各 10 克。研为末，以仙鹤草 15 克煎水调服。

血崩： 墨旱莲、荠菜、仙鹤草各 15 克。水煎服。

咯血，吐血： 紫草、仙鹤草各 9 克，三七 5 克。水煎服。

便血： 仙鹤草、地榆各 15 克，黄芩、栀子、槐花各 9 克，黄连 3 克。水煎服。

功能性子宫出血： 仙鹤草、地榆花、旱莲草各 30 克，生地黄、白芍各 15 克，地骨皮、牡丹皮、茜草根炭、小蓟各 12 克。水煎服，每日 1 剂。

儿童血性胃肠炎： 取鲜仙鹤草、凤尾草、鲜马齿苋各 100 克，捣烂绞汁加适量蜂蜜口服。

妇女经血不止： 仙鹤草 50 克。水煎口服，每日 3 次。

妇女阴痒： 仙鹤草 60 克，苦参 30 克，蛇床子 10 克，枯矾 6 克。每日 1 剂，煎汤外洗 2 次。

非淋菌性尿道炎： 仙鹤草、马鞭草、车前草、金钱草各 30 克，白花蛇舌草、败酱草、益母草各 20 克，紫草、通草、灯芯草各 10 克。水煎分 2 次服，每日 1 剂。

养生药膳

 仙鹤草党参鸡汤

配方 仙鹤草、党参各 15 克，黄芪 10 克，炮姜 6 克，母鸡 1 只，精盐适量。

做法 将母鸡杀后去杂，洗净。余药一并装入鸡腹内，加入适量水炖鸡，至鸡肉酥软，汤成，加少许精盐调味。

功效 收敛止血，补脾养血。

 仙菊茶

配方 仙鹤草 30 克，菊花、金银花各 15 克，甘草 6 克，石英 24 克，白砂糖 30 克。

做法 将以上仙鹤草、菊花、金银花、甘草、石英分别洗净后置于铝

锅内，加入适量清水用武火烧沸，再
改用文火煮 20 分钟后，滤去渣留汁，
然后在药汁内加入白糖，搅匀即成。

【功效】有凉血、抗菌的效果。

大蓟——凉血止血效果佳

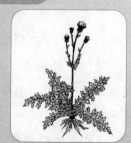

【别　　名】马蓟、虎蓟、刺蓟、山牛蒡、鸡项草、鸡
　　　　　　脚刺、野红花、茨芥、牛触嘴。

【属　　性】为菊科植物蓟的干燥地上部分或根。

【产　　地】产于全国各地。

【性味归经】性凉，味甘、苦。归心、肝经。

中药小知识

　　多年生直立草本，高 50 ~ 100 厘米。根纺锤形或圆锥形，肉质，棕褐色，断面黄白色。茎粗壮直立，被白色绵毛。叶互生或基生。有柄，倒披针形，羽状深裂，裂片有齿和针刺，背面被白色长绵长；茎生叶无柄，向上逐渐变小，基部抱茎。夏季开淡紫色的头状花序，苞片革质，线状披针形，先端有刺。秋末结瘦果，呈暗灰色，外被冠毛。地上部分于夏、秋两季采割为佳，根于秋季挖取为佳，晒干。

　　【功效】凉血止血，祛瘀消肿。适用于肺结核及支气管扩张咯血、上消化道出血、肠炎、痢疾便血、妇女功能性子宫出血、高血压、火烫伤、疮肿等症。

　　【用法】内服，煎汤用 7.5 ~ 15 克（鲜品 50 ~ 100 克），捣汁或研末。

　　【宜忌】脾胃虚寒而无瘀滞者忌服。

小偏方总结

血热吐血：鲜大蓟 60 克，鲜生地 30 克，鲜姜 6 克。捣汁，与蜂蜜混匀服。

咯血：鲜大蓟 500 克，榨取药汁（无鲜品者可用干品 50 克碾粉代用），加白糖适量，冷开水送服。

出血诸症：大蓟炭、小蓟炭、侧柏炭、茜草炭、白茅根炭、大黄炭、棕榈皮炭、牡丹皮炭、荷叶炭、栀子炭各等份，同捣碾为末。每次服 3～9 克，每日服 2 次。

咳嗽吐痰，低热，盗汗：大蓟、小蓟、棕炭、酒炒大黄、牡丹皮、栀子、川贝母、藕节、白及、黄芩、蒲黄、桔梗、天门冬、白芍、甘草、麦门冬、阿胶各 8 克，代赭石 30 克，牡蛎、龙骨、白茅根各 15 克，三七 3 克（为末，冲服）。加水煎沸 15 分钟，滤出药液，再加水煎 20 分钟，去渣，两煎药液调兑均匀，分服，每日 1 剂。

血小板减少性紫癜：大蓟、熟地黄、枸杞子、何首乌、山药、党参、桑葚、龟板各 15 克，鸡血藤 30 克，黄芪、菟丝子各 20 克，仙茅、菊花各 10 克，大枣 5 枚。水煎服，每日 1 剂。

崩中下血：用大、小蓟根各 200 克，泡在 2 升酒中，经过 5 日，取酒常饮，亦可用酒煎蓟根服或生用蓟根捣汁温服。

养生药膳

大蓟鸡蛋汤

配方 鲜大蓟根 100 克，鸡蛋 2 枚。

做法 上述药食材加清水适量同煎，吃蛋饮汤。

功效 主要治疗脾经湿热型急性鼻窦炎。

大蓟马兰汤

配方 大蓟草、马兰根各 15 克。

做法 将两者除去杂质，然后一起水煎后服用。

功效 凉血止血，散瘀消肿。

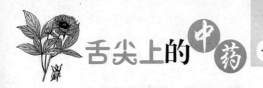
延胡索——活血散瘀，理气止痛

【别　　名】延胡、玄胡索、玄胡、醋元胡、元胡。

【属　　性】为罂粟科植物延胡索的干燥块茎。

【产　　地】分布于浙江、江苏、湖南、湖北等地。

【性味归经】辛、苦，温。归心、肝、脾经。

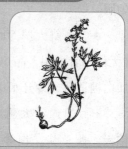

中药小知识

延胡索为多年生草本，高12～20厘米。块茎球形。地上茎短，纤细，稍带肉质，在基部之上生1鳞片。基生叶和茎生叶同形，有柄；茎生叶为互生，叶片长椭圆形、长卵圆形或线形，先端钝或锐尖，全缘。总状花序，顶生或对叶生；苞片阔披针形；花红紫色，横着于纤细的小花梗上；花萼早落；花瓣4，边缘粉红色，中央青紫色，子房扁柱形，花柱细短，柱头3个，似小蝴蝶状。果为蒴果，花期4月，果期5～6月。当茎叶枯萎时采挖。挖取后，搓掉外面浮皮，洗净，放入开水中烫煮，至内部无白心呈黄色时，捞出晒干。

【功效】活血行气，散瘀止痛。用于各种内脏疾病所致疼痛、神经痛、月经痛、脑震荡头痛、外伤疼痛、冠心病、胃及十二指肠溃疡、慢性睾丸炎、睾丸结核等。

【用法】内服，用7.5～15克；或入丸、散。

【宜忌】血热气虚者及孕妇忌服。

小偏方总结

头痛：延胡索、川芎、白芷、蔓荆各 15 克，白芍 20 克。水煎服。

妇女痛经，并伴有瘀块：延胡索 15 克，蒲黄、五灵脂、川芎各 10 克，当归 20 克，水煎服；也可用延胡索 8 克，血余炭 4 克，研末，分上、下午 2 次用黄酒调服。连服 7 日。

妇女产后恶露不尽、小腹剧痛：延胡索、当归各 15 克，炒桃仁、川芎、甘草各 10 克，炮姜 6 克。水煎服。

治痛经、产后腹痛：酒炒延胡索 15 克，醋制香附 6 克。共研细末，每次服 6 克，酒冲服。

跌打损伤、瘀血肿痛：可将延胡索酒炒至黄，研为细末，每日早、晚服用，每次服用 6 克，黄酒送服。

急慢性扭挫伤：醋制延胡索、广木香、郁金各等份，研细末。每次服 15 克，温开水送服，每日 3 次。

养生药膳

芍药甘草汤

配方 白芍、炙甘草各 50 克，延胡索、罂粟壳各 15 克。

做法 水煎服，每日 1 剂，日服 3 次。

功效 舒筋活络，缓急止痛。主治坐骨神经痛。

三藤饮

配方 延胡索、络石藤各 15 克，红藤 18 克，忍冬藤 30 克，生地 20 克，红糖 10 克。

做法 以上诸药一起用水泡 1 个小时，放入砂锅煎取汁，去渣，放入红糖调味。每日 1 剂，分服。

功效 清热解毒，通络止痛。

延胡索猪肚汤

配方 延胡索 10 克，鲜猪肚 1 个，鲜佛手 15 克，生姜 3 片。

做法 上述食材一起煲汤。

功效 对胃气滞有食疗效果。

黄芪汤

配方 黄芪 30 克，伸筋草 12 克，当时尾、地龙各 20 克，延胡索 6 克，桃仁、川芎、红花各 15 克。

做法 每日 1 剂，水煎，分早、中、晚 3 次服。

功效 补气活血，通经活络。

延胡益母草蛋汤

配方 延胡索 10 克，益母草 30 克，鸡蛋 200 克，枣 15 克。

做法 将以上 4 味分别洗净，加水同煮，鸡蛋熟后，捞出去壳。再次放入锅内，煮 2～3 分钟，去渣取汁后吃蛋喝汤。

功效 活血理气，化瘀止痛。适合经行量少、血瘀腹痛、舌质紫黯有瘀点的患者食用。

延胡索粥

配方 延胡索 10 克，大米 100 克，白糖适量。

做法 将延胡索择净，放入锅内，加入适量清水，浸泡 5～10 分钟后水煎取汁，用此汁煮粥，粥熟后加入白糖调味服食，每日 1 剂，连服 3～5 天。

功效 活血，行气，止痛。适用于气滞血瘀所致的各种疼痛。

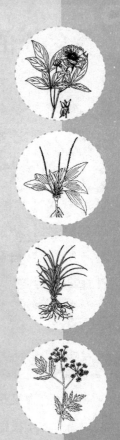

第8章

舌尖上的中药

——止咳平喘类

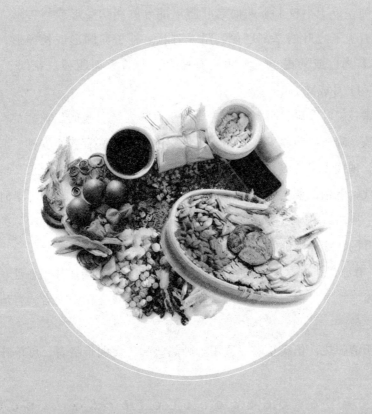

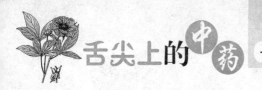

侧柏叶——凉血止咳生乌发

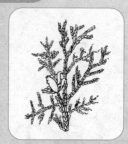

【别　　名】扁柏、香柏、柏树、柏子树、丛柏叶。

【属　　性】为柏科植物侧柏的干燥枝梢及叶。

【产　　地】全国各地均有分布。

【性味归经】苦、涩，寒。归肺、肝、脾经。

中药小知识

侧柏，常绿乔木，高达 20 米，胸径可达 1 米。树皮薄，浅灰褐色，纵裂成条片。小枝扁平，直展，排成一平面。叶鳞形，交互对生，长 1 ~ 3 毫米，先端微钝，位于小枝上下两面之叶露出部分倒卵状菱形或斜方形，两侧的叶折覆着上下之叶的基部两侧，呈龙骨状。种子卵圆形或长卵形，长 4 ~ 6 毫米，灰褐色或紫褐色，无翅或有棱脊，种脐大而明显。花期 3 ~ 4 月，球果 9 ~ 11 月成熟。

侧柏的嫩枝、叶及果皆可入药。主要用于血热妄行引起的出血病症，并有镇咳、祛痰、降压、防脱发等作用。其果实中的果仁则有养心安神、润肠通便之功效。现代人多将侧柏作为绿化观赏植物，而对它的养生价值却鲜有了解。在古代，侧柏的嫩枝嫩叶是备受道家推崇的延年上品。明代李时珍《本草纲目》中"乃多寿之本，所以可以入服食，道家以之点汤常饮"的记载，为侧柏叶的食疗养生价值做出了权威性的概括。

【功效】有凉血止血、化痰止咳、生发乌发的功效，主治血热出血证、肺热咳嗽、脱发、须发早白。现代常用于肺热咳，干燥或痰稠难出者，有清肺热、止咳喘之效。

侧柏长于清肺热，化痰止咳。适用于肺热咳喘、痰稠难咯者，可单味运用，或配伍贝母、制半夏等同用。侧柏叶生用，长于凉血而止血热之妄行，炒炭则能止血。在止血方剂中，无论寒热吐血，都可佐用侧柏叶：治因寒吐血，则与干姜同用，如《金匮要略》柏叶汤；治因热吐血，则与生地同用，如类方四生饮。

【用法】内服，煎汤用 6～12 克；外用适量。

【宜忌】多食亦能倒胃。

《药性论》："与酒相宜。"

小偏方总结

溃疡出血：侧柏叶 15 克。加水 300 毫升，煎取 150 毫升，一次服下，每日 3 次，治疗效果明显。

小便尿血：侧柏叶、黄连各等份。焙干后共研成细粉末，每次取 9 克，以温酒送服，止血效果明显。

忧虑呕血，烦满少气，胸中疼痛：侧柏叶捣罗为散，不计时候，以粥饮调下 6 克。

鼻出血：石榴花、侧柏叶各等份。为末，吹鼻中。

小儿百日咳：鲜侧柏叶 500 克，蜂蜜 100 克。每天取新鲜侧柏叶，放进杯中，加水约 2000 克，煎取 1 千克，去渣，接下来加入蜂蜜 100 克，和匀。1 岁之内每次 10～15 克，1～3 岁 15～30 克，4 岁以上 30～50 克。均日服 3 次，连续服用 7～15 日为 1 个疗程。

养生药膳

 侧柏叶酒

配方 鲜侧柏叶 32 克，印度白酒（或 75％ 酒精）100～500 毫升。

做法 将上药切碎，置容器中，加入白酒，密封，浸泡 7 日后，过滤去渣，即成。外用。外涂擦患部，日涂 3 次。

功效 清热凉血，祛风生发。可治疗脱发、脂溢性皮炎等。

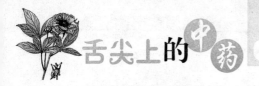

侧柏叶丝瓜汤

配方 侧柏叶 30 克，丝瓜 500 克，鲜姜 100 克，盐、鸡精各适量。

做法 把丝瓜洗干净，去皮切段，鲜姜洗干净切成片，侧柏叶洗干净。

锅里加水放进原料烧开，放盐、鸡精等调好口味煮 10 分钟即可。

功效 凉血止血，止咳化痰，发汗解表。

桑白皮——清肺热，治咳嗽

【别　　名】桑皮、桑根白皮、桑根皮等。

【属　　性】为桑科落叶小乔木桑树的根皮。

【产　　地】主产于河南省、安徽省、四川省、湖南省、河北省、广东省。以河南省、安徽省产量大，并以亳桑皮质量佳。

【性味归经】味甘、辛，性寒。归肺、脾经。

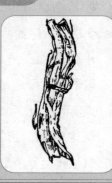

中药小知识

桑白皮根皮呈扭曲的卷筒状、槽状或板片状，厚 1~4 毫米，外表面白色或淡黄白色，较平坦，有的残留橙黄色鳞状栓皮，内表面黄白色或灰黄色，有细皱纹。体轻，质韧，纤维性强，难折断，易纵向撕裂，撕裂时有粉尘飞扬。气微，味微甘。以色白、皮厚、柔韧者为佳。

根据炮制方法的不同分为桑白皮、炒桑白皮、蜜桑白皮，炮制后贮干燥容器内，蜜桑白皮密闭，置阴凉干燥处。

【功效】 桑白皮有清肺平喘、利水消肿的功效。主要用于治疗肺热咳喘、痰多、面目浮肿、小便不利等症。本品性味甘寒，能清肺热而止咳平喘，可用于肺热喘咳，利水消肿；本品能泻肺热、利水消肿，可用于肺热内盛、小便不利而出现的水肿。上能清泻肺火而平喘，下能通利水道以消肿，适于热喘及水肿等症。

【用法】水煎服，每次 5 ~ 15 克。泻肺、利水宜生用；肺虚咳嗽宜蜜炙用。

【宜忌】肺寒无火及风寒咳嗽者禁服。

小偏方总结

哮喘：桑白皮、苦杏仁各 15 克，猪肺 250 克。先将猪肺切片，挤洗干净，与桑白皮、苦杏仁加水同炖至烂熟。饮汤食猪肺。

流行性乙型脑炎：桑白皮 15 克，赤小豆 50 克。水煎，代茶饮。

肾炎：桑白皮、桑葚、糯米各 150 克。将桑白皮切碎，以水 2 升，煮汁至 1 升，入桑葚再煮，取 500 毫升，与糯米同酿酒。适量饮用。

糖尿病：桑白皮 12 克，冬瓜仁 15 克，葶苈子 9 克。煎汤服。

传染性肝炎：鲜桑白皮 60 克，白糖适量。水煎，分 2 次服。

肺炎喘咳：桑白皮 10 克，枇杷叶 10 克。用水煎后服用。

慢性气管炎，咳嗽气喘：桑白皮 15 克，苏子 10 克，生甘草 6 克。用水煎后服用。

小儿肺盛，气急喘嗽：地骨皮、桑白皮（炒）各 31 克，甘草（炙）3 克。锉散，入粳米适量，水煎服。

咳嗽：桑根白皮 500 克（米泔浸 3 宿，刮净上黄皮，锉细），入糯米 120 克（焙干），一处捣为末。每次米饮调下 31 克。

养生药膳

桑白皮荸荠粥

配方 桑白皮 10 克，绿豆 50 克，荸荠 30 克，粳米 100 克。

做法 桑皮洗干净，入砂锅煮 15 分钟，取渣留药汁；绿豆洗干净备用；荸荠洗干净切丁。锅里加 500 毫升水，放进绿豆、药汁、荸荠、粳

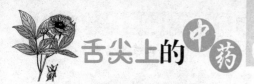

米，一起煲40分钟即可。

核），粳米150克，牛奶30毫升。

功效 有泻肺平喘、清热解毒、化痰的作用。

 做法 把杏仁研为泥，调入牛奶取汁；桑白皮、生姜、大枣水煎取汁，以药汁入粳米煮粥，要熟时入杏仁汁再稍煮即成。每天分多次热服。

桑白皮杏仁粥

配方 桑白皮15克，杏仁6克（去皮尖），生姜6克，大枣5枚（去

功效 宣肺，止咳，平喘。可治小儿肺炎。

苦杏仁——润肺，除燥，清食积

【别　　名】杏核仁、杏子、木落子、杏仁。

【属　　性】为蔷薇科植物山杏、西伯利亚杏、东北杏或杏的干燥成熟种子。

【产　　地】产于东北、华北、内蒙古、山西、陕西、甘肃、宁夏、四川、贵州、山东等地。

【性味归经】味苦，微温，有小毒。归肺、大肠经。

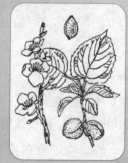

中药小知识

杏仁果为扁平卵形，一端圆，另一端尖，覆有褐色的薄皮。杏仁的营养价值很高，它不仅是一种营养素密集型坚果，含有丰富的不饱和脂肪酸、维生素和钙、铁等矿物质，在许多文化中，它还是浪漫和健康的代表。中医也认为，它可以润肺除燥，尤其适合寒冷干燥的冬季食用。中药典籍《本草纲目》中列举杏仁的三大功效：润肺，清积食，散滞。清积食是说杏仁可以帮助消化、缓解便秘症状；《现代实用中药》记载："杏仁内服具有轻泻作用，

并有滋补之效。"对于年老体弱的慢性便秘者来说，服用杏仁效果更佳。

【功效】苦杏仁具有降气止咳平喘、润肠通便的作用。苦杏仁所含成分可以防癌抗癌，可以分解人体中的致癌物质，抑制癌细胞的生长。用于咳嗽气喘，胸满痰多，血虚津枯，肠燥便秘。杏仁苦甜分两种，苦有小毒，甜无毒。杏仁苦温利痰佳，止咳润肺定喘夸。外感风寒引起的咳嗽和肠燥便秘也可用杏仁。

【用法】煎服，用3～10克，或入丸、散。

【宜忌】阴虚咳喘及大便溏泻者忌用。

本品有小毒，用量不宜过大；婴儿慎用。

小偏方总结

慢性肺炎，咳喘：苦杏仁10克，败酱草、虎杖、七叶一枝花、鱼腥草、大青叶、芦根各28克，茜草、栝楼各20克，黄芩18克。加水煎沸15分钟，滤出药液，再加水煎20分钟，去渣，两煎药液调兑均匀，分服，每日2剂。

肺虚咳嗽：杏仁10克，玉竹30克，猪肺1个，陈皮5克。猪肺灌水洗干净，切成片，用沸水焯过出水；杏仁去皮尖，洗干净；玉竹、陈皮浸过，冲净。瓦煲内清水沸后，放入全部汤料再滚后，中火炖约2小时，调味就可以食用。具有润肺止咳、养阴生津的功效，比较适用于肺虚咳嗽等症。

慢性咽炎：适量的杏仁，适量的红糖。把杏仁炒干粉碎，加入红糖，搅拌均匀。口服，每次6克，每日3次。能够达到化痰利咽的作用。

老年慢性支气管炎：适量的带皮苦杏仁（不炒熟），适量的冰糖。把带皮的苦杏仁研碎，取同量的冰糖搅拌均匀制成杏糖。早、晚各服9克，10日为1个疗程。

气喘咳嗽：杏仁3克，冰糖3克。将杏仁与冰糖共研成细末。每日3次，每次1.5～3克，白开水送下。可止咳平喘。

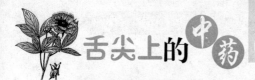
养生药膳

杏仁炖雪梨

配方 苦杏仁10克，雪梨1只。

做法 雪梨洗净，上部挖1个小洞，放入杏仁。加半碗清水，放入炖盅，隔水炖1小时。吃雪梨喝汤。每日服用2次。

功效 清热生津，化痰止咳。对于慢性支气管炎和肠燥便秘等效果颇佳。

杏仁蒸猪肉

配方 带皮猪肉500克，甜杏仁20克，冰糖30克，湿淀粉、酱油、料酒、熟猪油、大葱、姜丝各适量。

做法 猪肉洗净，切块；甜杏仁用开水泡透，去皮，放入纱布包好；锅中倒入熟猪油烧热，放入冰糖，炒至深红色，下肉块翻炒，加大葱、姜丝、酱油、料酒、水、甜杏仁，用小火炖至猪肉九成熟时，将甜杏仁取出，平铺在碗底，将炖好的肉块放在甜杏仁上，上笼蒸烂；将剩下的原汤煮沸，加湿淀粉勾芡，浇在肉上即可。

功效 清肺止咳，润肺化痰。适合肺气亏虚、肺源性心脏病以及慢性支气管炎患者经常食用。

款冬花——肺病咳嗽不用愁

【别　　名】冬花、款花、看灯花、九九花。

【属　　性】为菊科植物款冬的干燥花蕾。

【产　　地】主产于河南、甘肃、陕西、山西等地。湖北、四川、内蒙古、青海、新疆、西藏等地亦产。

【性味归经】辛、微苦，温。归肺经。

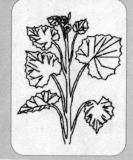

中药小知识

款冬花的名字也是有来历的。"冬"自然指的是冬天，"款"有"到""至"的意思。与别的花不同，款冬花 12 月开花。蜜炙后的款冬花被称作"蜜冬花"或"炙冬花"，在药店里就有卖，经过蜜炙后，可以增强其止咳平喘的作用。

唐代著名诗人张籍，唐贞元年间考中进士，曾任太常寺太祝、水部员外郎等职。张籍早年家境贫寒，一生多病体弱。有一次他不幸外感风寒，连续数日咳嗽不止，因无钱医病，病情日渐加重。此时他心急如焚，一筹莫展。忽然他想起曾经有位僧人对他说起一种叫款冬花的中药，治疗咳嗽特别有效。于是他就嘱家人采来款冬花，煎服数次后，病情果然大减，咳嗽也止住了。他高兴地写下了吟颂款冬花的诗："僧房逢着款冬花，出寺行吟日已斜。十二街人春雪遍，马蹄今去入谁家。"此诗既是他对那次亲身经历的回忆，也是对款冬花的由衷赞美。

【功效】润肺下气，止咳化痰。用于一切肺病咳嗽，不论外感内伤、寒热虚实，皆可用之，尤其肺虚、久嗽、肺寒痰多之咳嗽最为适宜。《本经》：主咳逆上气善喘，喉痹，诸惊痫，寒热邪气。《别录》：主消渴，喘息呼吸。

紫菀与款冬花相伍，为临床化痰止咳的常用药。紫菀辛散苦泄，祛痰作用明显，偏于化痰止咳。款冬花辛温，止咳作用较强，偏于宣肺止咳。二药相须合用，可收消痰下气之功，止咳之效倍增。

款冬花与苏子为伍，苏子质润，下气消痰功著，又有温中降逆之功；款冬花辛甘温，止咳力较强，偏于宣肺止嗽。二药相伍应用，化痰止咳之功大增，又能温中降逆，理气则助痰化，降气则咳喘定，临床治疗哮证、喘证均有满意疗效。

【用法】内服，煎水用 5 ~ 9 克。12 月或地冻前当花蕾尚未出土时采挖，除去花梗及泥沙，阴干。

【宜忌】《本草崇原》："肺火燔灼，肺气焦满者不可用。"

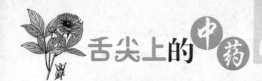
小偏方总结

感冒咳嗽、气管炎咳嗽：款冬花、熟地各 15 克，佛耳草 30 克。水煎服。

久咳不止、痰中带血：款冬花、百合各等量。共研细末，炼蜜为丸，如鹌鹑蛋大，每次服 1 丸，早、晚饭后细嚼，姜汤送服。

肺结核、哮喘、肺萎缩：款冬花 10 克，绿茶 1 克，紫苑 6 克，炙甘草 5 克。加水 1 大碗，沸后煎 5 分钟，滤汁，加蜂蜜适量服用。每日 1 剂。

口舌生疮：款冬花、黄连各等量。共研细末，敷患处。

老年慢性支气管炎：款冬花、紫菀、浙贝母、地龙、桔梗、茯苓、炙甘草、干姜、黄芪、党参、半夏各 12 克，炙附子、肉苁蓉各 6 克，细辛、徐长卿各 3 克。水煎服。

支气管哮喘：款冬花、紫菀、半夏各 9 克，麻黄、射干各 6 克，生姜 3 片，细辛、五味子各 3 克，大枣 5 枚。水煎服。

咳嗽痰多：款冬花 10 克。水煎服。

急性支气管炎：款冬花 25 克，百合、冰糖各 100 克。水煎，空腹服。

养生药膳

款冬花杏仁润肺汤

配方 北沙参、甜杏仁各 15 克，款冬花、苏叶、黄芩、桑皮、栝楼、半夏、贝母、火麻仁各 10 克，陈皮 5 克，生姜 3 片，猪大肠 90 克，猪肺 150 克，调味品适量。

做法 将诸药择净，布包；猪肺、肠洗净，切块，过水，与诸药同入锅中，加清水适量，文火煮至猪肺、肠烂熟后，去药包，加调味品等，再煮 1~2 沸服食，每周 2~3 剂。

功效 清热宣肺，润燥滑肠。适用于慢性支气管炎咳嗽痰黄、口干口苦、大便秘结等。

二冬雪梨膏

配方 川贝母、细百合、款冬花各 15 克，麦门冬 25 克，雪梨 1 千克，蔗糖适量。

做法 将雪梨榨汁备用，梨渣同诸药水煎 2 次，每次 2 小时，2 液合并，对入梨汁，文火浓缩后纳入蔗糖，煮沸即成。每次 15 克，每日 2 次，温开水冲饮或调入稀粥中服食。

功效 清肺润喉，生津利咽。适用于秋燥咳嗽、肺燥干咳等。

白果——用治慢性气管炎的"长寿果"

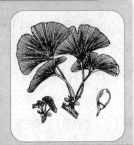

【别　　名】银杏、银杏果、公孙树子、公孙果。

【属　　性】为银杏科植物银杏的种子。

【产　　地】主产于我国广西、四川、河南等地。

【性味归经】性平，味甘苦涩，有小毒。入肺、肾经。

中药小知识

银杏树是落叶大乔木，高 30 米以上。生长于向阳的平地或山坡，喜肥沃、疏松的土壤。树皮灰色。枝有长、短两种，叶在短枝上簇生，在长枝上互生。叶片扇形，顶端 2 浅裂，边缘呈波浪状或不规则浅裂，叶脉略为放射状，叶柄长。花单性异株，淡绿色。核黄白色，倒卵形或椭圆形，微具白粉；内种皮坚硬，种仁肉质，白色。银杏树生长较慢，寿命极长，自然条件下从栽种到结银杏果要 20 多年，40 年后才能大量结果，因此又有人把它称作"公孙树"，有"公种而孙得食"的含义，是树中的"老寿星"，具有观赏、经济、药用价值。

【功效】据《本草纲目》记载："熟食温肺、益气、定喘嗽、缩小便、止白浊；生食降痰、消毒杀虫。"现代科学证明：银杏种仁有抗大肠杆菌、白喉杆菌、葡萄球菌、结核杆菌、链球菌的作用。中医素以银杏种仁治疗支气管哮喘、慢性气管炎、肺结核、白带、淋浊、遗精等疾病。银杏种仁还有祛斑平皱，治疗疮、癣的作用。

【用法】煎服，每次用5~10克。

【宜忌】5岁以下小儿、有实邪者不可服用。

白果有小毒，不宜多食、常食。

适宜肺结核咳嗽、老人虚弱哮喘者；妇女体虚白带多，中老年人遗精白浊，小便频数，小儿遗尿者。

小偏方总结

支气管哮喘：白果仁10克（炒，去壳）。加水煮熟，放进白糖或者蜂蜜，连汤食用。

润肺止咳：炒白果（捣碎）、核桃仁（捣碎）、陈茶（略烘，研为细末）各50克，蜂蜜100克。用文火煮至黏稠，候凉，分次适量服用。

支气管哮喘：白果4粒，蜂蜜25克。水煎白果，取汁，加蜂蜜调匀，每晚睡前服，连服5日。

带下病：白果30克。焙黄并且研成细末，每次3克，每日3次，用黄酒冲服。

小儿遗尿：白果适量。用慢火炒，去壳碾成末，过筛，装瓶备用。通常3岁幼儿每次3克，每日2次；4岁幼儿每次4克，每日2次；5~9岁幼儿每次5克，每日2次；10岁以上者每次5.5克，每日2次。均用白开水或者桑螵蛸煎汁送服。

带下黄白相兼：白果4粒（去皮，心），鸡蛋1枚。在鸡蛋的小头上打一个洞，把白果仁放进，用湿纸将洞覆盖，煮熟内服。可收涩止带。

养生药膳

白果豆腐皮粥

配方 白果10克（去壳），豆腐皮20克，大米50克，白糖适量。

做法 白果、豆腐皮与大米煮粥，用白糖调味。

功效 适用于肺虚咳喘。

白果花生仁粥

配方 白果仁 15 克，大枣、花生仁、冰糖各 30 克。

做法 加适量水一起熬粥。食用，每日 1 剂。

功效 健脾益气，温肺化痰。适用于慢性支气管炎。

枇杷叶——通气血，止肺咳

【别　　名】杷叶、巴叶、芦桔叶。

【属　　性】为蔷薇科植物枇杷的干燥叶。

【产　　地】主产于华东、中南、西南地区及陕西、甘肃等地。

【性味归经】味苦，微寒。归肺、胃经。

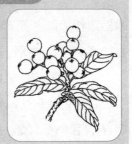

中药小知识

枇杷是原产中国的蔷薇科常绿植物，自古以来就被当作药材使用，有止痢、止咳、利尿等功效，对神经痛、关节炎、腰疼和癌症等也有一定疗效。枇杷叶洗浴更是让人感觉气血通畅，飘飘怡人。用时放入布袋内泡于浴缸中，人在其中盆浴可使肌肤光滑柔嫩，还有消除痱子、斑疹等皮肤炎症的作用，是不可多得的护肤妙药。

常年为"青春痘"、过敏性皮疹忧愁不已的"真痘"一族，可家中常备养肝肺的妙药，桑叶、枇杷叶、玫瑰花，以上或单用，或合用，沸水泡，代茶饮，能改善皮肤状况。

【功效】枇杷叶是止咳的常用药，具有清肺止咳、和胃降逆、止渴的作用。枇杷叶生品与熟品药效不同，止咳宜炙用，止呕宜生用。

用于肺热咳嗽，本品味苦能降，性寒能清，肃降肺气而止咳。治肺热咳嗽，常配桑叶、前胡等同用；治燥热咳喘，配桑白皮、知母、沙参等；若肺虚久咳，则配阿胶、百合等养阴润肺药同用。本品能清胃热降胃气而止呕吐、呃逆，常配橘皮、竹茹等同用。此外，还可用于热病口渴及消渴，取其清胃止渴之功。

【用法】 煎服，用 5 ~ 10 克。止咳宜炙用，止呕宜生用。

【宜忌】 胃寒呕吐及肺感风寒咳嗽者忌用。

小偏方总结

慢性支气管炎：枇杷叶 25 克，水煎浓汁，取生姜 25 克，捣碎取汁，加蜂蜜 30 克，炖服。每日 1 剂。

肺热咳嗽：枇杷叶 12 克，杭菊、杏仁、川贝各 9 克，生地 12 克，茅根 24 克，甘草 4.5 克。用水煎服。

胃热呃逆：枇杷叶 12 克，布渣叶 15 克，香附 9 克，鸡内金 6 克，山药 15 克，葛根 9 克。用水煎服。

咳嗽：枇杷叶 7 ~ 8 片（或者 100 克），去毛洗干净，包煎。口服。有清肺止咳之作用。

肩周痛：适量的鲜枇杷叶，烤热后外敷在患处，每日 2 次，通常 1 个月左右即能够缓解症状或者康复。

梅核气：枇杷叶 30 克，刷去绒毛，用水洗干净，切丝晒干，第一次加 200 毫升水，煎至 100 毫升，滤汁；再加水 160 毫升，煎至 100 毫升，滤汁。把两次药汁合并，分早、晚温服。可化痰散结，调畅气机。

养生药膳

冬瓜豆腐枇杷叶汤

配方 冬瓜、豆腐各 100 克，枇杷叶 5 克，盐、味精各适量。

做法 把枇杷叶用纱布包好，和冬瓜、豆腐共置锅里，加水煮沸 5 ~ 7 分钟，捡出枇杷叶袋，调入盐、味精即可。

功效 清热解毒，润燥消肿。适用于虚火型口腔溃疡。

　枇杷叶糯米粽

配方 枇杷叶、糯米各适量。

做法 糯米洗净，清水泡1夜；

新枇杷叶去毛洗净，用水浸软，包糯米成粽子，蒸熟食之。每天1次，连服4日。

功效 补中益气，暖脾和胃，止汗。适用于多汗、产后气血亏虚等症。

胖大海——利咽解毒的功臣

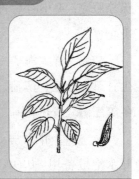

【别　　名】安南子、大洞果、胡大海、大发、大海子、通大海、大海榄。

【属　　性】为梧桐科植物胖大海的干燥成熟种子。

【产　　地】生于热带地区，分布于亚洲东部和东南部，广东、海南、广西有引种。

【性味归经】味甘，性寒，有小毒。归肺、大肠经。

中药小知识

　　胖大海种子呈椭圆形，状如橄榄，长2～3厘米，直径1～1.8厘米。表面黄棕色或棕色，具不规则细皱纹。种皮外层极薄，质脆，易落；中层种皮为黑棕色薄壁组织，遇水后迅速膨胀呈海绵状；内层种皮稍革质，红棕色，气微，味微甜。以个大、质坚、棕色、表面有细皱纹及光泽者为佳。胖大海虽然是常见的"药食同源"类食物，还是有一定的毒性，不适合某些体质，更不宜长期当作保健饮料来喝。

　　【功效】胖大海具有清热润肺、利咽解毒、润肠通便的作用。用于声音嘶哑、失音，干咳无痰，咽喉干痛，热结便闭，头疼目赤。对于外感引起的咽喉肿痛、急性扁桃体炎只有一定的辅助疗效。至于由声带小结、声带息肉、声带闭合不全、烟酒刺激过度等引发的音哑，用胖大海是无效的。

【用法】2~4枚，沸水泡服或煎服。

【宜忌】脾胃虚寒、风寒感冒或肺阴虚引起的咳嗽者、糖尿病患者、低血压患者忌食。

小偏方总结

急性扁桃体炎：胖大海4~8枚。放进碗（杯）内，用沸水冲泡，用盖闷半小时左右（天冷时注意保温）。徐徐服完，4小时后再服1次。可消炎止疼。

便秘：胖大海3~5枚，与桔梗、生甘草、蝉蜕、薄荷、金银花、麦门冬等配伍。清热利泻。

红眼病：胖大海3~4枚，用凉开水泡散备用。0.9%生理盐水冲洗患眼后，将泡散的胖大海完全覆盖患眼上、下睑（每只患眼1~2枚），用纱布固定后仰卧。每晚1次，连用3~4日。

急性扁桃体炎：胖大海3~5枚，甘草3克。泡茶饮服，连用3~5日。

失音，嘶哑：胖大海5枚，石菖蒲5克，薄荷少许。将以上药放入保温杯中，注入沸水，冲泡10分钟即可。

养生药膳

大海甘桔饮

配方 胖大海2枚，桔梗10克，甘草6克。

做法 将上述配料共煎汤饮用。

功效 用于肺热咳嗽，咽痛音哑。

胖大海杞子羹

配方 胖大海100克，枸杞子、豌豆各10克，冰糖250克。

做法 将胖大海装入汤盅内，用开水浸泡发，盖上盖，半小时后用手捞出，原汁留用。将捞出的胖大海置白瓷盘上，用小镊子去皮和核后，用清水洗一遍，再用原汁泡上；枸杞子用温水泡发。锅内倒入 500 克水，加入冰糖烧开溶化，过罗筛，将锅洗净倒入糖水、胖大海汁和枸杞子烧开，撇去泡沫，装入汤盅内撒豌豆即成。

> **功效** 明目清火。

川贝母——川贝雪梨好润肺

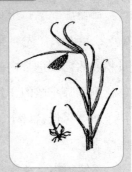

【别　　名】贝母、虻、黄虻、苘、空草、贝父、药实、苦花、苦菜、勤母。

【属　　性】为百合科植物川贝母、暗紫贝母、甘肃贝母或者棱沙贝母的干燥鳞茎。

【产　　地】主产于四川、西藏、云南、甘肃、青海等地。

【性味归经】苦、甘，微寒。归肺、心经。

中药小知识

　　川贝母为百合科植物川贝母、暗紫贝母、甘肃贝母或梭砂贝母等的鳞茎，川贝母与甘肃贝母的干燥鳞茎，是药材"青贝"的主流品种；暗紫贝母的干燥鳞茎，是药材"松贝"的主流品种；梭砂贝母的干燥鳞茎，是药材"炉贝"的主流品种。采收季节因各地气候不同而异。野生者多在夏、秋季或积雪融化后杂草未长时采挖。用种子播种栽培的于第三年茎叶枯萎后采挖。用鳞茎及分割鳞茎繁殖的于次年采挖，清除泥土，晒干；阴雨天可烘干，烘温40～50℃为宜。

　　【功效】化痰止咳，清热润肺。对肺热燥咳、干咳少痰、阴虚劳嗽、咯痰带血有疗效。川贝母可与沙参、麦冬、生地等同用，可以养阴润肺、化痰止

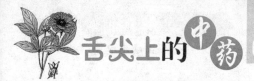

咳，适合久咳阴虚肺燥者；而与知母相配，适合燥热咳嗽；将川贝母与黄芩、枇杷叶等相配，可以清热化痰止咳，适合痰热咳嗽者。

【用法】煎服，用3~10克；研末服，1~2克。

【宜忌】反乌头。脾胃虚寒及有湿痰者不宜用。

小偏方总结

预防咳嗽：川贝母、枇杷叶、苦杏仁、麦门冬、生地黄、甘草、桔梗、薄荷各适量。水煎服。

肺阴虚咳嗽：川贝母3克，冰糖6克，梨1只。先将梨去核，再将川贝粉、冰糖放进梨内，文火炖服。能够达到润肺止咳的作用。该方比较适用于咳嗽声低，口干，或者伴有低热等症者。

清解肺热，滋养肺阴：取川贝母15克，梨子250克，冰糖60克，加水500毫升，蒸熟后取汁，分6次服用，每日服用3次，2日内服完。

慢性喉炎：川贝母150克，款冬花50克，核桃仁100克，蜂蜜200克。将前2味药材共研为细末，加入核桃仁，捣烂，再加蜂蜜调匀，蒸1小时即成蜜膏。早、晚餐前各服15克，用开水送服。

慢性咽炎：川贝母10克，野菊花15克，麦门冬20克，水煎。每次送服云南白药0.5克，每日3次，10日为1个疗程。

慢性支气管炎：川贝母、知母、黄芩各10克，石膏、栝楼各15克。水煎服。

肺结核：川贝母、百合各10克，麦冬、北沙参各15克，蜜百部12克。水煎服。

养生药膳

 川贝雪梨炖猪肺

配方 川贝母15克，猪肺40克，雪梨2个，冰糖20克。

做法 梨切成方丁；猪肺洗净，切成3厘米长、1厘米宽的块，挤去泡沫；贝母洗净。上3味药材一同置入砂锅内，加适量水及冰糖，烧沸后转小火炖 1 小时。每日 1 次，分 3 次服。

功效 具有化痰润肺镇咳的功能。适用于肺结核咳嗽、咯血，老年人燥热、无痰干咳等症。

 蜜糖川贝母

配方 川贝母 12 克（末则用 6 克），蜜糖 15 克。

做法 川贝母打碎，和蜜糖一起放到炖盅内，隔水炖服。1 次服完。

功效 具有润肺清热止咳的功效。适用于肺燥咳嗽、小儿痰咳等。

🌿 竹 茹——清热化痰，止孕吐

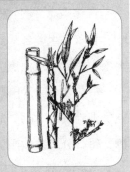

【别　　名】竹皮、淡竹皮茹、青竹茹、淡竹茹、竹二青、竹子青。

【属　　性】为禾本科植物青秆竹、淡竹等的茎秆的中间层，即去除绿层后剩余的纤维。

【产　　地】主产于广东、广西、福建等地。

【性味归经】味甘，性微寒。归脾、胃、胆经。

中药小知识

　　为禾本科植物淡竹、青秆竹、大头典竹等的茎秆去外皮刮出的中间层。全年均可采制，取新鲜茎，除去外皮，将稍带绿色的中间层刮成丝条，或削成薄片，捆扎成束，阴干。前者称"散竹茹"，后者称"齐竹茹"。全年都可采制。成品为不规则的丝条，卷曲成团或长条形薄片。宽窄厚薄不等，浅绿色或黄绿色。体轻松，质柔韧，有弹性。气微，味淡。

　　【功效】竹茹具有清热化痰、除烦止呕的作用。用于痰热咳嗽，胆火夹痰，烦热呕吐，惊悸失眠，中风痰迷，舌强不语，胃热呕吐，妊娠恶阻，胎动不安。

【用法】煎服，每次用6～10克。生用清化痰热，姜汁炙用止呕。

【宜忌】寒痰咳喘、胃寒呕逆及脾虚泄泻者禁服。

小偏方总结

慢性胰腺炎：竹茹20克，柴胡、大黄（后下）、黄芩各15克，白芍12克，枳实、半夏、生姜各10克。加水煎沸15分钟，滤出药液，再加水煎20分钟，去渣，两煎药液调兑均匀，分服，每日1剂。

胃热呕吐：竹茹、半夏、枇杷叶、甘草、生姜各9克，山栀子6克，大枣4枚。用水煎服。

清热泻肺：芦根20克，竹茹9克。把芦根、竹茹洗干净，水煎去渣，每日分2次饮服。

痰湿内阻型颅内肿瘤：半夏15克，陈皮10克，威灵仙30克，云苓、胆南星、枳实、苍术、白术、菖蒲、郁金、竹茹各10克，青礞石15克，栝楼、猪苓各30克。用水煎服，每日1剂。

清热消炎，降逆止呕：竹茹、蒲公英各9克，适量的白糖。把前2味加水煎后兑入白糖饮用。

防暑：竹茹、竹篾、藿香、白芷各30克。把竹篾编织成50厘米×50厘米的竹枕，枕中塞入拌有竹茹、藿香、白芷的枕心。夏日作枕用。

胃脘痛：黄连3～9克，姜竹茹、半夏、陈皮、茯苓、枳壳各10克，炙甘草6克。水煎，每日1剂，分2次服。

金黄色葡萄球菌肺炎：竹茹15克，蒲公英、金银花、败酱草各30克，陈皮、黄连、茯苓各10克，枳实、半夏、甘草各5克。加水煎沸15分钟，滤出药液，再加水煎20分钟，去渣，两煎药液调兑均匀，分服，每日1剂。

先兆流产：竹茹（碎断）10克，阿胶20克，黄酒400毫升。将以上药用黄酒煮至数十沸，待阿胶烊化，过滤去渣，候冷备用。口服，每日1剂，早、中、晚各服1次。

养生药膳

竹茹蜜

配方 竹茹15克，蜂蜜30克。

做法 竹茹煎水取汁，放入蜂蜜服。

功效 养阴降逆。适用于胃气不降，胃阴虚，恶心，妊娠恶阻等症。

竹茹粳米粥

配方 竹茹15克，生姜3片，南粳米60克。

做法 竹茹煎汤，去渣取汁，南粳米和生姜水煮稠粥，待粥将熟时入竹茹汁，再煮1沸。每日2次，温服食。

功效 适用于咯痰黄稠，肺热咳嗽，胃虚呃逆，胃热呕吐，妊娠呕吐，产后虚烦以及病后体弱，虚热烦渴等症。

百部——内用止咳，外用杀虫

【别　名】嗽药、百条根、野天门冬、九丛根、九虫根、九十九条根、山百根、牛虱鬼。

【属　性】为百部科植物直立百部、蔓生百部或对叶百部的干燥块根。

【产　地】分布于山东、安徽、江苏、浙江、福建、江西、湖南、湖北、四川、陕西等地。

【性味归经】味甘、苦，性微温。归肺经。

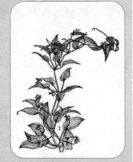

中药小知识

百部内服能润肺止咳，外用可灭虱杀虫，具止痒作用，广泛分布于中国中部黄河、长江流域各省。多半野生于山坡丛林，现在好多地方进行家种。多年生草本，高60～90厘米，全体平滑无毛。百部野生多半在荫蔽湿润的环境，经过人工引种栽培，喜阴特性不太明显。但是怕干旱，耐寒冷，喜土层深厚，因百部块根能伸至30厘米左右深的土层内。肥沃的、排水良好的腐殖壤土最好。花期5月，果期7月。生长于阳坡灌木林下或竹林下。春、秋两季采挖，除去须根后，洗净，放于沸水中略烫或蒸至无白心后，取出，晒干。

【功效】温润肺气，止咳，杀虫。治风寒咳嗽，百日咳，肺结核，老年咳喘、蛔虫、蛲虫病，皮肤疥癣、湿疹。用于新久咳嗽，如急、慢性支气管炎，百日咳及肺结核等。配麻黄、杏仁治小儿风寒咳喘；配紫菀、贝母、寒水石治小儿肺热咳嗽。

【用法】煎服，5～15克；外用适量。久咳虚嗽宜蜜炙用。

【宜忌】热嗽、水亏火炎者禁用。

小偏方总结

阴虱： 剃去阴毛，局部外涂25%百部酊，每日2次，连用5日。

咳嗽痰多： 百部与款冬花、黄芩、石韦、桔梗等配伍应用，水煎服。

阴囊潮湿： 用百部100克和苦参150克，加300毫升白酒浸泡，泡1日后用药酒涂于患处，每日2次。若浴后外涂患处，则会吸收得更好。

皮肤瘙痒症： 百部30克，75%酒精100毫升。把百部放进酒精中浸泡7日，去渣，备用。用时蘸药涂在患处。可祛风止痒。

慢性支气管炎： 百部20克。加水煎2次，把2次所得药汁合并约60毫升。每次口服20毫升，每日3次。能够达到润肺降气、化痰止咳的作用。主要适用于咳嗽、胸闷、吐痰比较多等症。

癣症： 百部20克，放进50%酒精100毫升中浸泡48小时，过滤，再加酒精至100毫升。用时先将患处洗干净，再用消毒棉签蘸药汁涂擦患处。

百日咳： 百部适量，适量白糖。通常1岁患儿每日用药3克，3～4岁每日用药6克，5岁以上每日用药10克，水煎取汁约30毫升左右，药汁中加入适量白糖。每日分3次服用。

肺结核咳嗽：百部 500 克，放进 4 升水中煎至成膏，每日 2 次，每次 1 匙，连续服用 15 日。可润肺止咳。

养生药膳

 ### 百部炖甲鱼

配方 百部 16 克，甲鱼 600 克，地骨皮 12 克，生地黄、葱结各 20 克，知母 9 克，姜块 8 克，绍兴黄酒 20 毫升，精盐 10 克，猪骨 400 克。

做法 宰下甲鱼头，放尽血，放入 80℃ 的热水中，当裙边和甲壳分离时捞出，刮去粗皮，破除内脏，洗净后切块。中药放入双层纱布袋中封口。葱、姜洗净。猪骨、甲鱼肉、药包放在旺火上烧开，撇净血沫，加葱结、姜块、绍兴黄酒，小火炖软，拣去葱结、姜块、猪骨，以精盐调味。

功效 滋阴清热，润肺止咳。适用于肺虚咯血、肺结核、阴虚内热等症。

 ### 百部蜜糖茶

配方 百部 10 克，蜂蜜 2 匙。

做法 将百部煎汤 20 克，加蜂蜜调味。每日 2 次，顿服。

功效 对百日咳有显著疗效。也适用于新久寒热咳嗽者。

紫菀——肺虚久咳见效快

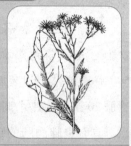

【别　　名】青菀、紫蒨、返魂草根、夜牵牛。

【属　　性】为菊科多年生草本植物紫菀的根及根茎。

【产　　地】主产于河北、内蒙古和东北三省，通常生长于潮湿的河边地带。

【性味归经】味辛、苦，性微温。入肺、大肠经。

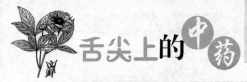

中药小知识

　　紫菀是很常见的花卉之一，也是具有很高药用价值的花卉。多年生草本，高1～1.5米。茎直立，上部疏生短毛，基生叶丛生，长椭圆形，基部渐狭成翼状柄，边缘具锯齿，两面疏生糙毛，叶柄长，花期枯萎；茎生叶互生，卵形或长椭圆形，渐上无柄。头状花序排成伞房状，有长梗，密被短毛；总苞半球形，总苞片3层，边缘紫红色；舌状花蓝紫色，筒状花黄色。瘦果有短毛，冠毛灰白色或带红色。花期7～8月，果期8～10月。

　　【功效】润肺下气，消痰止咳。用于痰多喘咳、新久咳嗽、劳嗽咯血。中医认为，紫菀具有温肺、下气、消痰、止咳的功效。实验表明，紫菀水煎剂有祛痰作用，而无镇咳及平喘作用；苯及甲醇提取物也有祛痰作用。紫菀在体外对大肠杆菌、痢疾杆菌、变形菌、伤寒杆菌、副伤寒杆菌、绿脓杆菌及霍乱弧菌等7种革兰氏阴性肠内致病菌有一定的抑制作用；并有对抗致病性真菌的作用。

　　【用法】内服，用5～10克。外感暴咳生用，肺虚久咳蜜炙用。

　　【宜忌】有实热者慎服。

小偏方总结

　　肺虚久咳：黄芩4.5克，炙紫菀、天冬、桑白皮各9克，杏仁、桔梗、阿胶、川贝、知母、黄参各6克，五味子12粒，甘草1.5克。用水煎服。

　　大便干燥：紫菀500克。水煎3次，药液浓缩到黏稠时，加入蜂蜜500克煮沸，冷却装瓶留着备用。每次服20毫升，热水调服，早、晚各1次。具有宣肺润肠的功效，比较适用于老年体弱大便干燥者。对老年久病体虚或者产后小便困难和癃闭者，效果较好。

　　久咳：紫菀、川贝母、款冬花、杏仁各10克，炙桑皮、知母各15克，枳壳、橘红各12克，沙参、麦冬各30克，黄芩、炙甘草各6克。用水煎后服用，每日1次，每次250～300毫升，10日为1个疗程。

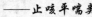

养生药膳

 ### 天冬紫菀酒

🌀**配方** 紫菀、饴糖各10克，天门冬200克，白酒3升。

🌀**做法** 将药洗净捣碎，装入纱布袋内，与饴糖一起放入净器中，倒入白酒浸泡，密封；10日后开启，去掉药袋，过滤装瓶备用。每次服用20毫升，每日2次。

功效 润肺化痰，止咳。对于肺痿咳嗽、吐涎沫、咽燥而不渴有疗效。

 ### 冬花紫菀茶

🌀**配方** 紫菀、款冬花各3克，茶叶6克。

🌀**做法** 将上3味药材共放入热水瓶中，以沸水冲泡至大半瓶，盖闷10多分钟，即可当茶饮用。

功效 润肺下气，止咳化痰。对于外感风寒所致的咳嗽痰多、喘逆气急、恶寒发热等症有疗效。

🌼 旋覆花——治风寒咳嗽的主角

【别　　名】金沸草、六月菊、鼓子花、滴滴金、小黄花子、金钱花、驴儿菜、六月菊、黄熟花、水葵花、金盏花。

【属　　性】为菊科植物旋覆花或欧亚旋覆花的干燥头状花序。

【产　　地】主要分布于东北、华北、华东、华中及广西等地。

【性味归经】苦、辛、咸，微温。归肺、胃、大肠经。

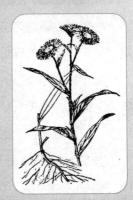

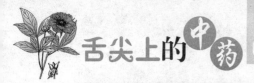
中药小知识

《神农本草经》记载："（旋覆花）主结气胁下满，惊悸。除水，去五脏间寒热，补中，下气。"现代研究表明，旋覆花对免疫性肝损伤有保护作用，其化学成分天人菊内酯有抗癌作用。其根及茎叶或地上部分亦可入药，治刀伤、疔毒，煎服可平喘镇咳。旋覆花为常用中药，中医常用于祛痰。

据《花史》记载：有个名叫郑荣的人，一天独自外出游玩，忽见金灿灿的金钱花，诗兴大发，便以《金钱花》为题赋诗。但诗未做完，不禁昏然入梦。朦胧之中，只见一窈窕淑女，身着红装，翩翩而至，一边扔给他许多金钱，一边笑语道："为君润笔矣！"郑荣从梦中惊醒，忙往怀中摸那仙女扔给的金钱，发现怀中有数朵金钱花。后来他得佳诗数首。所以金钱花又称润笔花（即旋覆花）。

【功效】降气，消痰，行水，止呕。用于风寒咳嗽，痰饮蓄结，胸膈痞满，喘咳痰多，呕吐噫气，心下痞硬。主要用于祛痰平喘、止咳，用于痰多咳嗽气喘。肺热可配黄芩、知母；胃脘痞硬者，配代赭石、半夏、生姜等。

【用法】煎汤（纱布包煎），每次 3～10 克。

【宜忌】阴虚劳嗽、风热燥咳、虚弱及大便泄泻者忌用。

小偏方总结

痰饮在胸膈呕不止：旋覆花、半夏、茯苓、青皮各等份。水煎服。

风痰呕逆，饮食不下，头目昏闷：旋覆花、枇杷叶、川芎、细辛各 5 克，前胡 1.5 克。姜、枣水煎服。

伤寒发汗，若吐若下：旋覆花 150 克，人参 100 克，生姜 250 克，代赭石 50 克，甘草 150 克（炙），半夏半升（洗），大枣 12 枚（掰）。上 7 味药材以水 1 斗，煮取 6 升，去滓，再煎取 3 升，温服 1 升，每日服用 3 次。

风湿痰饮上攻，头目眩胀眵：旋覆花、天麻、甘菊花各等份。为末，每晚服 15 克，白汤下。

小便不行，因痰饮留闭者：旋覆花 1 握，捣汁，和酒服。

风火牙痛：旋覆花为末，搽牙根上，良久，去其痰涎，疼止。

乳岩、乳痛：旋覆花 10 克，蒲公英 5 克，甘草节 1 克，白芷 5 克，青皮 5 克。水酒为引，煎服。

咳嗽气逆：半夏、前胡各 6 克，旋覆花、紫苏子、生姜各 9 克。水煎服。

养生药膳

薏米旋覆花粥

配方 北沙参 9 克，莱菔子、旋覆花各 6 克（布包），生薏米 20 克。

做法 先将沙参、莱菔子、旋覆花煎汁去渣，倒入生薏米中煮烂打成匀浆，再煮沸，每日 1 剂，分早、晚服。

功效 化痰开郁，降逆止呕。

旋覆花粥

配方 旋覆花、郁金各 10 克，葱白 5 根，粳米 100 克，丹参 15 克。

做法 先将旋覆花用布包扎，与丹参、郁金（切片）同入砂锅中，加适量的水煎煮，取药液约 1 升，用药液与粳米同煮成粥，待粥熟时，加葱白，搅和即成。早、晚空腹服食 1 小碗。

功效 活血通络，下气散结。适用于软骨炎、肋神经炎、慢性肝炎之右胁痛，以及跌打损伤之胁肋痛等病。

九节菖蒲——开窍，活血，祛痰

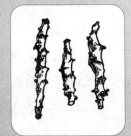

【别　　名】外菖蒲、节菖蒲、小菖蒲、穿骨七、九节离、鸡爪莲。

【属　　性】为毛茛科植物阿尔泰银莲花之根茎。

【产　　地】产于河南、山西、陕西、甘肃、内蒙古等地。

【性味归经】味辛，性温。归心、肝、脾经。

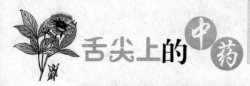
中药小知识

古代文献称菖蒲以"一寸九节者良"，故也称九节菖蒲。

药用菖蒲有石菖蒲和九节菖蒲两种。石菖蒲因其属于蒲类，绿叶昌盛，生于石旁而得名。九节菖蒲则属于另一种草本植物，古代文献称"一寸九节者良"。每年秋季采挖，除去茎叶及须根，洗净，切成10厘米左右的小段，晒干即可入药。尚有变种植物细叶菖蒲（又名钱菖蒲）的根茎也同等入药，如用鲜品，称为鲜菖蒲。

石菖蒲和九节菖蒲的药效略有区别。石菖蒲又名水剑草、水蜈蚣、山菖蒲。为天南星科植物石菖蒲的根茎，其性味辛、苦，微温，能祛湿化痰、芳香开窍、和胃安神。药理证实石菖蒲有镇静及抗惊厥、促进消化液的分泌等作用，对致病性皮肤真菌有抑制作用。九节菖蒲能温化痰湿、开窍醒神、和中开胃，主治热病神昏谵语、癫痫痰厥、多梦健忘、脘腹痞满、呕吐恶心等。两药均有开窍醒神、和中开胃的作用；而石菖蒲偏于化痰安神，九节菖蒲偏于温化痰湿，可以替代应用。

【功效】具有开窍、豁痰、理气、活血、散风、去湿的功效，常用于治疗癫痫、痰厥、热病神昏、健忘、气闭耳聋、心胸烦闷、胃痛、腹痛、风湿痹痛、痈疽肿毒、跌打损伤等症。

【用法】煎汤，用1.5~6克；或入丸、散；或鲜品捣汁服。

【宜忌】阴虚阳亢、烦躁汗多、精滑者慎服。

小偏方总结

痰迷心窍：九节菖蒲、生姜各适量。共捣汁服下。

小儿急惊风：鲜九节菖蒲15克。捣烂滤汁加姜汁数滴，灌服。

小儿高热：九节菖蒲、远志各5克。水煎服。

胸闷，腹胀疼痛：九节菖蒲15克，香附20克，吴茱萸10克。水煎服。

痈疽疮疖：鲜九节菖蒲，捣烂外敷。

养生药膳

菖蒲粥

配方 磁石60克，党参（研末）20克，黄芪15克，防风（去叉，研末）7.5克，石菖蒲（用米泔水浸1夜，锉，焙）10克，猪肾1对，粳米250克。

做法 先将磁石（捣碎，用绵裹好）放入锅中，以水6升，煮取2升；再加入党参、黄芪、防风、石菖蒲，用小火同煮15分钟；去渣取汁后放入猪肾（去筋膜，细切）及粳米250克，如常法煮粥。空腹食之。

功效 益气补肾，祛风聪耳。适用于老年肾气不足之耳鸣、耳聋，并伴有头晕、眼花、腰酸膝软者。

菖蒲茶

配方 九节菖蒲3克，酸梅肉、红枣肉各5枚，白糖适量。

做法 前3味药材加水煎汤，用白糖调味。代茶饮。

功效 宁心安神，化湿和胃。

白附子——祛风痰，治中风

【别　　名】独角莲、滴水参、天南星、野芋、禹白附、疔毒豆、芋叶半夏。

【属　　性】为天南星科植物独角莲的干燥块茎。

【产　　地】中国特有物种，生于荒地、山坡、水沟旁，海拔通常在1500米以下。全国大部分地区均有分布。

【性味归经】辛、甘，温，有毒。归胃、肝经。

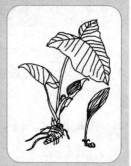

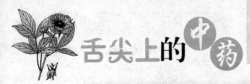
中药小知识

　　白附片和白附子一字之差，且同属有毒中药，因而常被误认为是一种药。其实，二者功用大不相同，临证须鉴别使用。

　　白附片：属温里药，是毛茛科植物乌头的子（侧）根附子的加工品。选择大小均匀的泥附子，洗净，浸入食用胆巴的水溶液中数日，然后取出，连同浸液煮至透心，捞出，剥去外皮，纵切成约3毫米的薄片，用水浸漂，取出蒸透，晒干即成。因全体呈白色，半透明状，故名。

　　白附子：属化痰药。分属白附和关白附。前者为天南星科植物独角莲的块茎，表面白色或黄白色；后者为毛茛科植物黄花乌头的块根，表面棕褐色，断面类白色。二者功用大同。

　　【功效】白附子是一种价值很高的药物，治疗疾病用途广泛，《民间草药》《中药大辞典》记载，独角莲球茎供药用，逐寒湿，祛风痰，镇痉。治中风痰壅、口眼歪斜、破伤风；治跌打损伤、淋巴结核。现代医学研究表明，独角莲除上述药用外，对各种疔、毒、疮、疖均有特殊医疗效果，民间用独角莲配药治疗肝硬化、糖尿病均有独特疗效。

　　【用法】煎服，用3~6克。研末服，用0.5~1克。内服宜炮制后用。外用生品适量，捣烂外敷。

　　【宜忌】孕妇慎用。生品内服宜慎。

小偏方总结

　　雀斑：将白附子研末，加白蜜调匀，涂纸上。每晚睡前洗净面，贴于斑处。

　　黄褐斑：白附子、白及、白芷各6克，白薇、白术各4.5克，密佗僧3克。上药共研为细末，每次用少许药末放入鸡蛋清调成稀膏，临睡前先用温水浴面，然后将药膏涂于有斑处，晨起洗净。

　　面瘫：白附子、川芎、当归、钩藤、浙贝母、防风各10克，全蝎、羌活、蝉蜕、甘草、地龙各6克，天麻12克，蜈蚣5条。将上药研成细末，每次5克，每日3次，开水冲服。

养生药膳

附子粥

配方 附子 5 克，大米 100 克，葱白 2 茎，红糖适量。

做法 将附子择净，水煎取汁，加大米煮粥，待熟时调入红糖、葱白细末，再煮 1~2 沸即成。或将附子 1 克研为细末，待粥沸时调入粥中，煮至粥熟服食，每日 1 剂，连续 3~5 日。

功效 温肾助阳，散寒止痛。

白附子酒

配方 白附子、僵蚕各 6 克，全蝎 3 克，酒适量。

做法 上药研为细末，热酒调服，每次服用 3 克。

功效 主治面神经炎、偏头痛、三叉神经痛。

马兜铃——有点"毒"的止咳药

【别　　名】水马香果、蛇参果、三角草、秋木香罐。中文名因其成熟果实如挂于马颈下的响铃而得。

【属　　性】为马兜铃科多年生落叶藤本植物北马兜铃或马兜铃的干燥成熟果实。

【产　　地】主产于江苏、安徽、浙江等地。

【性味归经】味苦，性寒。归肺经。

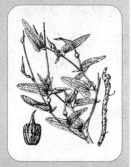

中药小知识

　　马兜铃为多年生的缠绕性草本植物。其根、茎、果实都称马兜铃，马兜铃有清肺降气、止咳平喘、清肠消痔的功效。其茎称天仙藤，有理气、祛湿、活血止痛的功效；其根称青木香，有行气止痛、解毒消肿的功效，同时也有强烈致癌物质成分，马兜铃酸可引发"马兜铃酸肾病"的发生。马兜铃花单生于叶腋，花被斜喇叭状，长 3~4 厘米，基部膨大成球形，中间收缩成管状，缘部卵状披针形，全缘，上部暗紫色，下部绿色。蒴果近球形，成熟时自基部沿腹缝线开裂成 6 瓣，果柄也随之开裂。种子有翅。花期 7~8 月，果期 10 月。秋季果实由绿变黄时采收，干燥。

【功效】清肺化痰，止咳平喘。用于肺热痰壅、咳嗽气喘、肺热阴虚、久咳、咯血等。

【用法】内服，每次用 3~9 克。

【宜忌】本品含马兜铃酸，可引起肾脏损害等不良反应：儿童及老年人慎用；孕妇、婴幼儿及肾功能不全者禁用。

小偏方总结

肺热喘咳：马兜铃、浙贝母、桔梗、玉竹、天花粉、麦冬、玄参各 6 克，牛蒡子 4.5 克，甘草 3 克，荆芥 1.5 克。水煎，分 3 次温服。

肺癌：马兜铃、翻白草各 9 克，山豆根 15 克，白菜、白花蛇舌草各 30 克。水煎服，每日 1 剂。

胃痛：马兜铃 10 克，元胡、海螵蛸各 13 克。将上药共研细末，水泛为丸，每次 6 克，每日 3 次。

口腔溃疡：马兜铃适量煅炭，研末。加冰片少许，混匀，醋调敷患处，每日 2 次。

刀伤出血：马兜铃适量，研极细末，外撒创口。

降血压：马兜铃、菊花、夏枯草、钩藤各 10 克，石决明 30 克。水煎，每日 1 剂。

养生药膳

马兜铃糯米粥

配方 阿胶（烊化）15 克，糯米 30 克，苦杏仁、马兜铃各 10 克，冰糖适量。

做法 先煎煮苦杏仁、马兜铃，

取汁同糯米煮成粥，兑阿胶汁，加冰糖服，每日3次。

功效 适用于老年体弱性咳喘。

半 夏——痰多咳喘的克星

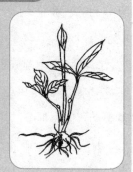

【别　　名】三叶半夏、半月莲、三步跳、地八豆、守田、水玉、羊眼。

【属　　性】为天南星科多年生草本植物半夏的块茎。

【产　　地】广泛分布于中国长江流域以及东北、华北等地区。

【性味归经】辛，温，有毒。归脾、胃、肺经。

中药小知识

多年生小草本，高15～35厘米。块茎近球形，叶出自块茎顶端，叶柄长5～25厘米，在叶柄下部内侧生一白色珠芽；一年生的叶为单叶，卵状心形；2～3年后，叶为3小叶的复叶，小叶椭圆形至披针形，中间小叶较大，长5～8厘米，宽3～4厘米，两侧的较小，先端锐尖，基部楔形，全缘，两面光滑无毛。肉穗花序，顶生，花序梗常比叶柄长；花单性，无花被，雌雄同株；雄花着生在花序上部，白色，雄蕊密集成圆筒形，雌花着生于雄花的下部，绿色，两者相距5～8毫米。浆果卵状椭圆形，绿色，长4～5毫米。花期5～7月，果期8～9月。夏、秋季节采挖，洗净后，除去外皮及须根，晒干。

【功效】半夏具有燥湿化痰、降逆止呕、消痞散结的作用。用于痰多咳喘，痰饮眩悸，风痰眩晕，痰厥头疼，呕吐反胃，胸脘痞闷，梅核气。

【用法】煎服，3～10克，一般制后用。炮制品中有姜半夏、法半夏等。外用适量。

【宜忌】反乌头。其性温燥，阴虚燥咳、血证、热痰、燥痰者应慎用。

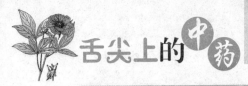
小偏方总结

十二指肠炎：半夏、吴茱萸、黄连、厚朴、藿香、车前子、茯苓、陈皮、白术各 10 克。加水煎沸 15 分钟，滤出药液，再加水煎 20 分钟，去渣，两煎药液调兑均匀，分服，每日 1 剂。

脾不健运之湿痰咳嗽：半夏、橘红各 15 克，茯苓 9 克，甘草 5 克，生姜 3 克，乌梅 1 个。用水煎服。

胃气上逆，呕吐恶心：半夏 24 克，人参 9 克，蜜 12 克。用水煎服。如属胃热呕吐，则可以配黄连、竹茹；对于妊娠呕吐，可和苏梗、砂仁等配伍。

胃脘痛：半夏、陈皮、炙甘草、生姜、香附、茯苓、山药、砂仁各 5 克，大枣 5 枚，干姜 12 克，白术 8 克。加水煎沸 15 分钟，滤出药液，再加水煎 20 分钟，去渣，两煎药液调兑均匀，分服，每日 1 剂。

急性乳腺炎：生半夏 3 ~ 6 克，葱白 2 ~ 3 根。共捣烂，揉成团，塞于患乳对侧鼻孔，每日 2 次，每次塞半小时。

养生药膳

 半夏鲜鸡汤

配方 党参 15 克，制半夏、生姜、干姜、大枣各 10 克，黄连、甘草各 5 克，鸡肉 500 克，料酒 10 毫升，胡椒粉 3 克，葱、精盐各适量。

做法 把前 7 味药物洗净，放入盆内；鸡肉洗净，切成 4 厘米的块；葱切段。将 7 味药物用纱布袋装好，扎紧口与鸡肉同放炖锅内，加水适量，放入料酒、葱、胡椒粉，置武火上烧沸，改用文火炖 40 分钟，再加入精盐搅匀即成。

功效 健脾胃，益气血。对胃酸过多、胃功能减退者尤佳。

 茯苓半夏粥

配方 茯苓 20 克，法半夏 10 克，陈皮、苏叶各 6 克，生姜 2 克。

做法 法半夏研末，与茯苓同入

锅加水煮成粥。沸后入陈皮、苏叶、生姜再煮沸，去苏叶、陈皮。

> **功效** 化痰开结。主治肝郁痰阻型情感异常。

罗汉果——甜蜜蜜的润肺药

【别　　名】假苦瓜、拉汉果、光果木鳖、拉汗果、金不换、罗汉表。

【属　　性】为葫芦科植物罗汉果的干燥果实。

【产　　地】是中国广西桂林市著名特产，"桂林三宝"之一。

【性味归经】性凉，味甘。归肺、大肠经。

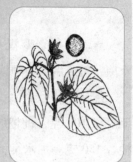

中药小知识

　　罗汉果是葫芦科多年生宿根草质藤本植物罗汉果的果实。10月果实成熟时采收，把鲜果置于地板上，8～10天后使果皮由青绿色转黄，刷去毛鲜用，或者再经微火烘干用，即成为叩之有声的干燥果实。罗汉果包含人体所需的多类营养元素，如蛋白质、葡萄糖、果糖、多类维生素、亚油酸、油酸、硬脂酸、棕榈烯酸、月桂酸等成分。每100克鲜罗汉果中含维生素C多达400～500毫克。

　　相传天降虫灾，神农尝百草以寻良方，如来佛祖怜悯神农之苦，特派十九罗汉下凡，以解神农氏之难；其中有一罗汉发愿，要灭尽人间虫灾，方回天界。发愿完毕，遂化身为果，蕴意罗汉所修之果，后世简称罗汉果。附带说一下，这也是人们通常只晓得十八罗汉的原因。

　　【功效】清热润肺，明目镇咳，滑肠通便。适用于百日咳、痰饮咳嗽、声音嘶哑、咽喉肿痛、血燥便秘、胃热便秘等症。罗汉果具有清肺止咳，利咽润肠的作用。可治痰热咳嗽、咽痛音哑、肠道燥热、大便秘结等症。罗汉果对预防和治疗坏血病、癌症和老年病具有积极的意义，对预防和治疗高脂血症、动脉硬化症有一定作用。

【用法】内服，每次服用量为 9 ~ 15 克。

【宜忌】罗汉果性凉，体质虚寒者慎用。

适宜失音、扁桃体发炎、咽喉炎患者。

小偏方总结

喉痛失音：罗汉果 1 个，切片，水煎，待冷后，频频饮服。

肺热阴虚，痰咳不爽，肺结核：罗汉果 100 克，枇杷叶、南沙参、桔梗各 150 克。加水煎煮 2 次，合并煎液，滤过，滤液静默 24 小时，取上清液浓缩至适量，加入蔗糖使溶解，再浓缩至 1 升，即得。每次口服 10 毫升，每日 3 次。

肺燥咳嗽痰多，咽干口燥：罗汉果半个，陈皮 6 克，瘦猪肉 100 克。先将陈皮浸，刮去白，然后与罗汉果、瘦肉共煮汤，熟后去罗汉果、陈皮，饮汤食肉。

急、慢性支气管炎，扁桃体炎，咽喉炎：罗汉果 15 ~ 30 克，开水泡，当茶饮。

养生药膳

罗汉果瘦肉汤

配方 猪瘦肉 500 克，罗汉果半个，龙脷叶 50 克，西洋参、杏仁各 20 克，龙眼肉、北沙参各 15 克，蜜枣 6 枚。

做法 猪瘦肉、蜜枣、龙眼肉、

杏仁均洗净；罗汉果洗净、打破。将猪瘦肉放入加有适量清水的锅中，并放入龙脷叶、龙眼肉、北沙参、蜜枣、西洋参、杏仁、罗汉果，用小火煲 2 小时左右。汤浓即可食。

功效 清凉解渴，理痰火，清心润肺，止咳热。

二果羹

配方 罗汉果 1 个，白果 50 克，红薯粉适量。

做法 用小火煮白果约 15 分钟后，捞出备用。将罗汉果敲开，加沸水 500 毫升，盖好盖子浸约 30 分钟，倒入锅内烧沸，加入煮好的白果，并用红薯粉勾芡即成。可用小碗分装食用。

功效 润肺止咳，润肠通便，抗衰延年。

矮地茶——虽不起眼，但是止咳快

【别　　名】平地木、叶下红、千年不大、地茶、紫金牛。

【属　　性】为紫金牛科植物紫金牛的干燥全株。

【产　　地】产于长江流域以南各省区。生于林下、谷地、溪旁阴湿处。

【性味归经】性平，味辛、微苦。归肺、肝经。

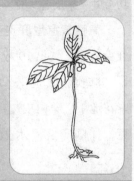

中药小知识

全株长 21.5 ~ 25 厘米。多附有匍匐根茎。茎圆柱形或稍扁，直径 2 ~ 5 毫米，表面暗红棕色，具细纵纹及突起的叶痕，基部疏生须状不定根；顶端有时可见花梗或暗红色皱缩的球形小果。质脆易折断，断面暗红棕色，中央有白色髓。叶常三五枚集生于茎顶，叶片稍卷曲或破碎，展平后呈卵圆形，表面灰绿色至棕褐色，嫩叶附生腺毛，边缘具细齿，网脉明显。味微涩。

【功效】化痰止咳，利湿，活血。用于咳嗽、痰中带血、慢性支气管炎、湿热黄疸、跌扑损伤。祛痰止咳平喘作用较明显，咳喘有痰而属热者尤为适

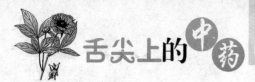
宜。又能清利湿热，活血化瘀，也可用治湿热黄疸、水肿，以及经闭、痛经等症。

【用法】煎汤，10～15克（大剂量30～60克）；或捣汁。

【宜忌】无实火及脾虚便溏者不宜。孕妇忌服。

小偏方总结

慢性气管炎：矮地茶35克。水煎，分3次服。

肺结核、结核性胸膜炎：矮地茶、夏枯草各12克，百部、白及、天冬、功劳叶、桑皮各9克。水煎服。

急性黄疸型肝炎：矮地茶30克，红糖适量，红枣10枚。水煎服。

肺炎：矮地茶20克，蒲公英、紫花地丁、桑白皮、芦根、杏仁各10克，甘草2克。水煎服。连服7日

即愈。

支气管哮喘：矮地茶20克，金线吊白米、枇杷叶各10克。水煎服，连服3日。

慢性肺脓肿：矮地茶30克，芦根200克。水煎2次分服，每日1剂。

急性肺脓肿（疡）：矮地茶15克，冬瓜子20克，鲜鱼腥草200克，金银花、桔梗、芦根各10克，甘草5克。水煎2次分服，每日1剂。

养生药膳

 矮地茶鲤鱼汤

配方 鲤鱼500克左右，佛耳草、薄菜各30克，矮地茶15克，葱、姜、酒、盐各适量。

做法 将鲤鱼刮鳞去肠洗净后待用。将佛耳草、薄菜、矮地茶洗净，

装入纱布袋内，放于烧锅中，加水适量浸泡片刻后，用文火煎20分钟左右。捞去药袋，将鲤鱼放入锅中，加葱、姜、酒、盐少许，煮至鱼汤成乳白色即可服食，分次食完。

功效 对慢性支气管炎有食疗效果。

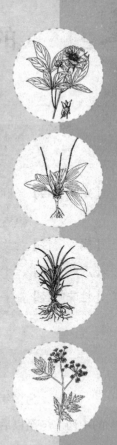

第9章

舌尖上的中药

——平肝息风类

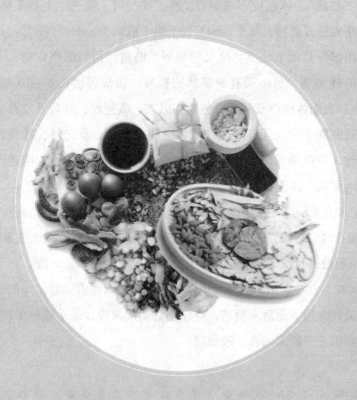

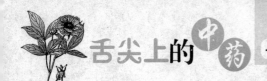
天麻——治各种头痛

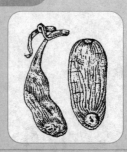

【别　　名】冬麻、春麻、脚麻、赤箭、木浦、冬彭、
　　　　　　贵天麻、定风草。

【属　　性】为兰科多年生寄生草本植物天麻的干燥块茎。

【产　　地】产于云南、贵州、四川等地。

【性味归经】性平，味甘。归肝、肾、肠经。

中药小知识

　　天麻，为多年生共生植物，其干燥块茎亦称天麻，是一味常用而较名贵的中药。冬至以后茎枯时采挖者称"冬麻"，体重饱满质佳；立夏以前植株出芽时采挖者称"春麻"，体松皮多皱缩者质次。挖得后，除去地上茎及菌丝，擦去外皮，洗净煮透或蒸熟，压平，60℃以下烘干或晒干。润透切片。

　　天麻的药用部分是地下块茎，呈长椭圆形，略扁，稍皱缩略弯曲，一端有红色或棕色的残留茎，另一端有圆脐状的根痕，通常每块长 6～10 厘米，直径 2～5 厘米。表面黄白色或淡黄棕色，多纵皱、质坚硬，外观及纹路类似西洋参。切开后断面平坦，无纤维点，呈半透明角质状，有光泽，味微苦带甜，嚼之有黏性，而商陆根的横切面凹凸不平，色深，呈纤维性，味苦，嚼之麻舌。以质地坚实，体重，有鹦哥嘴，无空心者为佳。

　　【功效】息风止痉，平肝潜阳，通络止痛。适用于肝风内动、急慢惊风、抽搐、拘挛、破伤风、癫痫、眩晕头痛、风湿痹痛、肢体麻木、半身不遂等症。

　　【用法】水煎服，每次 3～10 克；碾末，每次 1 克；或入丸、散。

　　【宜忌】天麻不宜合久煎。天麻与他药共煎会因热而失去镇静镇痛的有效成分。所以，最好先用少量清水润透，待软化后切成薄片，晾干或晒干研末，用煎好的汤药冲服，或研末入丸、散服用。

小偏方总结

肝阳上亢，肝风内动，头疼，眩晕，失眠：石决明 18 克（先煎），川牛膝、钩藤各 12 克（后下），山栀、天麻、黄芩、杜仲、益母草、桑寄生、夜交藤、茯神各 9 克。用水煎服。

风痰所导致的眩晕头疼：天麻 6 克，半夏 9 克，陈皮 6 克，甘草 4 克，茯苓 6 克，白术 15 克，生姜 1 片，大枣 1 枚，蔓荆子 6 克。用水煎服。

头疼：天麻 15 克，青皮鸡蛋 1 个，白糖少量。把鸡蛋与天麻放碗里搅匀，蒸熟，去除天麻，加入白糖，每日服 1 日。

手足抽筋：天麻 10 克，制川乌 8 克，青皮鸡蛋 3 个。把天麻与制川乌共研成细末，鸡蛋打孔，放进药末，糊好，隔水蒸熟，在 1 日之内分 2 次服用，通常用药 1~2 日就可见效。

半身不遂：天麻 15 克，当归 40 克。把二者放进 600 毫升清水中，煎为 200 毫升口服，每日 2 次。

头晕眼花：天麻 30 克，母鸡 1 只。鸡去内脏，把天麻放进鸡腹内，鸡入砂锅，加清水用文火煨至鸡烂透，饮汤吃肉，每星期 1 次，连续 3 星期。具有补益气血的功效，比较适用于气血不足所导致的头晕眼花、体乏无力等症。

养生药膳

菊花天麻脑

配方 猪脑 2 副，猪脊肉末 50 克，天麻 9 克，菊花 3 克，味精、盐、香油各适量。

做法 猪脑先挑去红筋膜，用清水浸洗，去其血污后，装入炖盅。天麻切片，用小火稍炒，待凉后放入炖盅内的一边，猪脊肉末放入炖盅内的另一边。用另一加入适量水的小锅，将菊花放入后烧沸。弃渣不用，将滤出的菊花汁趁热倒入炖盅，小火约炖 1 小时即成。除去天麻，然后放入适量味精、盐、香油即可。

功效 平肝潜阳，息风止痉，通经活络。

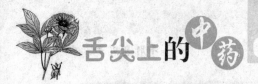

天麻乌骨鸡

配方 天麻12克，乌骨鸡500克，葱、姜、花椒、料酒、盐各适量。

做法 乌骨鸡剁成块，入沸水氽透放入汽锅内，与天麻一同放入，加葱、姜、花椒、料酒、盐，上笼蒸酥烂即可。

功效 补气血，养肝明目。

僵蚕——祛风止痛，可化痰

【别　　名】白僵蚕、天虫。

【属　　性】为蚕蛾科昆虫家蚕的幼虫感染白僵菌而致死的干燥全虫。

【产　　地】主产于浙江、江苏、四川等养家蚕区域。

【性味归经】性平，味咸、辛。归肝、肺经。

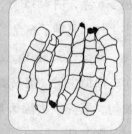

中药小知识

本品粉末灰棕色或灰褐色。菌丝体近无色，细长卷曲缠结在体壁中。气管壁碎片略弯曲或弧状，具棕色或深棕色的螺旋丝。表皮组织表面具网格样皱缩纹理以及纹理突起形成的小尖突，有圆形毛窝，边缘黄色；刚毛黄色或黄棕色，表面光滑，壁稍厚。未消化的桑叶组织中大多含草酸钙簇晶或方晶。

【功效】息风止痉，祛风止痛，化痰散结。主治小儿惊痫夜啼，去三虫，灭黑斑，令人面色好。治男子阴囊痒、女子崩中赤白、产后余痛等症。僵蚕味咸，能软坚散结，又兼可化痰，故可用治痰核、瘰疬，可单用为末，或与浙贝母、夏枯草、连翘等化痰散结药同用。僵蚕亦可用治乳腺炎、流行性腮腺炎、疔疮痈肿等症，可与金银花、连翘、板蓝根、黄芩等清热解毒药同用。

【用法】内服，每次 3～10 克；碾末吞服，每次服 1～1.5 克。

【宜忌】心虚不宁、血虚生风者慎服。

小偏方总结

风热咽痛：僵蚕、荆芥、防风各 6 克，薄荷、生甘草各 4.5 克，桔梗 9 克，切碎。水煎服。

牙痛：僵蚕、姜、皂角各适量。姜切片与僵蚕共炒，至赤黄色为度，去姜不用，碾为细末。每用取皂角剥去黑皮，以手指蘸水于皂角荚上擦，取汁，调僵蚕末搽痛处。

哮喘：僵蚕 7 条，焙黄为末，米汤或黄酒送下。

百日咳（痉咳期）：僵蚕、地龙各 10 克，钩藤（后下）、甘草各 12 克，蝉衣 6 克，蜈蚣 1 克。水煎服，每日 1 剂，分 3～4 次服。

小儿惊风：僵蚕、甘草各 5 克，绿茶 1 克，蜂蜜 25 克。僵蚕、甘草加水 400 毫升，煮沸 10 分钟，加入绿茶、蜂蜜。分 3～4 次徐徐饮下，可加沸水复泡再饮，每日 1 剂。

养生药膳

 僵蚕豆淋酒

配方 黑豆、僵蚕各 250 克，白酒 1 升。

做法 将黑豆炒焦，以酒淋之，绞去渣，贮于净器中。将僵蚕也投入净器中，以酒浸泡之。经 5 日去渣备用。不拘时，每次温服 1 小杯。

功效 主治痛风等疾病。

 桂花僵蚕饮

配方 桂花、土茯苓各 30 克，僵蚕 5 克，红糖 40 克。

做法 前 3 味药材同入锅中，加水 700 毫升，煎取汁 500 毫升，入白糖，搅匀食用。

功效 清热止痒，疏风理气。

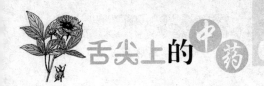

钩 藤——平肝息风，治头晕头痛

【别　　名】嫩钩藤、双钩藤、钩丁、吊藤、鹰爪风、倒挂刺等。

【属　　性】为茜草科植物钩藤及同属多种植物的干燥带钩茎枝。

【产　　地】主产于广西、广东、湖北、湖南、浙江、江西等地。

【性味归经】性微寒，味甘。归肝、心经。

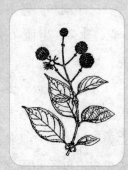

中药小知识

　　钩藤始载于《别录》，原名钓藤。《唐本草》：钩藤，出梁州。叶细长，茎间有刺，形若钓钩者。钩藤茎枝为圆柱形或类方柱形，直径2～6毫米。表面红棕色、紫棕色或棕褐色，有细纵纹，无毛。茎上对生两个向下弯曲的钩，有的为单钩，钩长1～2厘米，形如船锚。体轻，质硬。横切面外层棕红色，髓部淡棕色或淡黄色。气微，味淡。

　　《红楼梦》中有这样一段关于钩藤的记载：薛蟠之妻夏金桂不听薛宝钗好言相劝，借酒发疯，大吵大嚷，气得薛姨妈怒发冲冠，肝气上逆，"左肋疼痛得很"。宝钗"等不及医生来看，先叫人去买了几钱钩藤来，浓浓的煎了一碗，给母亲吃了"，"停了一会儿，略觉安顿"。薛姨妈"不知不觉地睡了一觉，肝气也渐渐平复了"。

　　【功效】清热平肝，息风定惊。主治肝阳上亢、头晕头痛、肝火内盛、目赤肿痛、热动肝风、小儿急惊风等症。肝火上逆，发热头痛鼻衄者，可与黄芩、栀子、大黄等配伍，以清泻肝火；热盛动风，高热抽搐，甚至昏迷痉厥者，可与羚羊角、鲜生地、生白芍等同用，以清热凉肝息风。

【用法】内服，用6～30克。不宜久煎；或入散剂。

【宜忌】脾胃虚寒及无阳热实火者慎服。

小偏方总结

全身麻木：钩藤茎枝、黑芝麻、紫苏各35克。煎水服，每日服3次。

半边风：钩藤茎枝、荆芥各20克，排风藤50克。煎水服，每日服3次。

面神经麻痹：钩藤100克，鲜何首乌藤200克。水煎服。

胎动不安，孕妇血虚风热，发为子痫者：钩藤、人参、当归、茯神、桑寄生各5克，桔梗5.5克。水煎服。

呕血：钩藤、隔山消、鸟不落各10克。水煎服。

小儿惊热：钩藤30克，芒硝15克，甘草（炙）0.3克，共碾为末。温水服用，每次服1.5克，每日3次。

斑疹：钩藤钩子、紫草茸各等份，共碾为末。每次服1～1.5克，温酒送下。

跌打损伤：钩藤根100克，水煎服。或再以白酒为引，将药渣捣烂，敷贴患处。

养生药膳

钩藤米粥

配方 钩藤25克，粳米50克，盐适量。

做法 钩藤入沸水中煮25分钟，去渣取汁，备用。粳米加水煮粥，熟后加入钩藤汁，调入适量盐即可。

功效 清热。可治头晕头痛。

麻藤茶

配方 天麻5克，钩藤6克，绿茶10克。

做法 天麻、钩藤洗净，加水适量煮2次，去渣；以其汁液冲泡绿茶，盖严杯盖浸泡5～10分钟即可。

功效 平肝息风。

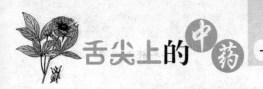

地 龙——清热息风，利尿效果好

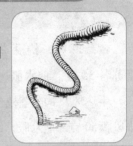

【别　　名】蚯蚓、曲蟮、广地龙。

【属　　性】为巨蚓科动物参环毛蚓或同科动物缟蚯蚓的干燥虫体。

【产　　地】全国各地均有分布。

【性味归经】性寒，味咸。归肝、肺经。

中药小知识

　　地龙作药，由来已久。早在汉代即已正式载入《神农本草经》，到了明代，其医药用途相当广泛，李时珍在《本草纲目》中记载了地龙可治疗多种病症。相传，宋太祖赵匡胤登基不久，患了"缠腰火丹"病，他的哮喘病也一起复发了。太医院的医官们绞尽脑汁，仍是回春乏术。这时，一位河南府的医官想起洛阳有位擅长治疗皮肤病的药铺掌柜，外号叫做"活洞宾"的，善治此病，于是上章推荐。"活洞宾"来到宫中见过宋太祖的病情后，打开药罐，取出用白糖融化蚯蚓后的水液，先让宋太祖服用，再用棉花蘸水液涂在患处。太祖惊问："这是何药，既可内服，又可外用。""活洞宾"随口答道："皇上是真龙天子下凡，民间俗药怎能奏效，这药叫做地龙，以龙补龙，定能奏效。"太祖听后非常高兴。几天后，太祖的疱疹落，咳喘止，疼痛消失。从此，地龙的名声与功能也就广泛传开了。

　　【功效】清热息风，平喘，通络，利尿。适用于治高热烦躁、惊风抽搐、肝阳眩晕、风湿痹痛、肢体麻木、半身不遂、关节红肿疼痛、肺热咳喘、小便不利、淋沥涩痛等症。

　　【用法】水煎服，每次5～15克；碾粉吞服，每次1～2克。

　　【宜忌】脾胃虚弱者忌用。

小偏方总结

支气管哮喘：地龙 15 克，海螵蛸、天竺黄各 9 克。共研末，每服 1.5 克，日 3 次。汤药送服。

偏头痛：地龙、羌活各 12 克，川芎 30 ~ 40 克，天麻、白芷、醋玄胡、白芍各 15 克，细辛 9 克，甘草 10 克。水煎，分 3 次温服。

口疮：活蚯蚓 1 ~ 2 条捣烂敷患处，每日换药 3 ~ 4 次。

流行性腮腺炎：白颈蚯蚓洗净体外泥沙，加等量白糖淹渍，约 15 分钟后分泌出白黄色黏液，然后用力搅拌成蚯蚓糖浆，直接涂搽患处，日换药 4 ~ 6 次。一般 1 ~ 3 日退热、消肿。

下肢溃疡：蚯蚓糖浆浸透纱布敷患处，每日蚯蚓糖浆滴纱布上数次保持湿润，隔数日换布 1 次，直到溃疡痊愈。

闭经：地龙干 3 条，黄酒适量浸出味，早、晚饮用，连服数日。

丹毒：活地龙 5 份，食糖 1 份。把地龙与食糖放在一块，放入适量的冰水同拌，使地龙自溶成糊状；或者按此比例捣成糖泥，涂敷在患处，每日 2 ~ 3 次。

养生药膳

 ### 地龙甘草茶

配方 干地龙、生甘草按 2：1 比例调配。

做法 研成粗末，每次 3 ~ 4 克，用开水冲泡，盖闷 15 分钟，连渣饮下。每日 2 ~ 3 次。

功效 清热，平喘。适用于支气管哮喘。

 ### 地龙茶

配方 地龙 3 ~ 5 条。

做法 地龙洗净捣碎，用沸水冲泡，加杯盖待温热时，灌服。

功效 镇惊息风。

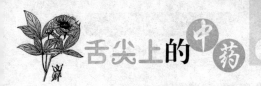
罗布麻——既是布料又是药

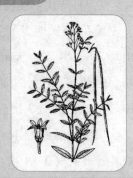

【别　　名】红麻、茶叶花、红柳子、野麻、泽漆麻。

【属　　性】为夹竹桃科植物罗布麻的干燥叶。

【产　　地】主要生长在沙漠盐碱地或河岸、山沟、山坡的沙质地上，我国北方大多省区都有生长，新疆沙漠地区的罗布麻品质最佳。

【性味归经】味淡涩，性凉，有小毒。归肝经。

中药小知识

　　罗布麻是一种稀有的野生植物，不仅能入药，其茎皮还是一种良好的纤维原料，纤维细而长，被誉为"野生纤维之王"。罗布麻主要分布在塔里木盆地的塔里木河、孔雀河沿岸，俗称野麻，又名"夹竹桃麻""茶花麻""茶棵子"等。可分为红麻、白麻两种。

　　罗布麻的化学组成与其他麻类纤维有一定的区别。罗布麻的果胶含量为 13.14%、水溶物含量为 17.22%，居麻类各纤维之冠；木质素含量为 12.14%，高于苎麻、亚麻、大麻、蕉麻和剑麻；而纤维素含量为 40.82%，是所有麻类纤维中最低的（但也有资料报道约为 62%～72%，与亚麻纤维的含量相当）。罗布麻纤维的化学组成决定了它的理化性能，根据罗布麻纤维射线衍射与红外光谱分析结果，罗布麻纤维的内部结构与棉、苎麻极为相似，内部分子结构紧密，在结晶区中纤维大分子排列较为整齐，结晶度与取向度均较高。

　　【功效】平肝安神，清热利水。用于肝阳眩晕，心悸失眠，水肿尿少，高血压病，神经衰弱，肾炎水肿。罗布麻茶含有鞣质，类似于维生素 P 活性，能保持或恢复毛细血管的正常抵抗力，增强血管的柔韧性和弹性，降低血清胆固醇，防止脂肪在血管壁中沉积。茶叶中的单宁酸能抑制血压升高，并对高血压患者的血压有降低的作用。特别是罗布麻茶对蛋白质和脂肪有很好的分解作用。茶多酚和维生素 C 能降低胆固醇和血脂。

【用法】煎汤，10~15 克；或泡茶饮。

【宜忌】脾虚慢惊者慎用。

小偏方总结

肝炎腹胀：罗布麻、延胡索各 10 克，甜瓜蒂 7.5 克，公丁香 5 克，木香 15 克。共研细末，每次 2.5 克，每日 2 次，开水送服。

神经衰弱，眩晕，心悸，失眠：罗布麻 5~10 克，开水冲泡代茶喝，不可煎煮。

高血压，冠心病：罗布麻 6 克，山楂 15 克，五味子 5 克。取上述 3 药加冰糖 2~3 块，热开水泡茶饮，饮至味淡再换 1 杯。不拘量，代茶饮。

水肿：罗布麻根 20~25 克。水煎服，每日 2 次。

防治感冒：泽漆麻 500 克，加水5 升，煎至 2.5 毫升。每日服 2 次，每次 50~100 毫升。

养生药膳

 罗布麻炖仔鸡

配方 罗布麻叶 15 克，仔鸡 1 只（约 500 克），葱花、姜末、料酒、精盐、味精、香油各适量。

做法 仔鸡宰杀后洗净，切成小块，待用；紫砂汽锅洗净，以洗净的罗布麻叶垫底，鸡块放其上。加上清水适量及其余配料（香油除外），放入蒸笼蒸至鸡肉烂熟，出笼，淋入香油即成。隔日 1 剂，分次佐餐食用。

功效 具有平肝降压、补虚强心等功效。适用于各型高血压病。

 罗布麻菊花粥

配方 干罗布麻叶 10 克，菊花 3

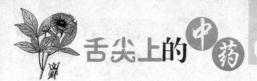
克，粳米 100 克，白砂糖 30 克。

做法 将前 2 味药洗净，水煎取汁，放入粳米煮成粥，放入白砂糖调味即成。每日 1 剂，分早、晚 2 次服食。

> **功效** 具有平肝清火、利尿降压等功效。

蜈蚣——通络止痛有良效

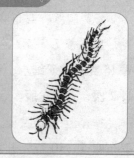

【别　　名】 金头蜈蚣、百足虫、天龙。

【属　　性】 为蜈蚣科动物少棘巨蜈蚣的干燥体。

【产　　地】 全国大部分地区有分布。

【性味归经】 味咸，性温，有毒。归肝经。

中药小知识

蜈蚣，在古书《广雅》中称为"吴公"。蜈蚣头部之腹面有肢一对，上有毒钩，毒钩末端有毒腺开口，能排出类似蜂毒的毒汁，是用来毒杀小动物和抵御外敌入侵的武器。白天它们隐藏在暗处，晚上出去活动，以蚯蚓、昆虫等动物为食。蜈蚣与蛇、蝎、壁虎、蟾蜍并称"五毒"，并位居五毒首位。

蜈蚣体形扁平而长，全体由 22 个同形环节组成，体长 6～16 厘米，宽 5～11 毫米。头部红褐色，生触角及毒钩各 1 对，触角长 17 节，基部 6 节少毛；每个体节各有足 1 对，足端黑色，尖端爪状；背部有 2 条突起的棱线。春、夏季捕捉，用两端削尖的竹片，一头插入颚下，另一头插入尾部上端撑起，使全体伸直，晒干或小火烘干备用或鲜用。

【功效】 中医认为，蜈蚣味咸、性温、有毒，归肝经。具有息风止痉、解毒散结、通络止痛的功效。传统主要用于急慢惊风、破伤风等痉挛抽搐，以及疮疡肿毒、顽固性头痛、风湿痹痛等。

【用法】煎汤用量为 1~3 克，研末吞服，每次 0.6~1 克。

【宜忌】孕妇忌服。

小偏方总结

胃癌：蜈蚣 5 条，三棱、莪术、枳实各 12 克，海藻、昆布各 15 克，水蛭 24 克，金银花 90 克。切碎，水煎，分 3 次服，白糖调服。

治鸡眼：用蜈蚣粉加冰片 3 克，敷于鸡眼上，无菌纱布覆盖。以胶布封固，数日后可软化脱落。

百日咳：用蜈蚣、川贝母各等份，研为细末，1~2 岁每次用 1.5 克，3~4 岁用 2 克，每日 3 次，连服 5~7 日。

疝气：蜈蚣 2 条，蝎子 3 个，杨树皮内的白皮适量。共研为细末，黄酒或开水送服，每日 2 次，5~7 日可痊愈。

脱发、斑秃：活蜈蚣 12 条，浸入 200 克豆油中。7 日后用棉球蘸取该油涂搽患处，每日 2 次，连用 7~14 日。

带状疱疹：蜈蚣 10 克研细末，麻油调匀，擦患处。每日 3 次，3~5 日可痊愈。

肝癌：蜈蚣、五灵脂各 15 克，红娘（糯米炒）4.5 克，炙狼毒 9 克，蜂房 21 克，全蝎、僵蚕、威灵仙各 30 克，山慈姑 50 克。共研细末，水和为丸，每次服 1.5 克，每日 2 次，温开水送服。能使症状缓解，肿块软缩，延长生存期。

卒中（中风）抽搐：全蜈蚣大者 2 条，生黄芪 30 克，当归 20 克，羌活、独活、全蝎各 10 克，水煎服。

养生药膳

蜈蚣药酒

配方 蜈蚣、细辛各 20 克，白花蛇 30 克，当归、白芍、甘草各 60 克。

做法 将上药共研细末，以白酒 2 升浸泡，密封 10 日后备用。每次服 30~40 毫升，早、晚各服 1 次。小儿用量酌减。25 日为 1 个疗程，休息 5 日再服第 2 个疗程。

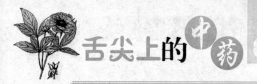

【**功效**】祛风湿，活血，治疗痹证。

蜈蚣炖泥鳅

【**配方**】泥鳅4条，蜈蚣2条，豆腐干300克，黄酒、醋、葱末、味精、盐、姜各适量。

【**做法**】将泥鳅洗净，切成段。将豆腐干切成块状，与泥鳅、蜈蚣共放在砂锅内，投入适量食盐、醋和少许姜片，加盖，置于小火上炖。随水温升高，泥鳅、蜈蚣的香味便进入豆腐里。待泥鳅炖酥后，放入黄酒稍煨，即下葱末、味精，起锅上桌，即可食用。

【**功效**】祛风通络，镇痉解毒。

全 蝎——以毒攻毒，通络止痛

【别　　名】	虿、杜柏、主簿虫、虿尾虫、全虫、茯背虫、蝎子。
【属　　性】	为钳蝎科动物东亚钳蝎的干燥体。
【产　　地】	产于山东、河北、河南、陕西、湖北、山西等省。主产于沂蒙山区，又称"沂蒙全蝎"。
【性味归经】	性平，味辛。归肝经。

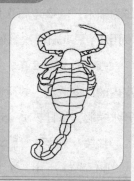

中药小知识

　　全蝎的药用精华主要在于蝎毒，蝎毒的研究日益为各国科学家重视，在国际市场上价格昂贵。蝎毒具有两大毒素，即神经毒素和细胞毒素，它在神经分子、分子免疫、分子进化、蛋白质的结构与功能等方面有着广阔的应用前景。欧美一些国家已把蝎毒制剂用于临床。蝎毒对神经系统、消化系统、心脑血管系统、癌症、皮肤病等多种疾病，以及对人类危害极大的各种病毒均有预防和抑制作用。

蝎子通常于春末至秋初捕捉，除去泥沙，置沸水或沸盐水中，煮至全身僵硬，捞出，置通风处，阴干。

【功效】息风止痉，攻毒散结，通络止痛。适用于急慢惊风、癫痫抽搐、破伤风、中风面瘫、半身不遂、疮疡肿毒、瘰疬结核、偏正头痛、风湿顽痹等症。

【用法】煎汤，2~5克；研末入丸、散，每次0.5~1克；蝎尾用量为全蝎的1/3。外用可研末熬膏或油浸涂敷。

【宜忌】该品有毒，用量不宜过大。孕妇慎用。血虚生风者慎用。

小偏方总结

小儿厌食：全蝎8克，鸡内金10克。共碾极细末，装瓶备用。每次服用量：2岁以下0.3克，3岁以上0.6克。口服每日2次，4日为1个疗程，连用2~3个疗程，每个疗程间隔3日，服药期禁食生冷油腻食物。

风疼牙痛：全蝎3只，蜂房6克。

炒、碾细，擦于痛处。

破伤风：麝香、全蝎各0.3克。共碾为末，敷在患处。

癫痫：全蝎、郁金、明矾各等量。共碾为粉混合调匀，每次1.5克，1日3次。

养生药膳

蝎参祛风酒

配方 全蝎、人参、紫桑葚、钩藤各20克，鸡血藤、木瓜、五加皮各15克，白酒500毫升。

做法 前7味药材切碎，置容器

中，加入白酒，密封。浸泡15~30日，过滤去渣，即可饮用。

功效 祛风活络，益气舒筋。

全蝎赤小豆汤

配方 蝎子、赤小豆各50克，昆

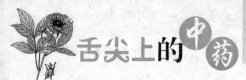

布40克，田七15克，猪瘦肉300克，生姜3片，盐、油各适量。

做法 蝎子用胶袋盛放，倒入热水烫后，洗净；赤小豆、昆布洗净，稍浸泡；田七打碎；猪瘦肉洗净，整块不刀切。一起与生姜放进炖盅内，加入冷开水1.5升（约6碗水量），盖上盅盖，隔水炖约3小时，调入适量盐、油便可。

功效 除湿，解毒，消肿，散结。

紫贝齿——可治心烦失眠

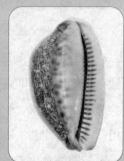

【别　　名】紫贝子、文贝、南蛇牙齿、紫贝、狗支螺。

【属　　性】为宝贝科动物蛇首眼球贝、山猫宝贝或绶贝等的贝壳。

【产　　地】产于福建以南沿海，如海南岛、西沙群岛等地。

【性味归经】味咸，性平。归肝、心经。

中药小知识

本品为常用中药，有白贝齿与紫贝齿两种。白贝齿原名"贝子"，始载于《神农本草经》，列为下品；紫贝齿原名"紫贝"，始载于"唐本草"。今市售之白贝齿与紫贝齿均为宝贝科多种动物的贝壳，入药以紫贝齿为主。紫贝齿的原动物有蛇首眼球贝、山猫宝贝、绶贝及眼球贝等4种，概言之其形状是：全体卵圆形，长1.7～4.5厘米，宽1.1～2.7厘米，高0.8～2.2厘米。腹面扁平，前端略宽，前后两端均凹入呈圆口状。壳口两边均向内卷曲形成长的沟，沟的两侧有多数细齿。表面紫棕色，有类白色斑点或灰白色紫棕色花纹，平滑而有光泽。质坚硬，气无，味淡。每年5～7月间捕捉。除去贝肉，洗净，晒干。

　　【功效】主治小儿高热抽搐、头晕目眩、惊悸心烦、失眠多梦、目赤肿痛、热毒目翳、头痛头晕。用于小儿高热、四肢抽搐之症，可与黄连、生石膏等同用；用于阴虚阳亢、心烦失眠者，可与龙骨、茯神、酸枣仁等同用；用于肝火上炎、目赤肿痛、头痛头晕，常与桑叶、菊花、栀子等同用。

　　【用法】一般多于夏季捕捉，除去贝肉，洗净，晒干。生用或煅用，用时打碎或研成细粉。煎汤，用 10～15 克。

　　【宜忌】脾胃虚寒者慎服。

小偏方总结

　　镇惊安神，涤痰开窍：紫贝齿、青龙齿各 15 克，灵磁石 30 克，辰砂 12 克，琥珀 1.2～1.5 克（冲入），紫丹参 15 克，九节菖蒲 2.4 克，仙半夏 6 克。水煎服，每日 1 剂，日服 2 次。

　　更年期综合征：夜交藤 30 克，小草 9 克，石菖蒲 6 克，炒枣仁、茯苓各 15 克，合欢皮 10 克，紫贝齿 9 克，生龙齿 12 克，柴胡 6 克，陈皮 9 克，生地 10 克。水煎服，每日 1 剂。

　　扁平疣：紫草、灵磁石、代赭石、紫贝齿各 31 克，生石决明 12 克，生白芍 6 克。水煎内服。方中前 4 味药，先煎半小时。成人与儿童剂量相同。

　　身热头痛如裂：煨葛根 3 克，姜竹茹 9 克，九孔石决明（先煎）30 克，连皮苓 12 克，鲜佩兰（后下）、鲜藿香（后下）、枯子芩各 4.5 克，紫贝齿 30 克，建泻片 9 克，龙胆草 2.1 克，丝瓜络 9 克，川军炭（后下）4.5 克，香豆豉 12 克，白蒺藜 9 克，羚羊角尖 0.3 克。研末，分 2 次冲服。

　　高血压，证属肝阳上越者：紫贝齿 15 克（先煎），紫石英 9 克（先煎），磁石 30 克（先煎），生石决明 30 克（先煎），夏枯草 15 克，菊花 9 克，钩藤 12 克，白芍 12 克，生地 9 克，元参 18 克，山栀 9 克，牛膝 12 克。水煎服，每日 1 剂。

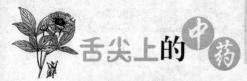

养生药膳

金银鳗鱼汤

配方 鳗鱼500克，紫贝齿20克，桑叶15克，白芍、竹茹各10克，天麻、菊花各6克，金银花、黄连、黄芩、钩藤、龙胆草、甘草各5克，牛黄2克，葱、姜、料酒、盐各适量。

做法 牛黄用冷开水化溶，其余药材全部装入纱布袋内。将鳗鱼放入炖锅内，放入药包，加清水1升，大火烧沸。用文火炖40分钟，取出药包，加入葱、姜、料酒、盐，烧沸即成。每日1次。服用时将牛黄首先服下，然后再喝汤、吃鱼肉（每次食100克鳗鱼，100克汤）。

功效 对手心、足心发热，心烦头晕有食疗效果。

刺蒺藜——平肝解郁，活血祛风

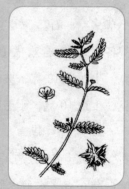

【别　　名】蒺藜、蒺藜子、旁通、屈人、止行、豺羽、升推、即藜、白蒺藜子、社蒺藜土蒺藜、白蒺藜、旱草、三角蒺藜、三角刺、八角刺。

【属　　性】为蒺藜科一年生草本植物蒺藜的果实。

【产　　地】主产于河南、河北、山东等地。

【性味归经】味苦、辛，性平。归肝、肺、肾、心经。

中药小知识

蒺藜，一年生草本。茎通常由基部分枝，平卧地面，具棱条，长可达1

米左右；全株被绢丝状柔毛。托叶披针形，形小而尖，长约 3 毫米；叶为偶数羽状复叶，对生，一长一短；长叶长 3 ~ 5 厘米，宽 1.5 ~ 2 厘米，通常具 6 ~ 8 对小叶；短叶长 1 ~ 2 厘米，具 3 ~ 5 对小叶；小叶对生，长圆形，长 4 ~ 15 毫米，先端尖或钝，表面无毛或仅沿中脉有丝状毛，背面被白色伏生的丝状毛。花淡黄色，小型，整齐，单生于短叶的叶腋；花梗长 4 ~ 10 毫米，有时达 20 毫米；萼 5，卵状披针形，渐尖，长约 4 毫米，背面有毛，宿存；花瓣 5，倒卵形，先端略呈截形，与萼片互生；雄蕊 10，着生于花盘基部，基部有鳞片状腺体。子房 5 心皮。果实为离果，五角形或球形，由 5 个呈星状排列的果瓣组成，每个果瓣具长短棘刺各 1 对，背面有短硬毛及瘤状突起。花期 5 ~ 8 月，果期 6 ~ 9 月。

【功效】平肝解郁，活血祛风，明目，止痒。用于头痛眩晕、胸胁胀痛、乳闭乳痈、目赤翳障、风疹瘙痒。可用于阴虚阳亢或兼有肝热而头痛、目眩者。因其作用较为缓和，故常与滋养肝肾之阴药及其他平肝潜阳之品配伍；有肝热者，可以之与钩藤、菊花、珍珠母等平肝、清肝药同用；治疗风热所致目赤肿痛、羞明多泪，或目生翳膜，常与疏散风热、清肝明目之品配伍。此外，本品还有祛风止痒之效，可以治疗风疹瘙痒，单用或配伍其他祛风止痒之品，如荆芥、乌梢蛇、防风等。

【用法】秋季果实成熟时采割植株，晒干，打下果实，除去杂质。煎汤，用 6 ~ 9 克。

【宜忌】血虚气弱者及孕妇慎服。

小偏方总结

胸闷作痛：刺蒺藜 500 克，带刺炒，磨为细末。每次白汤送服 12 克，1 日 3 次。

血管性头痛：丹参、鸡血藤各 15 克，当归、白芍、秦艽、刺蒺藜、熟地各 10 克，川芎 12 克，夏枯草 9 克，珍珠母 20 克（先煎），细辛 2 克（后下），菊花 6 克。加水 1 升，煎煮后加入白糖溶化，浓缩至 100 毫升。每日 1 剂，12 ~ 15 日为 1 个疗程。

全身水肿：刺蒺藜适量，煎汤洗。

牙齿出血，松动：刺蒺藜适量，

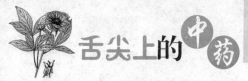
研为末，擦牙。

治牙齿动摇疼痛：刺蒺藜 15 克，去角生研，以淡浆水半碗，蘸水入盐温漱。

传染性红斑、血热生风：生地 15

克，丹皮、赤芍、知母、黄芩、浮萍、竹叶、刺蒺藜、六一散各 6 克（包），蝉衣、炙僵蚕各 3 克，忍冬藤 9 克。水煎服。每日 1 剂，日服 3 次。

养生药膳

当归蒺藜茶

配方 当归 5 克，刺蒺藜 5 克。

做法 当归切块，刺蒺藜砸碎，备用。将以上 2 味放入容器，以沸水冲泡，盖闷 20 分钟后去渣取汁，代茶饮，边饮边加沸水。

功效 行气止痛，养血消瘀。适用于月经不调或先后无定期，行经腹痛、腰腹酸胀。

牡蛎——珍贵的海洋牛奶

【别　　名】左牡蛎、蠔壳、蛎蛤、牡蛤、蛎房。

【属　　性】为牡蛎科软体动物长牡蛎、大连湾牡蛎或近江牡蛎等的贝壳。

【产　　地】我国沿海都有生长。

【性味归经】性咸，微寒。归肝、胆、肾经。

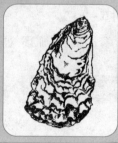

中药小知识

牡蛎是一种生活在海洋中的贝壳类生物。它的外形是一层坚硬的外壳，里面包裹着既鲜美又柔软的嫩肉。古代人们用这种生物来养殖昂贵的珍珠，以及烹饪美味的佳肴。牡蛎不仅仅能够食用，同时还具有药用价值，将其外壳烧成灰可以入药，其肉也具有药用价值。古代医书《本草纲目》记载牡蛎肉有"细活皮肤，补肾壮阳，并能治虚，解丹毒"等功效，由此可见食用牡蛎对人的身体极有帮助。《神农本草经》说："牡蛎有三，皆生于海。"唐代时牡蛎已是海中珍馐，明朝时牡蛎有"西施乳"之称。

生活中，牡蛎也是深受人们喜爱的海鲜。尤其是在夏天，人们在海边玩耍之后，就会饱食一顿海鲜大餐来犒劳自己。海鲜类食物特别的鲜美可口，并且富含海洋类食物特有的营养物质，能够补充人们所需的各类营养。而牡蛎是人们经常食用的海鲜之一，由于种类不同，它既可以生吃，也可以烹饪即食。

【功效】潜阳补阴，重镇安神，软坚散结。用于惊悸失眠、瘰疬痰核、眩晕耳鸣、癥瘕痞块。煅牡蛎收敛固涩，用于遗精崩带、自汗、胃痛吞酸。现代医学认为，牡蛎含有多种营养物质，人们食用之后对身体极有好处。比如可以改善肠胃消化，具有补钙、排毒养肝、美容护肤、滋阴壮阳、提高性欲等作用。所以其药用价值极高。

【用法】内服，煎汤用 15~30 克，先煎；或入丸、散。外用，研末干撒或调敷。

【宜忌】患有急慢性皮肤病者忌食；脾胃虚寒，慢性腹泻便溏者不宜多吃。

小偏方总结

肝硬化：牡蛎、桑葚、鳖甲各 50 克，生地黄 40 克，鸡内金 20 克，龟板胶、党参、郁金、穿山甲珠、三棱、莪术各 15 克，地鳖虫 10 克，水蛭 5 克。加水煎沸 15 分钟，滤出药液，再加水煎 20 分钟，去渣，两煎药液调兑均匀，分服，每日 1 剂。

上消化道出血：党参、三七、牡蛎各 20 克，茜草、海螵蛸、地榆、白及、白芍各 15 克，桂枝、甘草各 6 克。加水煎沸 15 分钟，滤出药液，再加水煎 20 分钟，去渣，两煎药液调兑均匀，分服，每日 1 剂。

肺癌：牡蛎 30 克，白花蛇舌草、

白茅根、薏苡仁、夏枯草各 15 克，橘核、橘红各 6 克，麦冬、海藻、昆布、百部、芙蓉花、蚤休各 10 克，生地黄、玄参各 20 克。用水煎后服用，每日 1 剂。

子宫颈癌：牡蛎 20 克，山豆根、黄柏各 9 克，黄芩 4.5 克。用水煎后服用，每日 1 剂。

盗汗：牡蛎 15 克。加水 500 毫升，煎到 200 毫升为 1 日量，分别在早晨和晚上服用（可加糖调味），连续服用多日，汗止后再服 2 ~ 3 日以巩固治疗效果。

养生药膳

牡蛎火腿汤

配方 紫薇花 4 朵，牡蛎净肉 500 克，火腿肉 5 克，水发冬菇 10 克，玉兰片 10 克，胡椒粉、食盐、料酒、酱油、味精、鸡汤、姜片各适量。

做法 紫薇花去萼及杂质，洗净，切成细丝；牡蛎肉拣洗干净，沥干水分，切碎；火腿肉、玉兰片、冬菇分别洗净，切成片；将牡蛎、冬菇、玉兰片各用开水焯一下。锅烧热，放入鸡汤、料酒、酱油、姜片、食盐，大火煮沸，下入火腿、冬菇、玉兰片、牡蛎，烧沸，加入味精、紫薇花细丝，调好口味，撒上胡椒粉即成。

功效 具有滋阴养血止血、健脾开胃解毒的功效。

牡蛎炖雄鸡

配方 牡蛎 15 克，雄鸡 1 只（1 千克），料酒 10 毫升，精盐 4 克，味精、胡椒粉各 3 克，姜 5 克，葱 10 克，上汤 2.8 毫升。

做法 牡蛎煅后，研成粉；鸡宰杀后，去毛、内脏及爪；姜切片，葱切段。以上各料加料酒、上汤同放炖锅内，置武火上烧沸，再用文火炖 45 分钟，加入精盐、味精、胡椒粉即成。

功效 补肾壮阳。适用于阳虚、阳痿、精冷、阴冷等证。

代赭石——止血凉血，平肝潜阳

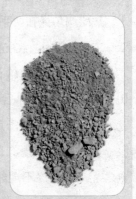

【别　　名】须丸、赤土、丁头代赭、血师、紫朱、赭石、土朱、铁朱、钉头赭石、钉赭石、赤赭石、红石头。

【属　　性】为氧化物类矿物赤铁矿的矿石。

【产　　地】主产于河北、山西。山东、河南、湖南、广东、四川等地亦产。产于许多种矿床和岩石中。

【性味归经】味苦，寒。归肝、心、肺、胃经。

中药小知识

赤铁矿，三方晶系。晶体常呈薄片状、板状。一般以致密块状、肾状、葡萄状、豆状、鱼子状、土状等集合体最为常见。结晶者呈铁黑色或钢灰色；土状或粉末状者，呈鲜红色。但条痕都呈樱桃红色。结晶者呈金属光泽，土状者呈土状光泽。硬度 5.5~6，但土状粉末状者硬度很小，比重 5~5.3。在还原焰中烧后有磁性。

【功效】平肝潜阳，降肺胃逆气，凉血止血。本品为矿物药，质重沉降而长于镇潜肝阳，性味苦寒，又清降肝火。用治肝阳上亢肝火盛者，见烦躁易怒、头涨失眠，常与石决明、夏枯草、牛膝等同用，如代赭石汤；用治肝肾阴虚，肝阳上亢者之眩晕头痛、目胀耳鸣，每与龟板、牡蛎、白芍药等滋阴潜阳药配伍，如镇肝息风汤。

【用法】煎汤，用 9~30 克；或入丸、散。

【宜忌】孕妇慎服；气不足、津液燥者禁用。

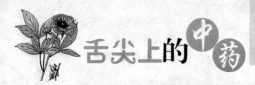
小偏方总结

哮喘，睡卧不得：代赭石适量，研末，米醋调服。宜常服用。

伤寒无汗：代赭石、干姜等份为末，热醋调匀搽在两手心上，然后紧握双拳夹在大腿间。盖被静卧，汗出病愈。

急慢惊风：代赭石（火煅、醋淬10次）研细，水沸后晒干。每次服5克或1.5克，真金汤调下。连进3次服，如脚胫上出现红斑，即是邪出病愈之症。如始终不现红斑，即无效。

小肠疝气：代赭石（火煅、醋淬）研细。每次服10克，白开水送下。

吐血、流鼻血：代赭石50克，火煅、醋淬多次，研细。每次服5克，开水送下。

妇女血崩：代赭石火煅、醋淬7次，研细。每次服10克，开水送下。

眼睛红肿，不能开视：代赭石0.6克，石膏0.3克。研细，清水调匀，敷两眼角和太阳穴。

各种疮疖：代赭石、铅丹、牛皮胶等份为末，冲入1碗好酒，等澄清后，取酒服。沉渣敷患处，待干揭去。

养生药膳

赭石蘑菇汤

配方 代赭石50克，蘑菇200克，嫩鸡块100克，水发黑木耳25克，细盐5克，熟猪油15克，香油6克，味精少许，胡椒粉2克，黄酒20克，酱油10克。

做法 将代赭石打碎，加水1.5升，煎至1升时去渣留汁待用；将蘑菇洗净切块待用。锅内放熟猪油烧热，用酱油炝锅，加赭石水1升，开后下入鸡块，用小火炖烂。将蘑菇块、黑木耳下锅中煮3~5分钟，加入细盐、味精、胡椒粉、黄酒，淋上香油即成。

功效 有平肝降逆、止呕止血等功效。

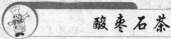
酸枣石茶

配方 酸枣仁5克，代赭石3克，花茶1克。

做法 用300毫升水煎煮酸枣仁、代赭石至水沸后10分钟，冲泡茶饮。也可不用茶。

功效 养血，重镇安神。适用于神不安舍所致失眠。

羚羊角——清热镇惊，凉血解毒

【别　　名】高鼻羚羊、羚角。
【属　　性】为雄性牛科动物赛加羚羊的角。
【产　　地】产于新疆、甘肃、青海、内蒙古等地。
【性味归经】性咸，寒。归肝、心经。

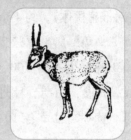

中药小知识

鉴别正品羚羊角要点有四：一是通天眼，羚羊角除去骨塞后，在角的中心有扁三角形细孔一条，一直通到角尖，俗称"通天眼"；二是环轮节，在角的表面有轮生环节，直到角近角尖部处，轮节一面凸一面凹，纹顺环纹处顺序环生，光滑自然；三是骨塞连结骨质处与血窦相连接，镶嵌紧密，骨塞白色，基部似桃形；四是色泽丝纹，羚羊角通体光润如玉，白色和黄白色，表面除轮生环节外，还具细丝纹，有条不紊。

【功效】清热镇惊，平肝息风，明目退翳，凉血解毒。用于高热神昏谵语，肝阳上亢，惊风癫痫、手足抽搐，目赤内障。

温热病高热烦躁，神昏谵语，痉厥抽搐者，可与钩藤、菊花、生地、竹茹等配伍；肝火上炎，目赤肿痛羞明者，可与龙草、黄芩、栀子、草决明等相伍；肝火上冲，胃气不降，卒然吐血者，可与大黄、肉桂配伍。

【用法】煎汤，1.5~3克，宜先煎2小时以上；研末，每次0.3~0.6克。

【宜忌】肝经无热者不宜。

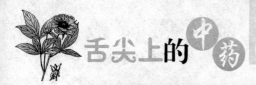

小偏方总结

急性扁桃体炎：羚羊角粉 1 克，斑蝥 20 克，麝香 0.1 克。一同研磨成极细末，加放凡士林适量调制药膏。用膏药一贴（胶布也行）慢火烤干，取上药膏少量，搓成黄豆粒大药丸，放置膏药中心，贴于肿侧的外颈部（对准扁桃体），约 4 个小时除掉。

血热型血小板减少性紫癜：羚羊角 3 克，生石膏 100 克，生地黄 60 克，丹参、白芍、牡丹皮、玄参、知母、黄芩、甘草各 10 克。加水煎沸15 分钟，滤出药液，再加水煎 20 分钟，去渣，两煎药液调兑均匀，分服，每日 1 剂。

急性期再障：羚羊角（冲）1克，生地黄、茜草各 22 克，苍耳子 12 克，板蓝根、牡丹皮、辛夷、黄芩各 10 克，三七末（冲）、琥珀末（冲）各 2 克。加水煎沸 15 分钟，滤出药液，再加水煎 20 分钟，去渣，两煎药液调兑均匀，分服，每日 2 剂。

养生药膳

苁蓉羊肾粥

配方 羊肾 50 克，肉苁蓉、羚羊角（磨碎）各 15 克，磁石、薏苡仁各 20 克，酒适量。

做法 肉苁蓉用酒洗去土，再与羚羊角屑、磁石一起加水煎，去渣取汁。羊肾去脂膜切细后与薏苡仁一起放入煎好的药汁中煮为粥。

功效 滋肾平肝，强壮补虚。适用于肝肾不足，身体羸弱，面色黄黑，鬓发干焦，头晕耳鸣等。

羚羊角瘦肉汤

配方 瘦肉 250 克，羚羊角丝 15 克，麦冬、灯芯草各 10 克。

做法 羚羊角丝、麦冬、灯芯草一同用清水洗净，沥干备用；瘦肉洗净，氽烫后切厚块。锅中注入适量清水，放入全部材料，文火约煮 3 小时，以盐调味，即可饮用。

功效 有养阴润肺、益胃生津、清心除烦、平抑肝火的效果。

蛇 蜕——祛风定惊，解毒止痒

【别　　名】蛇衣、蛇退、长虫皮、蛇壳、龙子衣、蛇符、龙子单衣、弓皮、龙皮、龙单衣、蛇筋、蛇附。

【属　　性】为游蛇科动物黑眉锦蛇、锦蛇或乌梢蛇等蜕下的干燥表皮膜。

【产　　地】分布于安徽、江苏、浙江、福建、台湾、广东、江西、湖北、四川、云南等地。

【性味归经】味咸、甘，性平。归肝经。

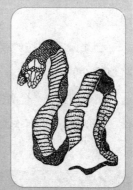

中药小知识

　　蛇蜕性状：呈圆筒形，多压扁、皱缩、破碎，完整者形似蛇，长可达1米以上。背部银灰色或淡灰棕色，有光泽，鳞迹菱形或椭圆形，衔接处呈白色，略抽皱或凹下；腹部乳白色或略显黄色，鳞迹长方形，呈覆瓦状排列。体轻，质微韧，手捏有润滑感和弹性，轻轻搓揉，沙沙作响。气微腥，味淡或微咸。根据炮制方法的不同分为蛇蜕、酒蛇蜕、蛇蜕炭、焙蛇蜕、甘草制蛇蜕，炮制后贮干燥容器内，密闭，置阴凉干燥处，防蛀。

　　【功效】有祛风定惊、解毒止痒、明目退翳的功效；适用于惊风癫痫，角膜翳障，喉痹喉风，口疮，龈肿，痈疽疔毒，瘰疬恶疮，风疹瘙痒，疬风，烧烫伤。

　　【用法】煎汤，用3～6克。研末，每次1.5～3克。

　　【宜忌】孕妇禁服。

　　蛇蜕畏磁石及酒。

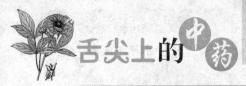
小偏方总结

小儿骨痛，出血流脓：蛇蜕 1 个，烧灰，油抹敷痛处。

小儿重舌：蛇蜕 1 个，研末，调醋敷涂。

小儿口紧：蛇蜕烧灰敷口内（先将口洗净）。

小便不通：全蛇蜕 1 条，烧存性，研为末，温酒送服。

石痈无脓，坚硬如石：蛇蜕贴痈上，过夜即变软易治。

肿毒无头：用蛇蜕烧灰，调猪油涂搽。

乳房肿胀、疼痛：蛇蜕、鹿角、露蜂房各 15 克。共烧存性研细末。黄酒冲服。每日服 2 次，每次 5 克。

养生药膳

 蛇蜕炒鸡蛋

配方 蛇蜕 1 条，鸡蛋 1 个，面粉少许。

做法 将蛇蜕煅后存性，研成末。鸡蛋顶端开一小孔，将蛇蜕末从小孔中装入蛋内，用筷子稍搅拌，面粉用水和成糊，封闭蛋孔，置于火上烤熟，剥去鸡蛋壳吃鸡蛋和蛇蜕末。

功效 适用于小儿惊痫，受惊吓而致的急、慢性惊风有食疗效果。

 蛇蜕炒葱白

配方 蛇蜕（拇指粗）3 厘米，葱白 9 厘米。

做法 将上药切碎，炒熟，即可食用。每日 1 次，一般 1~3 次即愈。

功效 祛风，消肿，散结。适用于流行性腮腺炎。

蜜环菌——祛风通络的美味菌

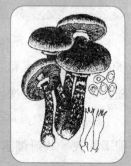

【别　　名】根索菌、根腐菌、糖蕈、榛蘑、蜜色环
菌、蜜蘑、栎菌、栎蕈、小蜜环菌。

【属　　性】为小皮伞科真菌蜜环菌的子实体。

【产　　地】蜜环菌分布很广，河北、山西、黑龙江、
吉林、浙江等地均有分布。

【性味归经】味甘，性平。归肝经。

中药小知识

　　蜜环菌属广布于北美北部和欧洲，主要见于硬木森林或针叶树混合林中。在适合的环境中蜜环菌可生活数百年，经鉴定有些个体可列入形体最大、寿命最长的生物体之列。在人工栽培天麻中，利用其共生关系，可以提高天麻的产量和质量。近年来国内有进一步研究，以蜜环菌发酵液及菌丝体治疗风湿腰膝痛、四肢痉挛、眩晕头痛、小儿惊痫等症。

　　蜜环菌在我国东北通称榛蘑，产量大，是一种很好的野生食用蘑菇，"榛蘑炖小鸡"就是东北人招待贵客的不可缺少的传统佳肴。榛蘑含有人体必需的多种氨基酸和维生素，经常食用可加强肌体免疫力，有益智开心、益气不饥、延年轻身等作用。榛蘑富含大量钙、磷、铁等微量元素，钾的含量更是高达每百克2000多毫克。此外蛋白质、胡萝卜素、维生素 C 等营养成分是一般蔬菜的十几倍，被一些发达国家列为一类食品。

　　【功效】有息风平肝、祛风通络、强筋壮骨的功效。主治头晕、头痛、失眠、四肢麻木、腰腿疼痛、冠心病、高血压、血管性头痛、眩晕综合征、癫痫等症。

【用法】煎汤，30～60克；或研末。

【宜忌】适合用眼过度、眼炎、夜盲症、皮肤干燥、高血脂、高血压患者食用。

小偏方总结

羊痫风：蜜环菌200克，白糖150克。水煮蜜环菌，滤汁，加白糖。随便饮，每日服5次。

腰腿疼痛：蜜环菌150克，炙马前子5克。共研细末，每次服5克，每日服2次。

佝偻病：蜜环菌1千克。瓦上焙干，研细末，每次10～15克，每日服1次，白酒为引。

养生药膳

蜜菌鸡汤

配方 蜜环菌50克，母鸡1只（约重1500克），料酒、精盐、味精、酱油、葱段、姜片各适量。

做法 将蜜环菌用水泡发，去杂洗净撕片；将鸡宰杀，去毛、内脏、洗净，放入沸水锅焯一下捞出，洗去血污。锅内放入鸡和适量水，武火烧沸，撇去浮沫，加入料酒、精盐、味精、酱油、葱姜，改为文火炖至鸡将熟，加入蜜环菌炖至鸡肉熟烂，出锅即成。

功效 有祛风活络、强身健骨的作用。

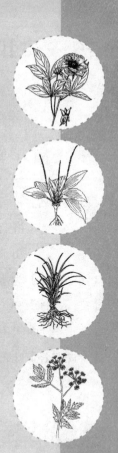

第 10 章

舌尖上的中药

——美容养颜类

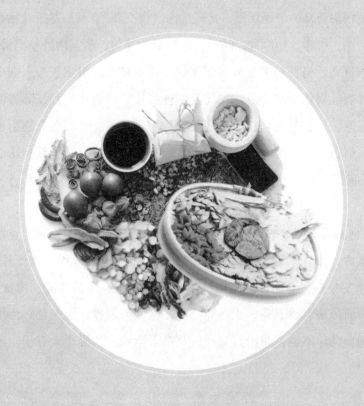

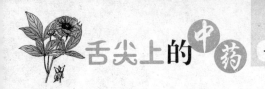
何首乌——补血乌发的首选

【别　　名】首乌、地精、赤敛、陈知白、红内消、马肝石、疮帚、山奴、山哥、山伯、山翁、山精、夜交藤根。

【属　　性】为蓼科植物何首乌的干燥块根。

【产　　地】产于陕西南部、甘肃南部、华南、四川、云南及贵州等地。

【性味归经】味苦、甘、涩，微温。归肝、肾经。

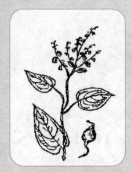

中药小知识

　　为蓼科植物何首乌的干燥块根，其藤茎称"夜交藤"。秋、冬季叶枯萎时采挖，削去两端，洗净，切厚片，晒干；以黑豆汁拌匀，蒸至内外呈黑褐色，晒干用，称制首乌。何首乌为蓼科多年生缠绕藤本植物。根细长，末端成肥大的块根，外表红褐色至暗褐色。现代人工种植技术以贵州省和江苏省的广植技术最为普遍。何首乌的块根、藤茎及叶均可供药用，中药名分别为何首乌、夜交藤、何首乌叶。中药何首乌有生首乌与制首乌之分：生首乌功能解毒（截疟）、润肠通便、消痈；制首乌功能补益精血、乌须发、强筋骨、补肝肾。

　　【功效】何首乌有明显的补肝肾、益精血、强筋骨、乌发、安神、止汗等功效。用于血虚，头昏目眩，体倦乏力，萎黄；肝肾精血亏虚，眩晕耳鸣，腰膝酸软，须发早白；高脂血症。据《本草纲目》载，何首乌能"消瘰疬，消痈肿，疗头面风疮，治五痔，止心痛，益心气，黑须发，悦颜色。久用长筋骨，益精髓，延年不老，亦治妇女产后及带下诸疾。久服令人有子，治腹脏一切宿疾，冷气肠风"。

【用法】水煎服，每次 10 ~ 30 克。

【宜忌】大便溏泻及有湿痰者慎服。

何首乌忌铁器。

小偏方总结

血虚：何首乌 15 克，菟丝子、当归、牛膝、补骨脂各 9 克。碾末，炼蜜为丸，每服 9 克，淡盐汤送下。

失眠：何首乌 15 克，夜交藤、酸枣仁各 10 克，大枣 10 枚。水煎代茶饮。

高血压：何首乌 30 克，槐角 20 克，乌龙茶 3 克。前 2 味药水煎 20 分钟取汁，再以小火煮沸药汁，冲入放乌龙茶的杯中，加杯盖闷 15 分钟。每日 1 剂，代茶饮。

疗肠燥便秘：取何首乌 20 克，配伍火麻仁 15 克、黑芝麻 20 克。加入清水 300 毫升（1 碗半量）煎至 100 毫升（小半碗量），每日服 1 次，一般用药 3 ~ 5 日便见效。

白发：何首乌 25 克，熟地、当归各 20 克。上 3 味（洗，切碎）冲沸水 200 毫升，当茶饮，1 剂可冲饮 3 ~ 4 次。

防脱发：首乌粉 100 克，放入暖水瓶内，开水浸泡半日，颜色成棕红色即可饮用，随添加开水浸泡，待茶色浅淡，更换新品。饮用期间，患处用生姜片涂擦，每日数次。

老年人习惯性便秘：生何首乌、火麻仁、黑芝麻各等量，焙黄研末，每次服 10 克，每日 3 次。

养生药膳

何首乌枸杞猪肝片

配方 何首乌 20 克，猪肝片 250 克，杞子 10 克，姜片 2 片，葱段 2 根，盐 1 茶匙，白糖少许，麻油少许，生抽、米酒各 1 茶匙。

做法 何首乌用温开水浸泡 5 小时，切片；猪肝切片，略腌；杞子洗净待用。将所有材料、调料拌匀略腌，入炉蒸约 6 分钟即可。

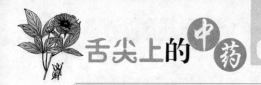

功效 有补肝益肾、益精血、乌须发的功效。

何首乌鸡汤

配方 何首乌30克，母鸡1只，食盐、生姜、料酒各适量。

做法 将何首乌研成细末，备用；将母鸡宰杀后去毛及内脏，洗净，用布包何首乌粉，纳入鸡腹内，放瓦锅内，加水适量，炖熟；从鸡腹内取出何首乌袋，加食盐、生姜、料酒各适量即可。吃肉喝汤，每日2次。

功效 适用于血虚、肝肾阴虚所引起的头昏眼花、失眠、脱肛、子宫脱垂等症。

玉 竹——增强食欲，消除疲劳

【别　　名】萎蕤、玉参、尾参、铃当菜、小笔管菜、甜草根、靠山竹。

【属　　性】为百合科多年生草本植物玉竹的根茎。

【产　　地】原产于中国西南地区，但野生分布很广。

【性味归经】味甘，性微寒。入肺、胃经。

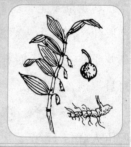

中药小知识

　　玉竹呈长圆柱形，略扁，少有分枝，长4～18厘米，直径0.3～1.6厘米，表面黄白色或淡黄棕色，半透明，环节明显，节间距离1～15厘米，节上残留白色圆点状须根痕和圆盘状茎痕。质硬而脆，或柔韧，易折断，断面角质样或显颗粒状。气微，味甘，嚼之发黏。以条长、肥状、色黄白者为佳。

　　《本草经集注》云："茎干强直，似竹箭杆，有节。"故有玉竹之名。植物的根茎可供药用，中药名亦为玉竹，秋季采挖，洗净，晒至柔软后，反复揉搓，晾晒至无硬心，晒干，或蒸透后，揉至半透明，晒干，切厚片或煅用。

《本草正义》载："治肺胃燥热，津液枯涸，口渴嗌干等症，而胃火炽盛，燥渴消谷，多食易饥者，尤有捷效。"

【功效】滋阴润肺，生津养胃。玉竹长于生津养胃。用于温热病后期，胃阴耗损的烦渴口干、饮食不振，宜与麦冬、生甘草等甘凉生津益气药同用；若为内热消渴，与生葛根、天花粉等同用。

玉竹滋阴不敛，与疏散透邪的薄荷、淡豆豉等同用，有滋阴解表之功，治阴虚之体，感冒风热而发热咳嗽、咽痛口渴等，如加减葳蕤汤。

玉竹长于滋阴润肺。用于肺阴虚所致的燥热咳嗽，痰少咽干，与麦冬、沙参等同用，如沙参麦冬汤；治阴虚劳嗽，与百部、地骨皮等同用。

【用法】煎汤，6～12 克；或入丸、散。外用：适量，鲜品捣敷或熬膏涂。

【宜忌】玉竹阴虚有热宜生用，热不甚者宜制用。

适宜体质虚弱、免疫力降低的人及阴虚燥热、食欲不振者食用。

小偏方总结

秋燥伤胃阴：玉竹、麦冬各 15 克，沙参 10 克，生甘草 5 克。水 5 杯，煮取 2 杯，分 2 次服。

虚咳：玉竹 25～50 克。与猪肉同煮服。

小便不畅：玉竹 30 克，芭蕉 120 克。水煎取汁，冲入滑石粉 10 克，分作 3 次于饭前服。

心悸，口干，气短，胸痛：玉竹、党参、丹参各 15 克，川芎 10 克。水煎服，每日 1 剂。

久咳，痰少，咽干，乏力：玉竹、北沙参各 15 克，麦冬、北五味子各 10 克，川贝 5 克。水煎服，每日 1 剂。

热病伤阴：玉竹、北沙参、石斛、麦冬各 15 克，乌梅 5 枚。水煎取汁，加冰糖适量代茶饮用。

病后体弱，贫血萎黄：玉竹、首乌、黄精、桑葚子各 10 克。水煎服。

冠心病：玉竹 12 克。水煎，代茶饮。

老年心动过缓，心律失常：玉竹 30 克，红参 5 克，炙甘草 20 克。水煎服，每日 1 剂。

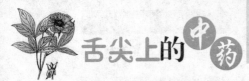
养生药膳

 玉竹山药黄瓜汤

配方 玉竹、山药各15克，黄瓜100克，食盐适量。

做法 山药洗净，切片；黄瓜洗净，切成块。玉竹、山药片、黄瓜块放在锅内，加入适量的水和食盐，用武火烧沸，再改用文火煮30分钟即可，吃山药、黄瓜，喝汤。

功效 适宜于阴虚燥热之干咳、烦渴多饮、口干舌燥、大便干结的缓解。

 玉竹炖鸡

配方 玉竹100克，鸡肉500克，料酒、精盐、生姜、味精各适量。

做法 先将鸡肉洗净切成小块，玉竹洗净切段，同放锅内，再放入料酒、精盐、生姜，加清水适量，用文火炖40分钟后，加味精调匀即可。食肉饮汤，分数次2天内食完。

功效 常服则可消除疲劳，强壮身体，延缓衰老。

桑葚——补血滋阴的养颜圣果

【别　　名】 桑果、桑葚子、乌葚、桑枣。

【属　　性】 为桑科植物桑的干燥果穗。

【产　　地】 产于我国南方大部分地区。

【性味归经】 性微寒，味甘酸。入心、肝、肾经。

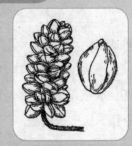

中药小知识

　　桑葚，早在2000多年前已是皇室御用的补品。因桑树特殊的生长环境使桑果具有天然生长无任何污染的特点，所以桑葚又被称为"民间圣果"。它含有丰富的活性蛋白、维生素、氨基酸、苹果酸、琥珀酸、酒石酸、胡萝卜素、矿物质等成分，被医学界誉为"21世纪的最佳保健果品"。常吃桑葚能显著提高人体免疫力，具有延缓衰老、美容养颜的功效。桑葚既可入食，又可入药，中医认为桑葚味甘酸，性微寒，入心、肝、肾经，为滋补强壮、养心益智之佳果。

【功效】桑葚具有生津止渴、补血滋阴、润肠燥等功效，主治因阴血不足所引起的耳鸣心悸、头晕目眩、腰膝酸软、烦躁失眠、须发早白、大便干结、消渴口干等症。桑葚的功效与作用之一就是防癌抗癌。桑葚中所含的花色素、芸香苷、葡萄糖、钙质、果糖、无机盐、胡萝卜素、烟酸及多种维生素等营养成分，都具有预防肿瘤细胞扩散、避免癌症突发的作用。

【用法】每次10~30克，以水煎服或熬成膏用水冲服。

【宜忌】糖尿病患者忌食；脾胃虚寒作泄者勿服；孕妇禁吃桑葚；儿童不宜多食，否则会引起流鼻血。

女性、中老年人及过度用眼者宜食用。每日20~30颗或30~50克。

小偏方总结

贫血：鲜桑葚60克，龙眼肉30克。炖烂食用，每日2次。

闭经：桑葚15克，红花3克，鸡血藤30克。加黄酒和水煎，每日分2次服。

自汗、盗汗：桑葚10克，五味子10克。水煎服，每日2次。

便秘：桑葚30克，蜂蜜30克。水煎服，每日1次。

肺结核：鲜桑葚60克，地骨皮、冰糖各15克。水煎服，每日早、晚各1次。

肝肾阴虚所致的须发早白、眩晕：桑葚15克，何首乌12克，旱莲草9克。水煎服，每日1剂，或将桑葚浸酒饮之。

血虚腹痛、神经痛：桑葚熬膏，每次10~15克，每日1次，用温开水和少量米酒冲服。

产后体弱，头晕乏力：桑葚膏每次10~15克，每日2~3次。

神经衰弱，失眠，健忘：桑葚子30克，酸枣仁15克。水煎服。每晚1次。

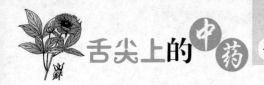
养生药膳

桑葚炖乌骨鸡

配方 乌骨鸡1只（约750克），桑葚50克，笋片200克，盐、黄酒各适量。

做法 将乌骨鸡、桑葚洗净，一起放入砂锅中，加水用小火炖至八成熟。再放入笋片、盐、黄酒，煮至鸡肉熟透即可。

功效 补益肝肾。

黑豆桑葚汤

配方 黑豆、桑葚各30克。

做法 黑豆与桑葚分别洗净，一同放入锅中，加入适量清水，用小火慢炖1小时，至熟烂即可。

功效 滋补肝肾，生津止渴，润燥通便。

合欢花——强心解郁宜安神

【别　　名】绒花树花、苦情花、夜合花。

【属　　性】为豆科植物合欢的花序或花蕾。

【产　　地】产于浙江、安徽、江苏、四川等地。

【性味归经】性甘，平。归心、肝经。

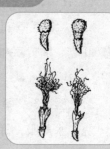

中药小知识

　　合欢是豆科合欢属落叶乔木，高可达15米以上，五六月间开出一簇簇的花朵，淡红色的雄蕊长长地伸出，活像一团团的丝绒，也像红缨，因而又有绒花树、马缨花等别称。在岭南，较为多见的是大叶合欢，性状跟合欢大致相同，花朵开放后清香四溢。相传虞舜南巡苍梧而死，其妃娥皇、女英遍寻湘江，终未寻见。二妃终日恸哭，泪尽滴血，血尽而死，逐为其神。后来，人们发现她们的精灵与虞舜的精灵"合二为一"，变成了合欢树。合欢树叶，昼开夜合，相亲相爱。自此，人们常以合欢表示忠贞不渝的爱情。

合欢之所以会昼开夜合，是因为合欢叶柄基部细胞犹如反应灵敏的贮水袋，会因为白天和黑夜的光线强弱、温度高低的变化，使贮水袋吸水或放水，细胞因此膨胀或收缩，使其展开或闭合。

【功效】合欢花含有合欢苷、鞣质，解郁安神，理气开胃，活络止痛，用于心神不安、忧郁失眠，滋阴补阳。治郁结胸闷、失眠、健忘、风火眼，能安五脏，和心志，悦颜色，有较好的强身、镇静、安神、美容的作用，也是治疗神经衰弱的佳品。也具有清热解暑、养颜祛斑、解酒等功效。

【用法】煎汤，用5～15克；或入丸、散。

【宜忌】本品芳香，阴虚津伤者慎用。

小偏方总结

安神、美容，缓解神经衰弱：合欢花、远志、柏子仁、当归、莲子心、石菖蒲各12克，枣仁、夜交藤、珍珠母各30克，白芍、茯苓各15克，熟地20克，黄芩10克，甘草6克。水煎服。

咽喉炎：合欢花5克，绿茶3克，胖大海2枚，冰糖适量。沸水冲泡，代茶饮用。

失眠：合欢花、黑豆、小麦各30克，蜂蜜适量。将前3味药洗净，放入锅中，加水适量，水煎，然后调入蜂蜜，晚上睡觉前饮。

抑郁：白酒500毫升，合欢花50克。将合欢花放入酒内，浸泡7日。去渣后，即可饮用。

小儿癔症：合欢花9克，白扁豆花、佛手花、绿萼梅各6克，鸡内金、炒麦芽各5克。水煎去渣后饮用，每日1剂。

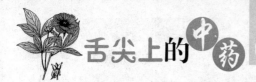

养生药膳

 合欢粳米粥

配方 合欢花30克（鲜品50克），粳米50克，红糖适量。

做法 将合欢花、粳米、红糖同放入锅内，加清水500克，用文火烧至粥稠即可。于每晚睡前1小时空腹温热顿服。

功效 安神解郁，滋阴补阳，活血，消痈肿。

 合欢瘦肉汤

配方 猪瘦肉60克，合欢花30克，盐3克，调味料适量。

做法 将合欢花用水浸泡，洗净；瘦肉洗净，切片，用调味料拌匀。把合欢花放入锅内，加清水适量，文火煮沸10分钟，放入瘦肉煮沸，调味即可。

功效 对忿怒忧郁、虚烦不安、健忘失眠等症有食疗效果。

红 枣——养血安神的天然营养品

【别　　名】 大枣、枣子、良枣、刺枣、美枣。

【属　　性】 为鼠李科枣属植物的成熟果实。

【产　　地】 主产于河北、河南、山东、山西、陕西等地。

【性味归经】 性温，味甘。归脾、胃、心、肝经。

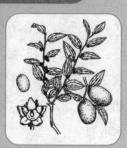

中药小知识

经考古学家从新郑裴李岗文化遗址中发现枣核化石，证明枣在中国已有8000多年历史。早在西周时期，人们就开始利用红枣发酵酿造红枣酒，作为上乘饮品，宴请宾朋。研究发现，红枣含有丰富的维生素A、B族维生素、维生素 C 等人体必需的多种维生素和 18 种氨基酸及矿物质，对人体极为有益。名医孙思邈说过："春日宜省酸增甘，以养脾气。"意思是说，春季宜少吃酸的，多吃甜的。中医认为春季为肝气旺盛之时，多食酸味食品会使肝气过盛而损害脾胃，所以应少食酸味食品。而人们在春天里的户外活动比冬天增多，体力消耗较大，需要的热量增多。但此时脾胃偏弱，胃肠的消化能力较差，不适合多吃油腻的肉食，因此，热量可适当由甜食供应。红枣正是这样一味春季养脾佳品。

【功效】李时珍在《本草纲目》中说：枣味甘、性温，能补中益气、养血生津，用于治疗脾虚弱、食少便糖、气血亏虚等疾病。常食大枣可治疗身体虚弱、神经衰弱、脾胃不和、消化不良、劳伤咳嗽、贫血消瘦，养肝防癌功能尤为突出，有"日食三颗枣，百岁不显老"之说。

【用法】生吃时，枣皮容易滞留在肠道中而不易排出，因此吃枣时应吐枣皮。腐烂的大枣在微生物的作用下会产生果酸和甲醇，人吃了烂枣会出现头晕、视力障碍等中毒反应，重者可危及生命。

【宜忌】红枣糖分丰富，不适合糖尿病患者吃；吃红枣后，要喝水漱口，否则容易蛀牙；湿盛或脘腹胀满者忌食，湿热重、舌苔黄的人不宜食用。

小偏方总结

乳腺增生：红枣、胡桃仁各 50 克，地鳖虫、金银花各 100 克，猪苦胆汁 75 克，制马钱子 25 克，冰片 2 克。先将猪胆汁煮沸 1 个小时，冷却后加入冰片拌匀，然后把马钱子同其他药一同研为细末，和猪胆汁混合，炼蜜为丸，每丸重 9 克，每次 1 丸，每日 2 次，温开水送服。

产后缺乳：红枣、当归各 15 克，猪蹄 750 克，生麦芽 45 克，党参、黄芪、通草根各 30 克，穿山甲珠 12 克。加水煎沸 15 分钟，滤去药液，再加水煎 20 分钟，去渣，两煎药液调兑均匀，滤液再炖猪蹄，食用时放入少许精盐，2 日服完。

更年期综合征：红枣、丹参、生地黄、浮小麦各 30 克，白芍、当归、白术、茯苓、甘草各 10 克，柴胡 5 克。水煎，分 2 次服。每日 1 剂。

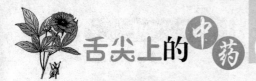
养生药膳

红枣鸡

配方 母鸡1只，红枣50克，黄酒20毫升，精盐3克，葱花10克，姜丝5克。

做法 母鸡去杂洗净，斩块，在沸水中氽一下，捞出。将鸡块排列在大汤碗内，加红枣、黄酒、精盐、葱、姜、清水，碗口用丝棉纸封好，上笼用旺火将鸡蒸酥。

功效 益气扶正。

红枣木瓜羹

配方 红枣5枚，木瓜750克，花生150克，片糖2/3块。

做法 木瓜去皮、核，切块。将木瓜、花生、红枣和8碗水放入煲内，放入片糖，待水沸后改用文火煲2小时即可食用。

功效 补中益气，养血安神。用于滋养全身细胞，延缓衰老。

补骨脂——补肾温脾、平喘固精

【别　　名】胡韭子、婆固脂、破故纸、补骨鸱、黑故子、胡故子、吉固子、黑故子。

【属　　性】为豆科植物补骨脂的干燥成熟果实。

【产　　地】西南及安徽、河南、山西、陕西等地出产。

【性味归经】味辛、苦，性温。归肾、脾经。

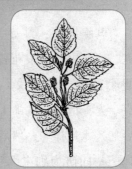

中药小知识

一年生草本，全体被黄白色毛及黑褐色腺点。茎直立，枝坚硬，具纵棱。

叶互生，叶阔卵形或三角状卵形。叶两面均有显著的黑色腺点。花多数，密集成穗状的总状花序；花冠蝶形，淡紫色或黄色。荚果椭圆形，果皮黑色，与种子粘贴，种子1枚，气香而腥。花期7~8月，果期9~10月。秋季果实成熟，采取果穗，晒干，打下果实，除去杂质。

对补骨脂是否堕胎，古代是有争论的。《开宝本草》记载：补骨脂"妇人血气堕胎"。这是治疗堕胎还是引起堕胎，写得比较含糊，以后就产生了不同意见。《本草经读》提出补骨脂"有固胎之功"，是治疗堕胎的药；《本草纲目》明确提出补骨脂能"堕生胎"。这是对《开宝本草》记载的不同理解。《得配本草》也明确提出：补骨脂"怀孕心胞热，二便结者禁用"，说明古人早就认识补骨脂能堕胎，孕妇禁用。现经药理实验证实，补骨脂能引起流产，说明李时珍的认识是正确的。因此，有习惯性流产史的病人不宜使用补骨脂。

【功效】温肾助阳，纳气，止泻，暖丹田，状元阳。用于阳痿遗精，腰膝冷痛，肾虚作喘，遗尿尿频，五更泄泻；外用治白癜风、斑秃。补骨脂为补肾扶火、补肾助阳要药，男女皆可用。与胡桃同服，效果更好。主治五劳七伤、肾虚阳痿、骨髓伤败、遗精、遗尿、腰膝冷痛、小便频数、肾虚作喘、五更泄泻、阳痿、冷泻、白带、月经不调，老人衰弱者之腰痛、白癜风、斑秃等症。

【用法】煎汤，用6~15克；或入丸、散。外用，酒浸涂患处。

【宜忌】《得配本草》：阴虚下陷，内热烦渴，眩晕气虚，怀孕心胞热，二便结者禁用。

小偏方总结

白细胞减少症：补骨脂500克，微炒后研成细末，加入炼蜜制成每个重6克的药丸。每次1~3丸，每日3次，用淡盐热水送下。

白癜风：墨旱莲、黄芪、黑芝麻各20克，当归身、何首乌、女贞子各15克，白术、茯苓各12克，川芎、补骨脂各10克，甘草5克。每日煎服1剂，1个月为1个疗程。

小便频数，遗尿：补骨脂单味微炒，研成末内服。

鸡眼：取补骨脂40克，95%酒精60毫升。把补骨脂泡于酒精里，36小时后即可使用。先用温热水将鸡眼泡软，涂以碘酒，再涂擦补骨脂酒，每日涂6次。

腰疼：补骨脂10克，炒后研成粉末，黄酒冲服，每日1次。

阳痿：补骨脂50克，核桃仁、杜仲各30克。共研细末，每次服9克，每日2次。

养生药膳

补骨脂炖羊汤

配方 羊肉100克，补骨脂10克，杜仲12克，盐、鸡精各适量。

做法 先将羊肉切片加适量水炖30分钟；后加入杜仲、补骨脂，再煮15分钟；加盐和鸡精调味，饮汤并食羊肉。

功效 补血壮腰，健脾益气；适用于老年人血虚腰痛。

补骨脂核桃膏

配方 补骨脂1份，核桃仁2份，蜂蜜适量。

做法 补骨脂和核桃仁洗净去皮，研末，加蜂蜜调和均匀成膏状。每日取1勺用温开水调开服用。

功效 久食延年益气，悦心明目，补添筋骨。

雪莲花——延缓衰老的药中极品

【别　　名】雪莲、雪荷花、大拇花、大木花。

【属　　性】为菊科植物绵头雪莲花、鼠曲雪莲花、水母雪莲花、三指雪莲花等的带根全草。

【产　　地】多生于高山终年积雪之处，分布于新疆、云南、西藏等地。

【性味归经】性温，味淡、酸，无毒。归脾、肝、肾三经。

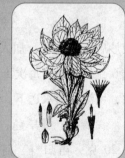

中药小知识

天山雪莲又名"雪荷花"，当地维吾尔语称其为"塔格依力斯"。属菊科凤毛菊属多年生草本植物，是新疆特有的珍奇名贵中草药，生长于天山山脉海拔 4000 米左右的悬崖陡壁之上、冰渍岩缝之中。那里气候奇寒，终年积雪不化，一般植物根本无法生存，而雪莲却能在零下几十度的严寒中和空气稀薄的缺氧环境中傲霜斗雪、顽强生长。这种独有的生存习性和独特的生长环境使其天然而稀有，并造就了它独特的药理作用和神奇的药用价值，人们奉雪莲为"百草之王""药中极品"。

雪莲为多年生草本，高 10～30 厘米。茎粗壮，基部有许多棕褐色丝状残存叶片。叶密集，无柄，叶片倒披针形，长 10～13 厘米，宽 2.5～4.5 厘米，先端渐尖，基部抱茎，边缘有锯齿。头状花序顶生，密集；总苞片叶状，卵形，多层，近似膜质，白色或淡绿黄色；花棕紫色，全为管状花。瘦果，冠毛白色，刺毛状。花期 7 月。

【功效】除寒，壮阳，调经，止血。用于阳痿、腰膝软弱、妇女崩带、月经不调、风湿性关节炎、外伤出血。可有效地保护皮肤受紫外线侵害，改善皮肤色素沉着，延缓人体衰老，使人常葆青春。

【用法】煎汤，用 6～12 克；或浸酒。外用：适量，捣敷。

【宜忌】用量不宜过大，孕妇禁服。

小偏方总结

体虚头晕，耳鸣眼花：雪莲花全草 9～15 克。水煎服，每日 2～3 次。

妇女崩带：雪莲花、峨参、党参各等份。炖鸡吃。

雪盲，牙痛：雪莲花 6～12 克。生吃或水煎服。

外伤出血：雪莲花适量，捣烂，敷患处。

风湿性关节炎、妇女小腹冷痛、闭经，胎衣不下：雪莲 15 克，水煎服，每日 2 次，连服数日；或雪莲 15 克，黄酒或白酒 200 克，浸泡 7 日，口服 2 次，每次 20 毫升。

调筋补血，滋阴补肾：雪莲花 6 克，装入纱布袋内扎口，老母鸡 1 只，加水文火炖 1.5 小时，滤出药液

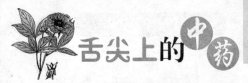
约100克，每次饮30～40毫升。

男子阳痿：雪莲6克，当归、枸杞各3克，水煎服；雪莲15克，冬虫夏草6克，白酒200毫升，泡30日，日服2次，每次20毫升。

养生药膳

 雪莲酒

配方 雪莲15克，枸杞、红花各10克，白酒2.5毫升。

做法 密封于酒瓮或大的酒瓶内，浸泡15日即可饮用。每日早、晚各服1次，每次10～20毫升。

功效 雪莲花性大热，对风湿及肾虚引起的腰膝酸软、性功能衰退、女性月经不调和痛经等有很好的疗效。

 雪莲羊肉汤

配方 雪莲花30克，黄羊肉100克，葱花、食盐、味精、猪脂、姜末、胡椒各适量。

做法 将雪莲花洗净；羊肉洗净，切块，用沸水煮5～10分钟后，取出以冷水浸泡去除膻味，而后将水煮开，下羊肉及雪莲花，煮至羊肉熟后，加适量盐、葱花等调味服食。

功效 健脾温肾。适用于肾虚阳痿。

茉莉花——气味芬芳，解郁散结

【别　　名】 木梨花、奈花、小南强。

【属　　性】 为木犀科植物茉莉的花。

【产　　地】 产于江苏、四川、广东等地。

【性味归经】 性温，味甘、辛。归肝、脾、胃经。

中药小知识

　　茉莉，常绿小灌木或藤本状灌木，高可达 1 米。枝条细长，小枝有棱角，有时有毛，略呈藤本状。单叶对生，光亮，宽卵形或椭圆形，叶脉明显，叶面微皱，叶柄短而向上弯曲，有短柔毛。初夏由叶腋抽出新梢，顶生聚伞花序，顶生或腋生，有花 3 ~ 9 朵，通常 3 ~ 4 朵，花冠白色，极芳香。大多数品种的花期 6 ~ 10 月，由初夏至晚秋开花不绝，落叶型的冬天开花，花期 11 月至次年 3 月。果实较为罕见，单果，偶见双果。幼果淡绿色，长大后呈黄绿色后转为紫色，成熟时为紫黑色扁球形浆果状核果。多数情况下，茉莉花多受粉而不孕，很少结种子。

　　【功效】补虚强体，排毒益肝。主治胃病、慢性气管炎、便秘、口臭、腹痛、头痛、外感发热、胃气不和等症。茉莉花所含的挥发油性物质，具有行气止痛、解郁散结的作用，可缓解胸腹胀痛、下痢里急后重等病状，为止痛之食疗佳品。

　　【用法】水煎服，每次服用量为 3 ~ 8 克。

　　【宜忌】肺脾气虚或肾虚喘息者忌用。

小偏方总结

　　牙痛：茉莉花 3 克，丁香 2 克。沸水冲泡，待凉漱口。

　　头痛：茉莉花根 10 克。碾粉，临睡吞服。

　　口臭：茉莉花、薄荷各 3 克。沸水冲泡饮服，每日 1 ~ 2 次。

　　下痢腹痛：茉莉花 5 克。水煎服。

　　胸胁疼痛：茉莉花 5 克，白糖适量。放锅内，加清水适量煎至开，去渣饮用。

　　慢性胃炎：茉莉花 8 克，石菖蒲 6 克，青茶 10 克，白糖适量。茉莉花、石菖蒲、青茶用温开水洗净后控干，然后混合加工研成细末，每日 1 剂，沸水冲泡，加入白糖，代茶饮。

　　痛经：茉莉花 10 克，玫瑰花 5 朵，粳米 100 克，冰糖适量。将茉莉花、玫瑰花、粳米分别去杂洗净，粳米放入盛有适量水的锅内，煮沸后加入茉莉花、玫瑰花、冰糖，改为文火

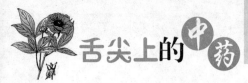
煮成粥。

疮疡肿毒：茉莉花 5 克，白砂糖

适量。将茉莉花、白砂糖加水 1.5 升煎好，去渣饮用。

养生药膳

茉莉花煮鸡

配方 生鸡脯肉 120 克，茉莉花 24 朵，鸡蛋 2 枚，调料适量。

做法 鸡蛋去黄留清；鸡脯肉剔去筋，洗净，切成薄片，放入凉水内泡一下，捞起用干布压净，放盐及湿淀粉、鸡蛋清，调匀；茉莉花择去蒂，洗净。火烧开，锅离火，把鸡片逐片下锅，再上火略汆，捞出；烧开鸡清汤，用盐、味精、胡椒粉、料酒调好味，盛热汤把鸡片烫一下，捞入汤碗内，放入茉莉花，注入鸡清汤

即成。

功效 具有补虚强体的功效，适用于五脏虚损而具有虚火之人食之。

茉莉花糖水

配方 茉莉花 5 克，白砂糖适量。

做法 将茉莉花、白砂糖加水 1.5 升煎好，去渣饮用。

功效 此饮甘甜芬芳，具有疏肝理气、止痛解毒的功效，适用于胸胁疼痛、下痢腹痛、疮疡肿毒等病症。

月季花——调气血，止痛经

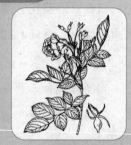

【别　　名】月月红、胜春、斗雪红，月贵花、月记。

【属　　性】为蔷薇科植物月季的花。

【产　　地】原产湖北、四川、云南、湖南、广东等地，现各地普遍栽培。

【性味归经】性温，味甘。归肝经。

中药小知识

月季原产中国，蔷薇科，与玫瑰、蔷薇合称"蔷薇园三杰"，为观赏花卉的佼佼者。绚丽多彩，香气馥郁，遍布世界各地，我国南北广泛栽培。

月季为 3～5 枚小叶的奇数羽状复叶，小叶卵状椭圆形，有锯齿。单生花或数朵簇生枝顶，花 5 瓣或重瓣，芳香。花色非常丰富，有粉红、深红、玫瑰紫、橙、黄、绿、白等色。常四季开花，花期很长，万紫千红，娇艳耀眼，故有"花中皇后"之誉。

月季多以花入药，根、枝叶等也可入药。可于春天采摘含苞待放的花蕾，及时摊开晒干或用微火烘干。春秋挖根，洗净晒干。叶多鲜用。

【功效】活血调经，祛瘀、行气、止痛。主治妇女肝气不舒、气血失调、经脉瘀阻。中医认为，月季味甘、性温，入肝经，有活血调经、消肿解毒之功效。由于月季花的祛瘀、行气、止痛作用明显，故常被用于治疗月经不调、痛经等病症。

【用法】水煎服，每次 3～6 克。

【宜忌】不宜久服；脾胃虚寒者及孕妇慎用。

小偏方总结

咳嗽：月季花 10 克，冰糖 25 克。加清水适量，煎煮 20 分钟，连花带汤饮，分为早、中、晚 3 次，连服有效，并能够预防血黏度偏高。

痛经：当归 30 克，红花 20 克，丹参、月季花各 15 克。以上碾末，用纱布包好，浸入 1.5 升米酒中，7日后即可饮用。

月经不调：月季花 10 克，大枣 12 克。用清水煎煮，取汁晾凉，加适量蜂蜜服用。

肺虚咯血：月季花 15 克，加入适量冰糖炖服。

跌打损伤、筋骨疼痛：取干月季花瓣，研为细末，每次口服 3 克，用温黄酒送服。

产后阴挺：取月季花 30 克，用红酒炖服。

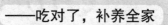
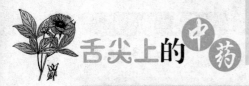

养生药膳

月季桃仁酒

配方 核桃仁 30 克，月季花 9 克，红糖 60 克。

做法 以上材料加适量清水，煎煮取汁，与甜酒 60 毫升混合服用，每日 1 次，连服 7 日，经前服用。

功效 补气益血。

月季花粥

配方 粳米 100 克，桂圆肉 50 克，月季花 30 克，蜂蜜 50 克。

做法 粳米淘洗干净，用冷水浸泡 30 分钟，捞出，沥干水分；桂圆肉切成末。锅中加入约 1 升冷水，将粳米、桂圆肉末放入，用大火烧沸，然后改用小火熬煮成粥，放入蜂蜜、月季花，搅拌均匀，即可食用。

功效 舒肝理气，美容。主治月经不调。

桂花——观赏、入药皆相宜

【别　　名】月桂、木樨、花中月老。
【属　　性】为木犀科植物木犀的花。
【产　　地】产于我国大部分地区。
【性味归经】性温，味甘、辛。归肺、大肠经。

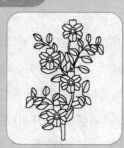

中药小知识

桂花，木犀科木犀属常绿灌木或小乔木，高 1.5～15 米。树冠圆头形、半圆形、椭圆形，树冠可以覆盖 60 平方米。树皮粗糙，灰褐色或灰白。叶对生，椭圆形或长椭圆形，全缘或上半部疏生细锯齿。花 3～5 朵生于叶腋，多着生于当年春梢，二或三年生枝上亦有着生，每朵花花瓣 4 片，香气极浓。叶腋生成聚伞状，花小，黄白色，极芳香。以花、果实及根入药。秋季采花；春季采果；四季采根，分别晒干。桂花是中国传统"十大花卉"之一，是集绿化、美化、香化于一体的观赏与实用兼备的优良园林树种，自古就深受中国人的喜爱，被视为传统名花。桂花清可绝尘，浓能远溢，堪称一绝。尤其是仲秋时节，丛桂怒放，夜静轮圆之际，把酒赏桂，阵香扑鼻，令人神清气爽。在中国古代的咏花诗词中，咏桂之作的数量颇为可观。

【功效】温中散寒，暖胃止痛，化痰散瘀。主治消化不良、胃热口臭、肠风血痢、痰饮咳喘、腹痛等症。

【用法】桂花味香持久，可制糕点、糖果，并可酿酒。

【宜忌】体质偏热，火热内盛者慎食。

适宜口臭者、牙痛者、慢性支气管炎患者。

小偏方总结

消化不良：桂花、玫瑰花各 3 克。开水冲泡漱口，每日 2～3 次。

胃热口臭：桂花、菊花各 3 克。开水冲泡漱口，每日 2～3 次。

腹痛：桂花 30 克，浸入白酒 250 克中，30 日后饮服，痛时服少许。

咳喘：桂花 3 克，陈皮 10 克。混匀，分 3 次放入瓷杯中，以落滚开水冲泡，温浸 10 分钟，晾凉，代茶饮用。

咳嗽多痰：桂花、麦冬、桔梗各 10 克，甘草 6 克，龟腥草 30 克。一同入锅，加适量水煎汤。每日 1～2 剂。

消化不良：桂花 10 克，扁豆花 50 克，粳米适量。将桂花与扁豆花烘干，共研细末；粳米煎煮成粥。食粥时调入药末 1 小食匙，可放糖调味。

胃寒疼痛：桂花 60 克，白酒 500 毫升。桂花放入白酒中，密闭浸泡，经常晃动，7 日后即可饮用。每次饮 10 毫升，胃疼发作时，炖热温服。

痢疾：桂花 3 克，陈皮 10 克。混匀，分 3 次放入瓷杯中，以落滚开水冲泡，温浸 10 分钟，待凉代茶饮用。

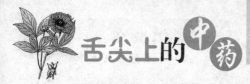
养生药膳

 冰糖桂花羹

配方 葡萄 90 克，桂花 12 克，金糕 60 克，冰糖 400 克，水淀粉 90 克，葡萄根茎、白花蛇舌草、龙葵各 20 克。

做法 葡萄根茎、白花蛇舌草和龙葵分别去浮灰略洗净，切成段，装入纱布袋扎紧，加适量清水，煎煮 25 分钟，取汁；葡萄稍烫，凉后去皮、去子；金糕切象眼片。将药汁、适量清水、冰糖、桂花放入锅中，煮沸后过滤，再倒入原锅中，放入葡萄肉煮沸，用水淀粉勾芡，撒上金糕片即可。

功效 健胃生津，散瘀破结。

 糯米桂花藕

配方 莲藕 800 克，糯米 200 克，荷叶 20 克，白砂糖 100 克，糖桂花 40 克。

做法 糯米淘洗净，用温水浸泡约 1 小时，藕洗干净，按节断开，旺火烧开。覆上干净荷叶，盖上盖，转用小火约煮 2 小时离火。取出藕晾凉，削皮，切厚片，叠码在盘中。锅置旺火上，放入清水烧开，加入白糖熬溶，撇去浮沫，转用小火。熬至糖汁黏稠时，加入糖桂花搅匀，离火晾冷。糖汁浇在糯米藕上即成。

功效 清热除烦。

荷叶——清热瘦身，体形更窈窕

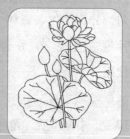

【别　　名】莲叶、鲜荷叶、干荷叶、荷叶炭。

【属　　性】为睡莲科植物莲的干燥叶。

【产　　地】产于我国大部分地区。

【性味归经】性平，味苦、涩。归心、脾、肝经。

中药小知识

多年生水生草本，生于水泽、池塘、湖沼或水田内，野生或栽培。广布于南北各地。6～7月花未开放时采收，除去叶柄，晒至七八成干，对折成半圆形，晒干。夏季亦用鲜叶或初生嫩叶。

荷叶是"药食两用"的食物，荷叶中富含的黄酮类物质，是大多数氧自由基的清除剂，可以提高SOD（超氧化物歧化酶）的活力，减少MDA（脂质过氧化物丙二醛）及OX-LDL（氧化低密度脂蛋白）的生成，它可以增加冠脉流量，对实验性心肌梗死有对抗作用；对急性心肌缺血有保护作用；对治疗冠心病、高血压等有显著效果；对降低舒张压，防治心律失常、心血管病等也起到重要作用。

【功效】清热解暑，凉血止血。主治暑湿泄泻、脾虚泻泄、暑热烦渴、血热吐衄、便血崩漏等症。荷叶碱是荷叶中提取的生物碱，可扩张血管，清热解暑，有降血压的作用。

荷叶中的生物碱有降血脂作用，且临床上常用于肥胖症的治疗。荷叶减肥原理，即服用后在人体肠壁上形成一层脂肪隔离膜，有效阻止脂肪的吸收，从根本上减重，并更有效地控制反弹。

【用法】干品用量在每次3～9克；鲜品在每次15～30克；荷叶成炭用量每次3～6克。

【宜忌】体瘦气血虚弱者慎服。

清热解暑宜生用，散瘀止血宜炒炭用。

小偏方总结

大便秘结： 陈皮10克，鲜荷叶2张，薏苡仁、山楂各20克。荷叶洗净，切丝，晾干；陈皮、山楂、薏苡仁碾细末，再与荷叶丝混匀。每日取适量，用开水泡，代茶饮。

解暑： 荷叶30克。水煎，加糖20克、盐3克饮服。

咯血，吐血： 荷叶烧炭碾末，每次服10克。或荷叶粉、薄黄粉各10克，水煎服。

水肿： 枯萎荷叶，烧干研末，每次服10克，小米汤冲服，日服3次。

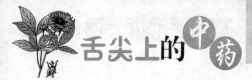
对各种原因引起的颜面浮肿、小便量少等症均有效。

小儿中暑：鲜荷叶或荷花适量，水煎服。

小儿夏季热：鲜荷叶60克，切碎，用蜜糖或糖60克，略炒，水煎服。

伤暑身热，偏头痛：鲜荷叶1张，竹茹60克，水煎加醋服。

养生药膳

 荷叶冬瓜汤

配方 鲜荷叶1张，冬瓜500克，盐适量。

做法 将荷叶洗净，撕成碎片；冬瓜洗净，去蒂去瓤，切成片。将荷叶片、冬瓜片一起放入锅中，加清水适量共煮成汤，烧沸后拣去荷叶，加盐调味即成。

功效 清热解暑，利水瘦身。

 荷叶粥

配方 荷叶50克，藿香15克，粳米100克，冰糖20克。

做法 将荷叶洗净，与藿香一同加水煎煮，滤取药汁，并与淘洗干净的粳米一起放入锅中。用大火烧沸后，转用小火熬煮成稀粥，加入冰糖再稍煮即成。

功效 宽中解郁，降脂减肥。

蜂 蜜——老年人的天然牛奶

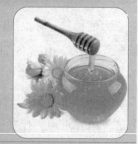

【别　　名】蜜糖、蜂糖、白蜜。

【属　　性】为中华蜜蜂或意大利蜜蜂分泌的蜜糖。

【产　　地】产于全国各地。

【性味归经】性平，味甘。归脾、肺、胃经。

中药小知识

蜂蜜，是昆虫蜜蜂从开花植物的花中采得的花蜜在蜂巢中酿制的蜜。蜜蜂从植物的花中采取含水量约为80%的花蜜或分泌物，存入自己第二个胃中，在体内转化酶的作用下经过30分钟的发酵，回到蜂巢中吐出，蜂巢内温度经常保持在35℃左右，经过一段时间，水分蒸发，成为水分含量少于20%的蜂蜜，贮存到巢洞中，用蜂蜡密封。

蜂蜜是一种天然食品，所含的单糖不经消化就可以被人体吸收，对体质虚弱的人，特别是老人更具有良好的保健作用，因而被称为"老人的牛奶"。蜂蜜的成分除了葡萄糖、果糖，还含有各种维生素、矿物质和氨基酸。另外，蜂蜜是糖的过饱和溶液，低温时会产生结晶，生成结晶的是葡萄糖，不产生结晶的部分主要是果糖。

【功效】中医认为，蜂蜜味甘，入脾、胃二经，能补中益气、润肠通便。春季气候多变，天气乍寒还暖，人就容易感冒。由于蜂蜜含有多种矿物质、维生素，还有清肺解毒的功能，故能增强人体免疫力，是春季最理想的滋补品。蜂蜜对某些慢性病还有一定的疗效。常服蜂蜜对于心脏病、高血压、肺病、眼病、肝脏病、痢疾、便秘、贫血、神经系统疾病、胃和十二指肠溃疡病等，都有良好的辅助医疗作用。

【用法】肠胃不好的人最好是用30℃左右的热水冲泡蜂蜜饮用，否则容易引起腹泻、肠胃炎。中医有句话："朝朝盐水，晚晚蜜汤。"意思是：每天早起空腹喝淡盐水，每天晚上睡前喝蜂蜜水。

【宜忌】糖尿病人、婴儿忌食。

小偏方总结

预防感冒：蜂蜜15克，牛奶1杯。将鲜牛奶煮沸，待牛奶稍微晾凉时加入蜂蜜，日饮2次。

胃溃疡：蜂蜜15～30克，早、中、晚饭前1小时及晚饭后3小时服用。

咳嗽：蜜蜂300克，加入川贝末20克拌匀，每次1小匙含服，每日

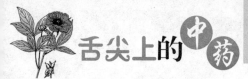

3~4 次，治疗感冒咳嗽、小儿百日咳、慢性支气管炎等久咳不愈属肺燥、肺虚者有良好疗效。

便秘：将黑芝麻 200 克、核桃仁 200 克捣细，拌入蜜蜂 1 千克，每次 3 小匙内服，每日早、晚各 1 次，治疗津亏肠燥的便秘。

咽痛：浓茶 1 杯，加蜂蜜 1 匙，搅动使蜂蜜溶解，频频含服，可减轻咽喉红肿疼痛。

口疮：大青叶 50 克煮水，加蜂蜜含服，或以蜜浸大青叶含服，治疗口疮。

慢性支气管炎：蜂蜜 20 克，梨 1 个，贝母 3 克。将梨洗净去核切块，与贝母放入碗中蒸约 1 小时，加入蜂蜜，调和服用。

养生药膳

蜂蜜核桃饮

配方 蜂蜜 15 克，核桃仁 10 克，草决明 12 克。

做法 将核桃仁、草决明加水煎熬，滤除药渣，取其液加蜂蜜调匀，每日饮用 2 次。

功效 补中润燥，止痛解毒。

蜂蜜松子仁米粥

配方 松子仁、粳米各 50 克，蜂蜜适量。

做法 将松子仁碾碎，同粳米煮粥。粥熟后冲入适量蜂蜜即可食用。

功效 补虚，润肺。

甘旱蜜汤

配方 苋菜 30 克，生甘草 10 克，旱莲草 30 克，蜂蜜 10 毫升。

做法 水煎服，每日 1 剂，日服 2 次。

功效 清热利湿，润肠止血。

葱蜜膏

配方 大葱、蜂蜜各 100 克。

做法 将上药共捣细如泥为软膏，备用。每次取此药膏 20~30 克敷于患处。或以上材料水煎服用。

功效 清热解毒。

菟丝子——养肌强阴，坚筋骨

【别　　名】菟丝实、吐丝子、黄藤子、龙须子、豆须子、缠龙子、黄丝子。

【属　　性】为旋花科一年生寄生蔓草菟丝子的成熟种子。

【产　　地】我国大部分地区均有分布。

【性味归经】甘，温。归肝、肾、脾经。

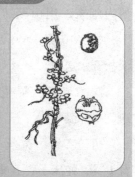

中药小知识

　　菟丝子，一年生全寄生草本。茎丝线状，橙黄色，但含有叶绿素。叶退化成鳞片。花簇生，外有膜质苞片；花萼杯状，5 裂；花冠白色，钟形，长为花萼的 2 倍，顶端 5 裂，裂片常向外反曲；雄蕊 5，花丝短，与花冠裂片互生；鳞片 5，近长圆形。子房 2 室，每室有胚珠 2 颗，花柱 2。蒴果近球形，成熟时被花冠全部包围；种子淡褐色。花果期 7 ～ 10 月。菟丝子营养丰富，含有糖苷、β-胡萝卜素、γ-胡萝卜素、维生素 A 类物质等，有益肝肾、坚筋骨的功效，可治疗须发早白、牙齿动摇等病症，有延缓衰老的作用。

　　【功效】本品为补肾缩尿、止遗精之常用药。平补肝肾而不燥，可用于肝肾不足之腰膝酸痛、阳痿、遗精；用于体弱易于流产者，常配桑寄生、续断。《本草汇言》中记载菟丝子"补肾养肝，温脾助胃之药也。但补而不峻，温而不燥，故入肾经，虚可以补，实可以利，寒可以温，热可以凉，湿可以燥，燥可以润"。

　　【用法】煎汤，用 6 ～ 15 克；或入丸、散。

　　【宜忌】《本草经疏》：强阳不痿者忌之，大便燥结者亦忌之。

　　《得配本草》：孕妇、血崩、阳强、便结、肾脏有火、阴虚火动，六者禁用。

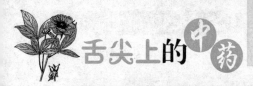
小偏方总结

肾虚腰痛： 菟丝子（酒浸后晒干）、杜仲（精盐水炒）各等量。共研为细末，用山药末煮糊制丸，烘干，每次10克，早、晚各服1次，用淡盐开水送服。

眼睛赤痛： 鲜菟丝子适量，洗净，捣汁滴眼。

男子不育： 菟丝子20克，海狗肾1具，蛇床子、五味子各10克，补骨脂、全当归各12克，桑螵蛸30克，韭菜子、覆盆子、生山药各15克，车前草（包）、知母、黄柏各9克。水煎，分早、晚2次服，每日1剂。

尿路感染： 菟丝子30克，水煎3次。分早、中、晚3次服用，每日1剂。

黄褐斑： 菟丝子、白茯苓各30克，生地黄、枸杞子、何首乌、女贞子、白芍各15克，僵蚕6克，白蒺藜、桃仁各10克。水煎，早、晚分2次服，每日1剂。

身面浮肿： 菟丝子1升，入白酒5升，浸泡2～3夜，每次20毫升，每日2次。

痔疮疼痛： 菟丝子适量，炒至黄黑色，研为粉末，用鸡蛋清调匀，涂搽患处。

养生药膳

菟丝子粥

配方 菟丝子30克，粳米100克，白糖适量。

做法 菟丝子煎水，去渣，后放粳米煮粥，等到粥熟后，加入白糖调味即可。

功效 补肾气，壮阳道，益精髓，养肝明目，固精缩尿，止泻。

菟丝子煎蛋

配方 酒制菟丝子10克，鸡蛋1个。

做法 鸡蛋打入碗内；菟丝子研磨成末，调入鸡蛋内搅匀，下锅煎熟。

功效 养肝明目。适用于视物模糊、肝血不足等症。

乌骨鸡——滋养肝肾气色好

【别　　名】乌鸡、药鸡、武山鸡、羊毛鸡、绒毛鸡、松毛鸡、黑脚鸡、丛冠鸡、穿裤鸡、竹丝鸡。

【属　　性】为雉科动物乌骨鸡除去羽毛及内脏的全体。

【产　　地】原产江西泰和县，现各地均有饲养。

【性味归经】味甘，性平。归肝、肾、脾、肺经。质润入血。

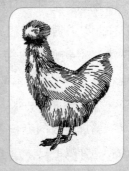

中药小知识

　　乌骨鸡，是一种杂食性家禽。经过进化及繁殖分布，现在在很多国家都有它的行踪。它们不仅喙、眼、脚是乌黑的，而且皮肤、肌肉、骨头和大部分内脏也都是乌黑的。由于饲养的环境不同，乌骨鸡的特征也有所不同，有白羽黑骨、黑羽黑骨、黑骨黑肉、白肉黑骨等等。乌骨鸡羽毛的颜色也随着饲养方式变得更多。除了原本的白色，现在有黑、蓝、暗黄色、灰以及棕色。从营养价值上看，乌骨鸡的营养远远高于普通鸡，集药用、滋补、观赏于一体，为历代皇宫贡品。经检测含有 19 种氨基酸，27 种微量元素，具有保健、美容、防癌三大功效。

　　【功效】食用乌骨鸡可以提高生理机能、延缓衰老、强筋健骨，对防治骨质疏松、佝偻病、妇女缺铁性贫血症等有明显功效。乌骨鸡有补虚劳羸弱，制消渴，益产妇，治妇人崩中带下及一些虚损诸病的功用。著名的乌鸡白凤丸，是滋养肝肾、养血益精、健脾固冲的良药。

　　【用法】生乌鸡可以冷冻保存。烹制后的乌鸡尽快食用。

　　乌鸡连骨（砸碎）熬汤滋补效果最佳。炖煮时不要用高压锅，使用砂锅文火慢炖最好。

　　【宜忌】适宜体虚血亏、肝肾不足、脾胃不健的人群食用。

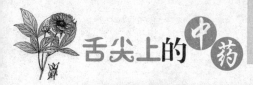

小偏方总结

虚劳证：乌鸡肉100克，淮山50克，冬虫夏草10克。同煮汤食用。

潮热，盗汗，月经不调：乌骨鸡1只，宰杀时从肛门开口取出内脏，洗净，将熟地、白芍、当归、知母、地骨皮各10克塞入鸡腹内，缝合切口，加适量食盐、水，蒸熟食用。

肾虚所致的赤白带下、遗精、白浊：乌骨鸡1只，莲子肉、糯米各25克，胡椒粉3克。上物塞入鸡腹内，缝合切口，煮熟，空腹服食。

消化不良：乌骨鸡1只，党参30克，茯苓、白术各15克，蔻仁、生姜各10克，砂仁3克。塞于鸡腹内，缝合切口，煮熟后去药食用。

血虚经闭：乌鸡肉150克，丝瓜100克，鸡内金10克。同煮汤，加适量食盐调味食用。

白带过多，子宫脱垂：乌鸡肉250～500克（切块），北芪30～50克，食盐、水各适量。同蒸熟食用。有养阴益气、补脾生血的作用。

养生药膳

 ### 当归党参炖乌鸡

配方 乌鸡1只，当归、党参各15克，葱、姜、料酒、盐各适量。

做法 当归、党参分别洗净；将乌鸡除内脏，把当归、党参、葱、姜、料酒、精盐放入乌鸡腹内，将乌鸡放入锅内，加水适量，置大火上烧沸，改用小火炖至乌鸡肉熟烂。吃乌鸡肉，喝汤。

功效 益气养血，补虚强身。适用于血虚体弱、气虚乏力、四肢困倦、脾虚食少等症。

 ### 乌鸡大枣粥

配方 乌鸡肉150克，大枣10～15枚，大米100克，精盐适量。

做法 将乌鸡肉洗净，切成碎末；大枣、大米洗净。将乌鸡肉与大枣、大米一同放入锅中，加入清水适量，上大火烧开，改用小火熬成粥，调入少许精盐即成。每日早、晚温服。

功效 养血止血，健脾补中。适用于心悸怔忡、脾虚便溏、产后或久病血虚体弱等症。

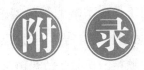

家庭小药箱必备清单

在选购家庭常备药品时，首先应当注意药物的生产日期，确保其在保质期内。还应了解一般药物的注意事项，在医师指导下服用。

□ 内科常用中成药

1 双黄连口服液：双黄连口服液具有辛凉解表、清热解毒、利湿退黄等功效。本药适用于发热微恶风寒、无汗或有汗不畅、头痛口渴、咳嗽咽痛，及西医流行性感冒、上呼吸道感染、麻疹、急性扁桃体炎、腮腺炎、乙型脑炎等病的初期阶段，风寒感冒者不适用。

2 银翘解毒片：银翘解毒片有辛凉解表、清热解毒的功效。本药适用于风热感冒，症见发热头痛、咳嗽、口干、咽喉疼痛等。

3 感冒清热颗粒（冲剂）：感冒清热颗粒具有疏风散寒、解表清热的功效。本药适用于风寒感冒，症见头痛发热、恶寒身痛、鼻流清涕、咳嗽咽干等，风热感冒者不适用。

4 感冒软胶囊：感冒软胶囊的功能是辛温解表、散寒宣肺，还能疏风止痛、清利头目、止咳祛痰。本药适用于风寒感冒，以恶寒重、发热轻为特点，主要表现为头痛、身痛、无汗，或伴有咳嗽、流清涕等症。服本药时注意，方中麻黄有升血压的作用，高血压及心脏病患者慎服。

5 蜜炼川贝枇杷膏：蜜炼川贝枇杷膏具有清热润肺、止咳平喘、理气化痰的功效。本药适用于风热型、肺燥型、痰热型咳嗽，其表现主要以痰多、咽喉痛痒，或干咳频频、口干声嘶为主。另有念慈庵蜜炼川贝枇杷膏，这2味药比较，清热化痰作用相同，本品养阴润肺作用略强。服本药时注意，风

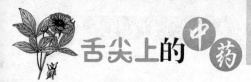
寒咳嗽不可服用。

⑥ 藿香正气丸（水、胶囊、软胶囊）：藿香正气丸的功能是解表化湿、理气和中、降逆止呕，适用于暑湿季节的胃肠型感冒，症见头痛身重胸闷，或恶寒发热、脘腹胀痛、呕吐泄泻等。服本药时注意，有内热者不可服用。

⑦ 板蓝根颗粒：板蓝根颗粒的功能是清热解毒、凉血利咽，适用于肺胃热盛所致的咽喉肿痛、口咽干燥以及急性扁桃体炎见上述证候者。服用本药时注意，有风寒者在医生指导下服用。

⑧ 仁丹：仁丹的功能是清暑开窍、辟秽排浊，多用于中暑呕吐、烦躁恶心、胸中满闷、头目眩晕、晕车晕船、水土不服。

⑨ 大山楂丸：大山楂丸的功能是开胃消食，多用于食积内停所致的食欲不振、消化不良、脘腹胀闷。服用本药时应注意，不适用于脾胃虚弱、无积滞而食欲不振者。

⑩ 健胃消食片：本品为厌食类非处方药药品，功能是健胃消食。本药主要用于脾胃虚弱所致的食积，症见不思饮食、嗳腐酸臭、脘腹胀满，及消化不良见上述证候者。服用本药应注意：本品为成人治疗脾虚消化不良症用药，对于小儿脾胃虚弱引起的厌食症，可以减量服用，或服用专门的小儿健胃消食片。不能吞咽片剂者可将该药品磨成细颗粒冲服。服用期间，忌食生冷、辛辣食物，厌食症状在 1 周内未改善，并出现呕吐、腹痛症状者，应及时向医师咨询。

⑪ 气滞胃痛冲剂：气滞胃痛冲剂的功能是疏肝理气、和胃止痛，主要用于肝胃不和、气滞不行所致的胸闷、腹胀、腹痛、两胁窜痛、矢气（排气）频频等症，及西医诊断为慢性浅表性胃炎、慢性萎缩性胃炎、反流性胃炎、胃溃疡、十二指肠球部溃疡、胃下垂、胃肠痉挛、慢性肝炎等病症的治疗。服用本药时应注意，重度胃痛应在医师指导下服药。

⑫ 速效救心丸：速效救心丸的功能是行气活血、祛瘀止痛，能增加冠脉血流量，缓解心绞痛，多用于气滞血瘀型冠心病、心绞痛。

⑬ 复方丹参片：复方丹参片的功能是活血化瘀、理气止痛，多用于气滞血瘀所致的胸痹，症见胸闷、心前区刺痛，及冠心病心绞痛见上述证候者。

14 六味地黄丸：六味地黄丸的功能是滋阴补肾，用于肾阴亏损、头晕耳鸣、腰膝酸软、骨蒸潮热、盗汗遗精、消渴。服用本药时注意，对于正常人群，如果没有明显肾阴虚的症状，不适宜自行服用六味地黄丸。肾阴虚但脾胃功能不好的人不宜服用。还应该注意，明显是阳虚（包括肾阳虚、脾阳虚）的人不宜服用。

15 大黄通便冲剂：大黄通便冲剂的功能是清热解毒、活血化瘀、通下导滞，适用于燥热便秘。服用本药应注意，妇女月经期、妊娠期、哺乳期慎用或忌用，气虚、气血两虚及胃寒、胃弱者均忌用。

16 麻仁润肠丸（软胶囊）：麻仁润肠丸的功能是润肠通便，适用于肠燥便秘。服用本药时应注意，年老、体弱者酌情减量使用；孕妇忌服，严重器质性病变引起的排便困难，如结肠癌、严重的肠道憩室、肠梗阻及炎症性肠病等忌用；月经期慎用；年轻体壮者便秘时不宜用本药。

17 穿心莲片：本品为咽喉病类非处方药，功能是清热解毒，多用于咽喉肿痛、口舌生疮等症的治疗。服用本药时注意，声嘶、咽痛初起，兼见恶寒发热、鼻流清涕等外感风寒者忌用；声哑、咽喉痛同时伴有心悸、胸闷、咳嗽气喘、痰中带血等症者，应及时去医院就诊。

18 防风通圣丸：防风通圣丸的功能是解表通里、清热解毒，多用于外寒内热、表里俱实、恶寒壮热、头痛咽干、小便短赤、大便秘结、瘰疬初起、风疹湿疮等。服用本药时注意，体弱便溏者慎用。

19 排石冲剂：排石冲剂的功能是清热利湿、通淋排石、解毒止痛，多用于石淋、热淋等，症见小便涩痛、排尿中断或短数、灼热刺痛、尿道窘迫疼痛、少腹拘急或腰腹绞痛、尿中带血等。西医诊断为膀胱结石、肾结石、输卵管结石及泌尿系感染见有上述症状者也可服用。

□ 外科常用中成药

1 如意金黄散：如意金黄散的功能是清热解毒、消肿止痛，多用于热毒瘀滞肌肤所致疮疖肿痛，症见肌肤红、肿、热、痛，也可用于跌打损伤。使用本药时应注意，疮疖较重或局部变软化脓或已破溃者应去医院就诊。另外，本药不宜长期或大面积使用，用药后局部出现皮疹等过敏表现者应停用。

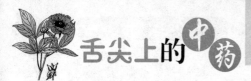
2 京万红软膏：京万红软膏的功能是消肿活血、解毒止痛、去腐生肌，多用于轻度水火烫伤、疮疡肿痛、创面溃烂。使用本药时应注意，烫伤严重者需经医生处理。

3 风油精（外用）：本药为虫螯类、感冒类非处方药，功能是清凉、止痛、祛风、止痒，本药多用于轻度水火烫伤、疮疡肿痛、创面溃烂、鼻塞头痛、晕车晕船、跌打扭伤、肌肉酸痛、蚊虫叮咬。使用本药时应注意，皮肤有烫伤、挫伤及溃疡者禁用。

4 痔疮外洗药：痔疮外洗药的功能是祛毒止痒、消肿止痛，多用于痔疮、肛门痛痒。使用本药时应注意，便血量多者应到医院就诊；过敏体质者须慎用。

5 马应龙麝香痔疮膏：马应龙麝香痔疮膏的功能是清热燥湿、活血消肿、祛腐生肌，多用于湿热瘀阻所致的痔疮、肛裂，症见大便出血或便时肛门疼痛、有下坠感，亦用于肛周湿疹。使用本药时应注意，内痔出血过多或原因不明的便血应去医院就诊。另外，对本药过敏者禁用，过敏体质者慎用本药。

6 跌打活血散：本药为急、慢性软组织扭挫伤类非处方药，功能是舒筋活血、散瘀止痛，用于跌打损伤、瘀血疼痛、闪腰岔气。

7 伤湿止痛膏：伤湿止痛膏的功能是祛风湿、活血止痛，多用于风湿性关节炎、肌肉疼痛、关节肿痛。使用本药时应注意，皮肤破溃或感染处禁用。另外，本药不宜长期或大面积使用。

8 愈裂贴膏：愈裂贴膏有软化角质层、止痛及促进手足裂口愈合的作用，多用于手、足皲裂。使用本药时应注意，患处有湿烂渗液及化脓者禁用，对橡胶膏过敏者忌用，有手足癣、脚湿气、湿疹、汗疱疹并伴有手足皲裂者，应于治疗原有疾病的同时在医师指导下使用本药。另外，本药使用1周后症状无改善，或裂隙加宽变深，活动出血者，应去医院就诊；患处皲裂疼痛，在用本药的同时疼痛加剧，流脓渗液，伴发热恶寒、患处附近淋巴结肿痛等表现者，应去医院就诊。

9 当归苦参丸：当归苦参丸的功能是凉血、祛湿，多用于血燥湿热引起的头面生疮、粉刺疙瘩、湿疹刺痒及酒糟鼻。本药所针对的疾病为慢性过程，短期服用效果不显，一般连续服药至少应在 4 周以上。服用本药应在医生的指导下进行，如有多量脓肿、囊肿、脓疱等，应去医院就诊。

□ **儿科常用中成药**

1 小儿金丹片：小儿金丹片的功能是发表解肌、退热、安神、抗惊厥、祛痰止咳。本药多用于感冒风热、痰火内盛、发热头痛、咳嗽气喘、咽喉肿痛、呕吐、高热惊风等。

2 保和丸：保和丸的功能是消食、导滞、和胃。本药多用于食积停滞、脘腹胀满、嗳腐吞酸、不欲饮食等。

3 儿童清肺口服液：儿童清肺口服液的功能是清肺降气、化痰止咳、疏散风寒、解表退热。本药能治疗小儿上呼吸道感染，中医辨证属小儿肺经痰热、外感风寒引起的面赤身热、咳嗽气促、痰多黏稠、咽痛声哑等。服用本药时应注意，对于末梢血象偏高，或咽部红肿、有脓苔的化脓性扁桃体炎患儿，除用本口服液外，可酌情配合抗菌药物治疗。体弱久嗽并有喘、泻者慎服。

4 小儿热速清口服液：小儿热速清口服液的功能是清热解毒、泻火利咽，为小儿感冒类非处方药。本药多用于小儿外感风寒所致的感冒，这种感冒的表现多为：发热、头痛、咽喉肿痛、鼻塞流涕、咳嗽、大便干结。服用本药时应注意，风寒感冒者不可服用本药，体温超过 38.5℃ 的患者应去医院就诊。

5 金银花露：金银花露的功能是清热解毒。本药多用于小儿痱毒、暑热口渴、疮疖、暑湿等症。服用本药时应注意，气虚和有疮疡脓溃者忌服。本药尚可用于辅助治疗上呼吸道感染、感冒等，但要在医生指导下服用。

6 小儿消食片：小儿消食片的功能是消食化滞、健脾和胃，多用于治疗脾胃不和、消化不良之食欲不振、便秘、食滞、疳积等症。

□ **妇科常用中成药**

1 逍遥丸：逍遥丸的功能是疏肝健脾、养血调经。本药多用于肝气不舒之胸胁胀痛、头晕目眩、食欲减退、月经不调等症，还可用于部分西医诊断之慢性肝炎、慢性胃炎、神经官能症、经前期紧张症、更年期综合征等病的治疗。

2 安坤赞育丸：安坤赞育丸的功能是补气养血、调经止带。本药多用于气血两亏、肝肾不足之形瘦虚羸、神倦体疲、面黄水肿、心悸失眠、腰酸腿软、午后低热、骨蒸潮热、月经不调、崩漏带下、产后虚弱等症。

③ 妇炎净：妇炎净的功能是清热祛湿、调经止带。本药多用于湿热蕴结所致的带下病、月经不调、痛经，及慢性盆腔炎、附件炎见上述证候者。服用本药时应注意，伴有赤带者应去医院就诊。还要注意，经期腹痛喜按、经色淡，或经期腹痛拒按伴畏寒肢凉者，均不宜使用本药。另外，月经过多或腹痛较重，或平素月经正常，突然出现月经过少，或经期错后，或阴道不规则出血者，均应去医院就诊。

④ 妇科千金片：妇科千金片的功能是补血、补气、消炎、祛湿、强腰通络。本药多用于带下病、湿热下注、气血不足等病症。可治疗急慢性盆腔、子宫内膜炎、宫颈炎等病。

⑤ 妇炎康片：妇炎康片的功能是活血化瘀、软坚散结、清热解毒、消炎止痛。本药用于治疗慢性附件炎、盆腔炎、阴道炎、膀胱炎、慢性阑尾炎、尿路感染等。服用本药时应注意，月经过多者不宜服用。另外，带下伴血性分泌物，或伴有尿频、尿急、尿痛者，应去医院就诊。

⑥ 益母草膏：益母草膏的功能是活血调经。本药多用于治疗血瘀所致的月经不调，症见经水量少、经闭、痛经，及产后瘀血腹痛。服用本药时应注意，青春期少女及更年期妇女应在医师指导下服用。另外，各种流产后腹痛伴有阴道出血者应去医院就诊。

二十四节气的进补方法

二十四节气是我国古代劳动人民为适应"天时""地利"取得良好的收成，在长期的农耕实践中，综合了天文与物候、农业气象的经验所创设。每个节气的专名均含有气候变化、物候特点和农作物生长情况等意义，我们在进补时完全可以随着节气走。下面是几个比较重要的节气进补原则。

□ 立春（2月3～5日）

立春养生要注意保护阳气，保持心境愉悦。饮食调养方面宜食辛甘发散之品，不宜食酸收之味，有目的地选择红枣、豆豉、葱、香菜、花生等进食，因为这些食物能够助升发之气。《本草纲目》记载："元旦立春以葱、蒜、韭、蓼、芥等辛嫩之菜，杂合食之，取迎新之意。"

☐ **雨水**（2 月 18～20 日）

雨水节气着重强调"调养脾胃"。多吃新鲜蔬菜、多汁水果以补充人体水分。少食油腻之物，以免助阳外泄。应少酸多甜，以养脾脏之气。可选择韭菜、百合、豌豆苗、荠菜、春笋、山药、莲藕等。

☐ **惊蛰**（3 月 5～7 日）

惊蛰节气的养生要根据自然物候现象、自身体质差异进行合理的调养。那些形体消瘦、手足心热、便干尿黄、不耐春夏、多喜冷饮的人，饮食要保阴潜阳，多吃清淡食物，比如糯米、芝麻、蜂蜜、乳品、豆腐、鱼等；而形体白胖、手足欠温、小便清长、大便时稀、怕寒喜暖的人，宜多食温养食物。

☐ **春分**（3 月 20～21 日）

由于春分节气平分了昼夜、寒暑，人们在保健养生时应注意保持人体的阴阳平衡状态。此时人体血液和激素水平也处于相对高峰期，此时易发常见的非感染性疾病，如高血压、月经失调、痔疮及过敏性疾病等。饮食调养禁忌偏热、偏寒、偏升、偏降的饮食误区，如在烹调鱼、虾、螃蟹等寒性食物时，必须佐以葱、姜、酒等温性调料，以达到阴阳互补的目的。

☐ **立夏**（5 月 5～7 日）

立夏代表着春天已过，是夏天的开始。人们习惯上都把立夏当做是炎暑将临、雷雨增多、农作物进入旺季生长的一个重要节气。立夏宜采取"增酸减苦、补肾助肝、调养胃气"的原则，饮食应清淡，以易消化、富含维生素的食物为主，大鱼大肉和油腻辛辣的食物要少吃。

☐ **小满**（5 月 20～22 日）

在小满节气的养生中，我们要特别提出"未病先防"的养生观点。小满节气是皮肤病的高发期，饮食调养宜以清爽、清淡的素食为主，常吃具有清热、利湿作用的食物，如红豆、绿豆、冬瓜、丝瓜、黄瓜、莲藕等。忌食膏

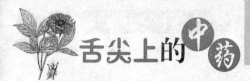
粱厚味、甘肥滋腻、生湿助湿的食物，如动物脂肪、海腥鱼类等。

☐ **白露（9月7~9日）**

白露节气中要避免鼻腔疾病、哮喘病和支气管病的发生，特别是因体质过敏而引发上述疾病的，在饮食调节上更要慎重。凡是因过敏引发支气管哮喘的病人，平时应少吃或不吃鱼虾海鲜、生冷炙烩腌菜、辛辣酸咸甘肥的食物，如带鱼、螃蟹、虾类、韭菜花、黄花菜、胡椒等，宜食清淡、易消化且富含维生素的食物。

☐ **寒露（10月8~9日）**

"金秋之时，燥气当令"，如果调养不当，人体会出现咽干、鼻燥、皮肤干燥等一系列的秋燥症状。所以暮秋时节的饮食调养应以滋阴润燥为宜，应多食芝麻、糯米、粳米、乳制品、蜂蜜等柔润的食物，少食辛辣之品。

☐ **立冬（11月7~8日）**

冬季养生应顺应自然界闭藏的归来，以敛阴护阳为根本。立冬进补时，要使肠胃有个适应过程。首先，应以汤类进补为宜，比如生姜红枣牛肉汤，就能很好地调理肠胃，增加肠胃消化吸收功能。其次是喝粥进补。腊八粥既美味又营养，是很不错的进补粥类。它能补充人体的热量，还能增加各种营养。此外，萝卜粥可消食化痰，红枣粥可益气养阴，等等。

☐ **冬至（12月21~23日）**

冬至是一年中白天最短的时节。冬至进补应少食生冷，但也不宜燥热，宜食用一些滋阴潜阳、热量较高的膳食，同时也要多吃新鲜蔬菜以避免维生素的缺乏。多饮豆浆、牛奶，多吃萝卜、青菜、豆腐、木耳、牛羊肉、乌鸡、鲫鱼等。

☐ **小寒（1月5~7日）**

人们在经过春、夏、秋近1年的消耗后，脏腑的阴阳气血会有所偏衰，合理进补既可以及时补充气血津液，抵御严寒的侵袭，又能使来年少生疾病，从而达到事半功倍的养生目的。在冬令进补时应食补、药补相结合，以温补为宜。

☐ **大寒（1月20~21日）**

大寒是一年中的最后一个节气。古有"大寒大寒，防风御寒，早喝人参黄芪酒，晚服杞菊地黄丸"的说法。最寒冷的季节是阴邪最盛之时，我们要特别注意从日常饮食中多摄取一些温热食物，以此抗寒、保养阳气。常见的热性食物有辣椒、肉桂、花椒等，温性食物有糯米、高粱、刀豆、荠菜、芦笋、生姜、葱、大蒜、红枣、龙眼、荔枝、木瓜、樱桃、杏仁等。

消除中药苦口小妙招

良药苦口利于病，人人皆知。问题是，有的药实在是苦不堪言，难以喝下。这里为大家总结出中药祛苦的几个小秘诀，可以让中药比较容易入口。

□ 掌握药液温度

中药的服用讲究"寒者热之，热者寒之"。但苦味中药的服用可不拘泥此道。有关研究证实，舌头对37℃以上的温度更为敏感，因此，苦味中药汤液的温度应控制在15～37℃。

□ 掌握含、咽部位

研究表明，人的苦味感受器主要集中在舌头的前半部，以舌尖最为突出。因此，药液入口后，最好迅速含于舌根部，自然咽下，也可用汤匙直接将药液送至舌根顺势咽下。

□ 掌握服药速度

药液在口中停留的时间越长，感觉味道越苦，因此，苦味中药的服用力求干净利落，转瞬即逝。

□ 服药后喝适量温开水

这样既有利于胃肠道对药液的吸收，又可在一定程度上缓解药液的苦味。

□ 添加调味品

在苦味药液中加入蜂蜜、蔗糖等，但对黄连、胆草之类尽量少用或不用调味品。若有必要可酌情搭配甘草、红枣之类的药材进行调和。